AF705413

Kohlhammer

Die Herausgeberin

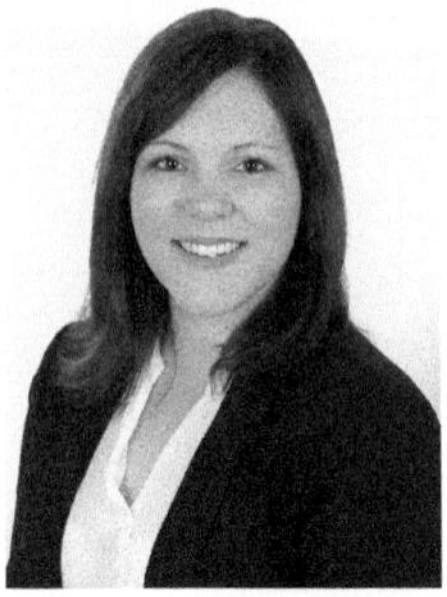

Laura Hellmuth, M.Sc., Gesundheits- und Krankenpflegerin, Praxisanleiterin, Pflegeexpertin APN Onkologische Pflege, Koordinatorin wissenschaftliches Pflegeteam (Sozialstiftung Bamberg).

Laura Hellmuth (Hrsg.)

Advanced Practice Nursing in der Onkologie

APN-Rollen in Deutschland, Österreich und der Schweiz

Verlag W. Kohlhammer

Dieses Werk einschließlich aller seiner Teile ist urheberrechtlich geschützt. Jede Verwendung außerhalb der engen Grenzen des Urheberrechts ist ohne Zustimmung des Verlags unzulässig und strafbar. Das gilt insbesondere für Vervielfältigungen, Übersetzungen, Mikroverfilmungen und für die Einspeicherung und Verarbeitung in elektronischen Systemen.

Die Wiedergabe von Warenbezeichnungen, Handelsnamen und sonstigen Kennzeichen in diesem Buch berechtigt nicht zu der Annahme, dass diese von jedermann frei benutzt werden dürfen. Vielmehr kann es sich auch dann um eingetragene Warenzeichen oder sonstige geschützte Kennzeichen handeln, wenn sie nicht eigens als solche gekennzeichnet sind.

Es konnten nicht alle Rechtsinhaber von Abbildungen ermittelt werden. Sollte dem Verlag gegenüber der Nachweis der Rechtsinhaberschaft geführt werden, wird das branchenübliche Honorar nachträglich gezahlt.

Dieses Werk enthält Hinweise/Links zu externen Websites Dritter, auf deren Inhalt der Verlag keinen Einfluss hat und die der Haftung der jeweiligen Seitenanbieter oder -betreiber unterliegen. Zum Zeitpunkt der Verlinkung wurden die externen Websites auf mögliche Rechtsverstöße überprüft und dabei keine Rechtsverletzung festgestellt. Ohne konkrete Hinweise auf eine solche Rechtsverletzung ist eine permanente inhaltliche Kontrolle der verlinkten Seiten nicht zumutbar. Sollten jedoch Rechtsverletzungen bekannt werden, werden die betroffenen externen Links soweit möglich unverzüglich entfernt.

1. Auflage 2026

Alle Rechte vorbehalten
© W. Kohlhammer GmbH, Stuttgart
Gesamtherstellung: W. Kohlhammer GmbH, Heßbrühlstr. 69, 70565 Stuttgart
produktsicherheit@kohlhammer.de

Print:
ISBN 978-3-17-044647-2

E-Book-Formate:
pdf: ISBN 978-3-17-044648-9
epub: ISBN 978-3-17-044649-6

Grußwort von Claudia Moll

Sehr geehrte Damen und Herren,

als Pflegebevollmächtigte der Bundesregierung und insbesondere auch als Altenpflegerin, die Jahrzehnte in der Pflege gearbeitet hat, ist es mir ein wichtiges Anliegen, die Versorgung der Menschen weiter zu verbessern. Wir wissen schon länger, dass die Zahl der Menschen mit Pflegebedarf und auch die Zahl der Menschen mit onkologischen Erkrankungen ansteigt. Die damit verbundenen Herausforderungen müssen wir jetzt gemeinsam angehen. Dazu braucht es ein Maßnahmenbündel.

Innovative Versorgungsformen sind ein wichtiger Baustein. Deshalb mache ich mich immer wieder für eine bessere interprofessionelle Zusammenarbeit stark, die Hierarchien und Sektorengrenzen überwindet.

Wir erleben gerade eine Zeit, in der das Bewusstsein um die Bedeutung des Pflegeberufes und die Anerkennung in der Gesellschaft zurecht deutlich gestiegen sind. Spätestens seit der Corona Pandemie ist jedem klar, dass ohne Pflegekräfte unser Gesundheits- und Pflegesystem nicht funktionieren kann. Es ist an der Zeit, der professionellen Pflege endlich auch eine eigenständigere Arbeitsweise zu ermöglichen. Hier sind wir gerade dabei, diesen Weg zu ebnen. Durch die bessere Anerkennung der Qualifikation und Kompetenzen von Pflegefachpersonen, werden sie zukünftig ihr Wissen noch stärker in die Versorgung der Menschen einbringen und diese eigenständiger gestalten können.

Insbesondere akademisch qualifizierte Pflegende, wie die Advanced Practice Nurses (APNs), haben ein großes Potenzial, Aufgabenfelder eigenverantwortlich zu übernehmen. Dabei geht es weder um Konkurrenz zur Ärzteschaft, noch um Arztentlastung. Es geht darum, die Versorgung zukunftsfest zu gestalten und vorhandene Ressourcen und Potenziale bestmöglich zu nutzen. Dafür braucht es auch einen rechtssicheren Rahmen.

In diesem Buch wird die Rolle der APNs und deren Bedeutung insbesondere für den Bereich der Onkologie ausführlich betrachtet und konkrete Handlungsfelder werden vorgestellt.

Ich wünsche Ihnen eine spannende und lehrreiche Lektüre!

Ihre Claudia Moll
Ehemalige Pflegebevollmächtigte der deutschen Bundesregierung

Grußwort von Ilona Baumann

Sehr geehrte Damen und Herren, liebe Leserschaft,

es ist mir eine besondere Freude Ihnen das vorliegende Buch »Advanced Practice Nursing (APN) in der Onkologie« vorzustellen.

In einer nachhaltigen und zeitgemäßen Gesundheitsversorgung spielt die professionelle Pflege eine unverzichtbare Rolle, insbesondere in der onkologischen Versorgung der uns anvertrauten Patientinnen und Patienten. Die Anforderungen und die Spezialisierung auf diesem Fachgebiet wachsen stetig an und fordern unser Gesundheitssystem im besonderen Maße.

APN in der Onkologie steht für eine erweiterte spezielle pflegerische Versorgung onkologisch erkrankter Patient*innen. Autonomie und Empowerment sind Grundvoraussetzung, um die Rolle als APN erfüllen und weiterentwickeln zu können. Aufgabe des Pflegemanagements ist es, nachhaltige Strukturen bezüglich der ANP-Rollen, sowohl im Klinikbetrieb, als auch sektorenübergreifend, zu schaffen und langfristig zu gestalten.

Mein besonderer Dank gilt der Herausgebering und Autorin Frau Laura Hellmuth, die mit Ihrem Wissen und Ihrer Erfahrung einen bedeutenden Beitrag zur Weiterentwicklung der APN-Rolle mit dieser Arbeit leistet.

Dieses Buch ist eine wertvolle und inspirierende Ressource für alle Leser*innen und leistet einen wichtigen Beitrag zur Professionalisierung des Pflegeberufs.

Ihre Ilona Baumann MBA
Direktorin
Pflege- und Patientenmanagement
Sozialstiftung Bamberg

Grußwort von Sabrina Pelz

Sehr geehrte Leserschaft,

seit Ende der 90er Jahre etablieren sich in einzelnen Kliniken und Institutionen unterschiedliche Rollenbilder von Advanced Practice Nursing (APN) im deutschsprachigen Raum. Erste Ideen, Schritte und Erfahrungen wurden in der Auseinandersetzung, Initiierung und Implementierung einzelner Handlungsfelder von APN in Deutschland durchlaufen. APN ist längst kein Fremdwort mehr, jedoch Bedarf es noch einiger Regulierungsanpassungen und Rahmenbedingungen. Die Qualifikation wird durch ein Masterstudium erreicht, welches an vielen Hochschulen bzw. Universitäten in Deutschland, Österreich und der Schweiz studiert werden kann. Die Advanced Practice Nurse (APN) ist eine Pflegefachperson (Pflegeberufegesetz, 2020), die Expertenwissen generiert hat, Entscheidungsautonomie ausübt und ihre erweiterten klinischen Kompetenzen in der Berufspraxis einsetzen kann (ICN, 2002). APN beinhaltet hinzufügend Ausbildung, Praxis, Wissenschaft und Reglementierung. Die Merkmale des Landes, indem die APN studiert hat, beeinflussen den Kontext, welches in deutschsprachigen Ländern zu vielen Auseinandersetzungen mit der Professionalisierung der Pflegefachperson geführt hat bzw. führt. Diese Diskussionen müssen jedoch geführt werden. Die internationalen Entwicklungen der Profession der Pflegefachpersonen haben Deutschland längst überholt. In den USA fanden diese Diskussionen bereits in den 60er Jahren statt. Eine APN kann unterschiedliche Rollenbilder ausüben. Die zwei bekanntesten sind die Clinical Nurse Specialist und die Nurse Practitioner, welche unterschiedliche Rahmenbedingungen erfordern. Die Entwicklungen, Erfahrungen und auch die Rollenbilder werden in diesem Buch Thema sein. Die Ausgestaltung der unterschiedlichen Handlungsfelder einer APN nimmt weitere Formen an. Die überwiegende Anzahl von APNs arbeitet derzeit im klinischen Bereich. Die Finanzierungsmöglichkeiten bedürfen dringend einer Grundlage ebenso im ambulanten und als auch Langzeitversorgungsbereich. Die Politiker sind hier gefragt, die Rahmenbedingungen auf gesunde Füße zu stellen, sodass sich im klinischen als auch ambulanten und Langzeitpflegebereich die gesundheitliche Versorgung der Bevölkerung u. a. durch APN verbessert werden kann. Neben anfänglichen Projekten, folgen mittlerweile Implementierungen als auch bereits feste Etappierungen im Versorgungsauftrag des klinischen Handlungsfeldes. Beispiele für Projekte im außerklinischen Bereich sind hier z. B. im Hausarztbereich das FAMOUS-Projekt (Fallbezogene Versorgung multimorbider Patientinnen und Patienten in der Hausarztpraxis durch Advanced Practice Nurses (APN)), gefördert durch den Innovationsausschuss des Gemeinsamen Bundesausschusses. Hier arbeiten 15 APNs. Das Ergebnis zeigt positive Erfolge und sollte unbedingt eine feste Etablierung erfahren. Sogar die Etablierung von School Nurses hat begonnen, z. B. im Bundesland Hessen (Deutschland) sind APNs im Schulbetrieb im Aufbau in größerer zweistelliger Anzahl. Dies reicht allerdings noch nicht aus, APN

Versorgungskonzepte für multimorbide Menschen sind in allen Bereichen erforderlich. Vernetzung ist hierbei ein nützlicher Faktor, der diese Erfahrungen bereichern kann.

Vernetzung über die persönlichen Grenzen hinweg ist ein wichtiger Aspekt, um gemeinsam etwas aufzubauen. Zusammenarbeiten und miteinander etwas für die Entwicklung von APN zu erreichen. Das Deutschsprachige Netzwerk Advanced Practice Nursing & Advanced Nursing Practice g. e. V. hat sich zum Ziel gesetzt, die Vernetzung und die gemeinsame Entwicklung in deutschsprachigen Ländern voranzubringen. Entscheidungsträger stehen häufiger vor dem Punkt der Implementierung von APN Konzepten. Erste Schritte gehen in einem noch unwegsamen, vielleicht für den einen oder anderen noch unbekannten Gelände für Deutschland. Fehlende Rahmenbedingungen können manchmal Hindernisse darstellen. Berge, die zunächst unübersteigbar erscheinen. Bei genauerem Hinsehen jedoch, erschließen sich Wege, die sich direkt vor den Augen neu entdecken lassen. Ein nahegelegener Fels oder ein Pfad über eine Wiese zeigen manchmal neue Wege auf. Zur Bewältigung dieser neuen Wege oder Hindernisse benötigt man Hilfsmittel wie Kletterseil, Gurt aber auch Skills und Teampartner, um die Hilfsmittel anzuwenden. Bei politischen Entscheidungen für die Errichtung von APN-Stellen, Projekten oder Implementierungen im Praxisalltag kommen manchmal unvorhersehbare Ereignisse auf Entscheider und Betroffene zu. Mut zur Durchsetzung, Stärkung der Motivation und Vernetzung mit Wegbegleitern können helfen diese Steine aus dem Weg zu räumen. Bei kleinen Steinen reichen die eigenen Kräfte häufig aus, diese zur Seite zu räumen, bei größeren fällt es in einem Team leichter.

Im Laufe der Implementierungsprozesses freut man sich über Fortschritte und partizipiert von Erfolgen, Ergebnissen und Begleitern. In Teilstücken läuft man den Wanderweg einfach nur voran, genießt die schönen Ausblicke, die Stille, die Pflanzenwelt. Freut sich über Weggefährten, die den Weg zum Gipfel bereits hinter sich gelassen haben und wichtige Informationen teilen, wo die Schwierigkeiten auf dem Weg lagen oder welche besonderen Sehenswürdigkeiten man unbedingt erleben sollte. Wo der schönste Wasserfall einem begegnet ist oder an welcher Stelle der Fluss am sichersten überquert werden kann. Es kommt Freude auf, wenn vor einer Flussquerung mehrere Wanderer sich begegnen und sich gegenseitig unterstützen das fließende Wasser zu durchqueren. Vielleicht entsteht auch eine Begegnung von Wanderern, die man zuvor gegrüßt hat. Ja, das Arbeiten im Team bringt einen schneller und auch sicherer ans Ziel. Durch Vernetzung können neu gewonnene Teampartner zu bestehenden Weggefährten werden, mit denen man die Erfolge feiern, die Denkschablonen aufbrechen und neue Lösungswege entwickeln kann. Dies kann sich auf alle Ebenen bei Entscheidern und den Teampartnern im Implementierungsprozess beziehen. Endlich am Gipfel angekommen, genießt man die schöne Aussicht, die Wolkenbilder, die Gipfel, die das Himmelsmeer säumen und die gemeinsame Freude, die man teilen kann mit Weggefährten, die selbige Anstrengungen und Herausforderungen hinter sich gebracht haben. Ja, vielleicht sogar auf dem Weg, als vorher noch fremden Menschen, seine Ängste preisgegeben und gemeinsam an Lösungswegen gearbeitet und sich gegenseitig unterstützt hat. Das Adrenalin der Freude, die in jedem aufsteigt, Freiheit, Stärke und Teamgeist zu spüren, alles erreichen zu können.

Gemeinsames arbeiten für den Fortschritt für APNs in einem noch unwegsamen Gelände. Fehlende Gesetzte, Schutz der beruflichen Bezeichnung von APNs, inkomplette Handlungsfelder und Autonomien oder die Heilkundeübertragung zeugen die Wegbeschreitung zum Gipfel. Gleichsam begegnen uns aber auch innovative durchsetzungsstarke Menschen, die motiviert sind Lösungswege zu finden und Antworten zu geben auf die häufig gestellten Fragen wie z. B. Was ist eigentlich ANP? Was sind APNs? Wie sind APNs eingruppiert im Tarifvertrag? Wie kann man ANP implementieren? Welche Autonomie habe ich als APN? Der Umgang mit Komplexität unserer Klienten/Patienten/Leistungsempfänger und das Reagieren auf unvorhergesehene Situationen zeugen die Kompetenzprofile von APNs. Die Versorgung der Bevölkerung ist ein bedeutsames Ziel, was sich in großen Gemeinschaften stellt. In der Spezialisierung begegnen uns viele unterschiedliche Handlungsfelder und Rollenbilder der APN. In der Komplexität erfahren wir besondere Skills, die spezielle Versorgungsstrategien erforderlich machen. Die Onkologie ist ein Handlungsfeld von APNs, wo es bereits im deutschsprachigen Raum bemerkenswerte Erfahrungen gibt. Das Zusammenarbeiten mit unterschiedlichen Qualifikationen von Pflegefachpersonen und weiteren Professionen möchten wir mit Ihnen in diesem Kontext teilen. Dieses Buch soll einen Beitrag zu den Entwicklungen, Erfahrungen und etablierten Rollenbildern von APNs in der Onkologie leisten. Entwickeln Sie Ideen für Ihre Institution. Kommen Sie In Kontakt mit den Autorinnen und Autoren. Die Kontaktdaten sind im Verzeichnis angegeben.

Ihre Sabrina Pelz
DN APN & ANP g. e. V.

Grußwort von Prof. Dr. med Dr. phil. Andreas Wicki

Liebe Leserschaft,

die Behandlung von Menschen mit Krebserkrankungen ist und bleibt eine der großen Herausforderungen der Medizin. Durch die Einführung neuer Therapien haben sich die Erfolgschancen der Behandlung deutlich verändert: früher konnten vor allem die metastasierten Stadien der Erkrankung kaum geheilt werden. Auch heute ist die Prognose häufig schlecht und die Mortalität bleibt hoch. Bei rund 20 % der Erkrankten kann die Krankheit aber auch beim Vorliegen von Metastasen langfristig kontrolliert werden. Damit wird Krebs bei jedem fünften Betroffenen zur chronischen Krankheit.

Die neuen Therapien und die bessere Prognose stellen neue Anforderungen an die Behandlung und Pflege von Menschen mit Krebs. Zusammen mit dem aktuellen Fachkräftemangel stellt sich vermehrt die Frage, wie ein eng vernetztes Betreuungsteam aus unterschiedlichen Berufsgruppen trotz beschränkter Ressourcen den Anforderungen gerecht werden kann. Hier kommt den Advanced Practice Nurses (APNs) eine wichtige Rolle zu: während Interdisziplinarität und Interprofessionalität in der Onkologie seit Jahren gelebte Realität ist, fehlt uns bisweilen ein zentraler Dreh- und Angelpunkt, der die Sprache der verschiedenen Professionen sprechen und für einen effizienten und ergebnisorientierten Informationsfluss zwischen den Beteiligten, sowohl Patient*innen wie auch Fachkräften, sorgen kann. APNs sind aufgrund ihrer Ausbildung und Erfahrung einzigartig positioniert, um diese Aufgaben zu übernehmen.

Die spezialisierte onkologische Betreuung durch APNs umfasst z. B. den Bereich des Nebenwirkungsmanagements oder die Überwachung und Beratung zu oralen Therapien. Zudem kann die Rolle der APN auch eine attraktive Option zur beruflichen Weiterentwicklung sein und damit einem ›Brain-Drain‹ aus dem Fachgebiet entgegenwirken.

Es gibt somit viele Gründe, die Aus- und Weiterbildung von APNs sowie ihre Integration in die Behandlungsteams der Onkologie zu fördern. Ich wünsche mir, dass wir in der Zukunft mehr APNs in der Onkologie ausbilden und diese Funktion zu einem Standard in jedem onkologischen Behandlungsteam wird.

Ihr Prof. Dr. med. Dr. phil. Andreas Wicki
Professor für Onkologie, Universität Zürich
Direktor, Comprehensive Cancer Center Zürich, Klinisches Programm Stellv. Klinikdirektor, Medizinische Onkologie & Hämatologie, Universitätsspital

Inhalt

Vorwort

Laura Hellmuth

Das Gesundheitswesen in deutschsprachigen Ländern hat mit vielen Herausforderungen zu kämpfen. Dazu zählen der demografische Wandel, gesellschaftliche Entwicklungen, technische Entwicklungen, Fachkräftemangel im Gesundheitswesen, Ambulantisierung und Ökonomisierung.

Der demografische Wandel wird regional sehr unterschiedlich ausfallen. Die medizinische, pflegerische und therapeutische Versorgung wird sich neu strukturieren müssen, da die steigende Anzahl an älteren Menschen hohe Versorgungsbedarfe mit sich bringt. Chronische Erkrankungen, Mehrfacherkrankungen und Pflegebedürftigkeit werden zunehmen. Ebenso werden die Kosten im Gesundheitswesen steigen, schon heute wird ein Großteil der Kosten im Gesundheitswesen für Menschen über 65 Jahre ausgegeben (Deutscher Wissenschaftsrat, 2023)

Auch gesellschaftlich zeichnen sich Veränderungen ab. Klein- und Patchworkfamilien nehmen zu. Die Zahl der alleinlebenden Menschen steigt stetig an und Frauen sind immer häufiger erwerbstätig. Das sind Entwicklungen, die eine Unterstützung im alltäglichen Leben für ältere und pflegebedürftige Angehörige und für Familien mit Kleinkindern oftmals erheblich erschweren. Auch die hohe Migrationsquote und dadurch die Zunahme an Menschen, welche nicht vertraut sind mit dem Gesundheitssystem hat zur Folge, dass es mehr Bedarfe an individualisierter Versorgung im häuslichen Umfeld durch Pflegefachpersonen, Hebammen, Therapeutinnen und Therapeuten gibt.

Ebenso sind die technischen Veränderungen im Gesundheitswesen zu beachten. Künstliche Intelligenz, Robotik und Technisierung halten in allen Bereichen der Therapie, Diagnostik und Behandlung Einzug. Sogar gesetzlich werden digitale Dienste bereits geregelt, z. B. im Sozialgesetzbuch (SGB XI), hier sind digitale Pflegeanwendungen (DiPA) verankert. DiPAs können von der pflegebedürftigen Person in Interaktion mit Angehörigen, eigenständig, oder zusammen mit dem Pflegedienst genutzt werden (Deutscher Wissenschaftsrat, 2023).

Eine weitere Herausforderung stellt der Fachkräftemangel in den Pflegeberufen dar (Bonin, 2019). In der Gesundheits- und Krankenpflege, wie auch in der Altenpflege, ist der Arbeitskräftemangel praktisch flächendeckend. Dies betrifft vor allem die Anforderungsebenen der Spezialisten und examinierten Fachkräfte (Bonin, 2019).

In den Entwicklungen zeigt sich ebenso eine Verlagerung stationärer und ambulanter Angebote. Mit dem Leitsatz »ambulant vor stationär« möchte die Bundesregierung Pflegebedürftigen ermöglichen, so lange es geht, im häuslichen Umfeld versorgt werden zu können. Die Zahl der ambulant behandelten Personen steigt, ebenso wie die Komplexität dieser Fälle (z. B. Demenz, Beatmung). Niedrige Verweildauern, strenge Indikatoren für eine ärztliche Behandlung, fehlende Einstufungen in entsprechende Pflegegrade und vieles mehr sorgen für Versorgungsbrüche und eine schlechte Versorgung von Pflegebedürftigen im ambulanten Setting (Deutscher Wissenschaftsrat, 2023). Das sektorenübergreifende Schnittstellenmanagement muss hier deutlich verbessert werden.

Die Ökonomisierung des Gesundheitswesens ist ebenso ein viel diskutierter Faktor. Ist in Zukunft ein solidarisch finanziertes am Patientenwohl orientiertes Gesundheitssystem denkbar? Derzeit herrschen ökonomische Leistungsfaktoren und Wettbewerb vor, welche z. B. über das fallzahlorientierte Vergütungssystem für stationäre Leistungen (DRG-System) abgerechnet werden. Negative Effekte in Verbindung mit den DRG-Pauschalen sind z. B. fortschreitende Arbeitsverdichtung im Bereich der Pflege, Verzerrungen in der Versorgung (z. B. die Zunahme operativer Eingriffe) oder die potenzielle Benachteiligung nicht-interventioneller Diagnose- und Therapieoptionen. Ebenso ist fraglich, ob hier komplexe und hochkomplexe Pflegebedarfe, chronische Erkrankungen, psychische und psychosomatische Erkrankungen, Multimorbidität und Pflegebedürftigkeit entsprechend miteinbezogen werden.

Eine mögliche Lösung bzw. ein unterstützender Faktor für diese Herausforderungen kann der verstärkte Einsatz akademischer Pflegefachpersonen sein. Egal ob Bachelor- oder Masterabsolventen, es ist wichtig akademische Pflegefachpersonen in der direkten pflegerischen Versorgung zu etablieren. Der deutsche Wissenschaftsrat empfiehlt eine prospektive Akademisierungsquote von 20 %. Bisher liegt die Akademisierungsquote bei 2,11 % (Bergjan et al., 2021).

Die Zahl der eingesetzten Advanced Practice Nurses (APNs) steigt im deutschsprachigen Raum zunehmend. Eine erfreuliche Entwicklung. Derzeitig läuft auch ein erster Survey zur Erfassung der APNs in Deutschland und deren Tätigkeiten geleitet vom Deutschen Netzwerk APN & ANP (DNAPN). Zum besseren Verständnis und als einleitende Worte in dieses Buch, wird Advanced Practice Nursing (APN) definiert und führende internationale Modelle und Rahmen kurz erläutert, welche auf den folgenden Seiten mehrmals Erwähnung finden.

Eine der gängigsten Beschreibungen im deutschsprachigen Raum ist die Definition der Pflegeexpert*in APN der deutschsprachigen Pflegeverbände aus Deutschland (Deutscher Berufsverband für Pflegeberufe DBfK), Österreich (Österreichischer Gesundheits- und Krankenpflegeverband ÖGKV) und er Schweiz (Schweizer Berufverband für Pflegefachfrauen und Pflegefachmänner SBK) (DBfK, ÖGKV, SBK, 2012).

Definition Pflegeexpertin APN

»Eine Pflegeexpertin APN (Advanced Practice Nurse) ist eine Pflegefachperson, welche sich Expertenwissen, Fähigkeiten zur Entscheidungsfindung bei komplexen Sachverhalten und klinische Kompetenzen für eine erweiterte pflegerische Praxis angeeignet hat. Die Charakteristik der Kompetenzen wird vom Kontext und/oder den Bedingungen des jeweiligen Landes geprägt, in dem sie für die Ausübung ihrer Tätigkeit zugelassen ist. Ein Masterabschluss in Pflege (Nursing Science) gilt als Voraussetzung.« (DBfK, ÖGKV, SBK, 2012, S. 2)

Ein ebenso gern genutztes Instrument zur Implementierung von APN-Rollen ist das PEPPA Framework (Bryant-Lukosius D. & DiCenso A., 2004).

Schritte des PEPPA Frameworks

PEPPA steht für: **p**articipatory, **e**vidence-based, **p**atient-centred **p**rocess for **A**NP role developement, implementation and evaluation.

Es stellt ein Rahmenkonzept dar, mit dem man eine ANP-Rolle in einer Einrichtung

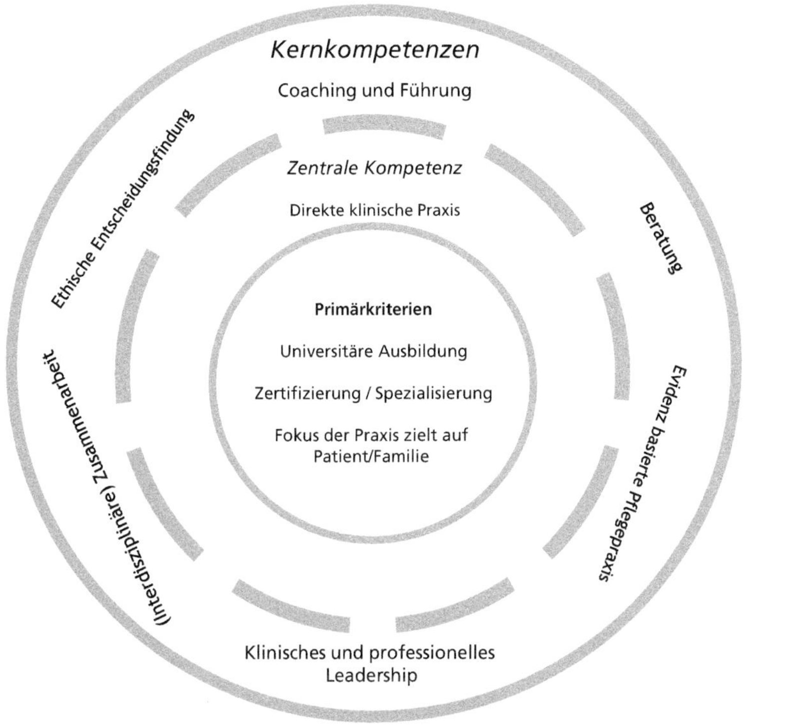

Abb. 1: ANP-Kernkompetenzen nach Hamric (Hamric et al., 2019).

des Gesundheitswesens mit folgenden Einzelschritten schaffen und implementieren kann (Bryant-Lukosius D. & DiCenso A., 2004):

1. Patient*innengruppe definieren und gegenwärtige Versorgungssituation beschreiben
2. Schlüsselpersonen identifizieren und Beteiligte rekrutieren
3. Bedarf für neues Versorgungsangebot determinieren
4. Prioritäre Probleme und Ziele identifizieren um Versorgungssituation zu verbessern
5. Neues Versorgungsangebot und APN-Rolle definieren
6. Implementierungsstrategien planen
7. Rollenumsetzung nach Plan initiieren
8. APN-Rolle und Versorgungsangebot evaluieren
9. APN-Rolle und Versorgungsangebot langfristig überwachen/kontrollieren

Sie werden in den folgenden Kapiteln erkennen, dass ein Großteil der APNs dieses Modell zur Implementierung und Evaluation der APN-Rollen in der Onkologie nutzt. Bedarfe und Patient*innenpopulationen ergeben sich in jedem einzelnen Fall individuell z. B. in der Hämato-onkologie, Pädiatrie, Lungentumoren und vielen mehr.

Häufig zitiert und genutzt werden ebenso die Hamric-Kompetenzen (Hamric, Hanson, Tracy & O'Grady, 2019) nachfolgend grafisch dargestellt.

Die Kernkompetenzen nach Hamric werden in den folgenden Kapiteln individuell angepasst auf die entsprechende APN-Rolle für onkologische Patient*innen. Die verschieden umgesetzten Aufgaben zeigen die Vielfältigkeit, aber auch die genaue

Struktur, welche APN-Rollen mittlerweile auszeichnen.

Ich möchte mich ganz herzlich bei allen Mitwirkenden bedanken, welche mich unterstützt haben. Dieses Buch ist eine große Kooperation aus allen deutschsprachigen Ländern und zeigt wie kein anderes was professionelle Pflege bedeutet. Ich habe über die letzten Monate viele tolle Pflegende kennengelernt, welche hier ihren Beitrag geleistet haben. Ich kann mich nur geehrt fühlen mit so tollen, professionellen und engagierten Personen zusammenarbeiten zu dürfen.

Laura Hellmuth M.Sc.
Advanced Practice Nurse Onkologische Pflege
Koordinatorin Wissenschaftliches Pflegeteam
Sozialstiftung Bamberg

Literatur zum Vorwort

Bergjan, M., Tannen, A., Mai, T., Feuchtinger, J., Luboeinski, J., Bauer, J., Fischer, U. & Kocks, A. (2021). Einbindung von Pflegefachpersonen mit Hochschulabschlüssen an deutschen Universitätskliniken: ein Follow-up-Survey [Integrating academic nurses in German university hospitals: a follow-up survey]. *Zeitschrift fur Evidenz, Fortbildung und Qualitat im Gesundheitswesen*, *163*, 47–56. https://doi.org/10.1016/j.zefq.2021.04.001

Bonin, H. (Jakobs K. et al., Hrsg.). (2019). Fachkräftemangel in der Gesamtperspektive.

Bryant-Lukosius D. & DiCenso A. (2004). A framework for the introduction and evaluation of advanced practice nursing roles. Nursing and health care management and policy, 530–540. Verfügbar unter: https://www.vpuonline.de/de/pdf/Positionspapier-ANP-DBfK-OeGKV-SBK-2012-11-01.pdf

DBfK, ÖGKV, SBK. (2012). Advanced Nursing Practice in Deutschland, Österreich und der Schweiz. Eine Positionierung von DBfK, ÖGKV und SBK, 1–4.

Deutscher Wissenschaftsrat. (2023). Perspektiven für die Weiterentwicklung der Gesundheitsfachberufe | Wissenschaftliche Potenziale für die Gesundheitsversorgung erkennen und nutzen. Verfügbar unter: https://www.commonwealthnurses.org/ARC/Documents/Resources/ICN%20Nursing%20care%20continuum.pdf https://doi.org/10.57674/6EXF-AM35

Hamric, A. B., Hanson, C. M., Tracy, M. F. & O'Grady, E. T. (Hrsg.). (2019). Advanced practice nursing. An integrative approach (6. Edition). St. Louis, Missouri: Elsevier.

1 Advanced Practice Nurse, Nurse Practitioner und Clinical Nurse Specialists im Fachbereich Onkologie – internationale Beispiele und Vorbilder

Laura Hellmuth

Um einen Einstieg in die Thematik des Advanced Practice Nursing (APN) zu erhalten, sollte man vorerst einen Blick über den Tellerrand wagen. International gibt es bereits sehr gute Beispiele, wie die Umsetzung einer Advanced-Practice-Nurse-Rolle (APN-Rolle) gelingen kann.

Ich habe bereits 2021 eine umfangreiche Literaturrecherche zum Thema APN in der Onkologie bzw. onkologischen Pflege durchgeführt (Hellmuth 2022). Im Folgenden werden Inhalte daraus wiedergegeben.

Definitionen Advanced Practice (Registered) Nurse, Clinical Nurse Specialist, Nurse Practictioner

Vor allem in den USA sind die Rollen der APRN (Advanced Practice Registered Nurse), CNS (Clinical Nurse Specialist) und NP (Nurse Practictioner) ausführlich beschrieben und teilweise auch schon evaluiert (Droog et al. 2014; Kiely 2014; Hsueh und Dorcy 2016). In Deutschland gibt es nun immer mehr vergleichbare Implementierungs- bzw. Evaluationsstudien (Werner et al. 2021; Kauffmann und Schmeer 2021), v. a. explizit auf den Bereich der Onkologie ausgerichtet. Kliniken, wie das Universitätsklinikum Freiburg, das Universitätsklinikum Frankfurt am Main, das Florence-Nightingale-Krankenhaus in Düsseldorf und das Universitätsklinikum Hamburg-Eppendorf haben sich schon früh auf den Weg gemacht APN-Rollen zu implementieren und immer mehr deutsche Kliniken ziehen nach (Gaidys 2019).

Die APRN sollte folgenden Kompetenzen in ihrer Ausbildung bzw. ihrem Studium und in der Praxis erlangt haben (Hamric & Tracy 2019):

- Führung und Coaching
- Konsultationen
- Evidenz-basierte Praxis
- Leadership
- Zusammenarbeit mit anderen Berufsgruppen
- Ethische Entscheidungsfindung

Die *APRN* wird meist in der direkten klinischen Pflege eingesetzt. Die akademische Eignung des entsprechenden Abschlusses (Masterstudium) ist Voraussetzung, noch wichtiger ist der Schwerpunkt der Arbeit einer APRN, der auf den Patient*innen und deren Angehörigen liegt.

Die wachsende Komplexität der Patient*innenversorgung war ein Grund, warum die *CNS*-Rolle entstand. Die Bezeichnung »specialist in nursing« wurde ab Beginn des 20. Jahrhunderts in den USA verwendet. Amerikanische Krankenhäuser boten postgraduale Kurse in verschiedenen Spezialgebieten an, wie Anästhesie, Tuberkulose, Operationssaal, Labor und Ernährungswissenschaften (Lusk et al. 2019).

Definition CNS

Direkte Pflege für Patient*innen mit komplexen Erkrankungen und Leiden anzubieten; Patient*innenoutcomes verbessern, indem man klinische Fähigkeiten und Urteilsbildung des Pflegepersonals schult; Pflegekräfte zu halten, die Expert*innen in spezialisierten Fachbereichen sind, wie z. B. Psychiatrie, Onkologie oder Intensivpflege (Tracy & Sendelbach 2019). Eine CNS ist in der akutstationären Versorgung in den Kliniken tätig.

Der *Primary Care Nurse Practitioner* (PCNP) ist verantwortlich für das gesamte Spektrum an Gesundheitsleistungen in der Primärversorgung für kürzlich diagnostizierte oder noch nicht diagnostizierte Patient*innen und deren Angehörige. Dies beinhaltet: Gesundheitsförderung, Krankheitsprävention, Gesundheitsschutz, vorausschauende Begleitung, Beratung, Krankheitsmanagement und palliative Pflege.

Die Aufgaben des zertifizierten NP sind: anordnen, durchführen, überwachen, Laborwerte und bildgebende Untersuchungen analysieren, interpretieren, Medikamente und langfristige medizinische Hilfsmittel verschreiben, entsprechende Überweisungen/Einweisungen für Patient*innen und Angehörige tätigen (Dunphy et al. 2019). Diese Rollen kann man in den USA, Kanada, Großbritannien und den Niederlanden finden.

Die Berufsbezeichnung *»specialised oncology nurse«* gibt es in Norwegen. Zur Ausübung dieser Tätigkeit wird ein postgraduales Diplom mit der Spezialisierung in der Onkologie, sowie in der palliativen Pflege erworben (Johansen & Ervik 2018). In den Niederlanden beschreiben Studien die »primary care nurse« oder »home care oncology nurse«, die vergleichbare Aufgaben übernimmt wie ein Nurse Practitioner, unter anderem auch Hausbesuche. Der Fokus liegt auf der interdisziplinären Zusammenarbeit mit den Hausärzt*innen (Perfors et al. 2018). Ebenso wird in den Niederlanden eine NP-Rolle beschrieben auf Basis der Canadian Medical Education Directions for Specialists: medizinischer Experte/medizinische Expertin (die integrierte Rolle), Kommunikator*-in, Kooperationspartner*in, Führungskraft, Gesundheitsanwalt/Gesundheitsanwältin, Wissenschaftler*in und Fachperson (van Dusseldorp et al. 2019).

Anders gestaltet es sich in den deutschsprachigen Ländern. Ein Positionspapier aus Österreich, Deutschland und der Schweiz definiert

> »Pflegeexperten APN als eine Pflegefachperson, welche sich Expertenwissen, Fähigkeiten zur Entscheidungsfindung bei komplexen Sachverhalten und klinische Kompetenzen für eine erweiterte pflegerische Praxis angeeignet hat. Die Charakteristik der Kompetenzen wird vom Kontext und/oder den Bedingungen des jeweiligen Landes geprägt, in dem sie für die Ausübung ihrer Tätigkeit zugelassen ist. Ein Masterabschluss in Pflege (Nursing Science) gilt als Voraussetzung«. (DBfK 2022, S. 1)

Methodik

In den Datenbanken CINAHL und Pubmed wurde im Zeitraum von 2011–2021 eine Literaturrecherche zur Fragestellung: »Welche Tätigkeitsfelder haben Advanced Practice Nurses (APN), Clinical Nurse Specialists (CNS) und Nurse Practitioners (NP) in der Onkologie im internationalen Kontext« durchgeführt.

Verschiedene Suchbegriffe mit entsprechenden Boolschen Operatoren wurden formuliert:

- »advanced nursing practice« OR »advanced practice nurse« OR »nurse practitioner« OR »clinical nurse specialist« AND »cancer patients« or »oncology patients«
- »advanced practice nurse*« AND »cancer patients« AND »oncology patients«

Einschlusskriterien:

- Direkter Bezug Onkologie
- Verfügbarkeit in englischer oder deutscher Sprache

- Verfügbarkeit eines Abstracts
- Direkter Bezug zu APN
- Erwachsene Patient*innen
- Wissenschaftliche Artikel
- Suchzeitraum von Veröffentlichungen zwischen 2011–2021 und 2021–2024

Ausschlusskriterien:

- Nicht in deutscher oder englischer Sprache verfügbar
- Kein Abstract verfügbar
- Medizinischer aber kein pflegerischer Bezug
- Kinder, Jugendliche oder Bezug zur Pädiatrie

Ergebnisse

Von 450 Studien wurden 53 Studien eingeschlossen. 38 Studien sind in den USA entstanden, vier in Kanada, drei in der Schweiz, drei in Großbritannien, zwei in den Niederlanden, eine in Norwegen, eine in Schottland und eine in Irland.

Zu den Aufgaben- und Verantwortungsbereichen der APNs im Bereich der Onkologie zählen z. B. Screenings, Früherkennungen, präventive Maßnahmen und Risikoeinschätzungen zum Beispiel bei Brustkrebs- oder Kolonkarzinompatient*innen (Spruce und Tanner Sanford 2012; Hall et al. 2012; Mahon 2015; Lindsey et al. 2016).

Eine weitere Aufgabe, v. a. von NPs ist die Leitung von onkologischen Ambulanzen, Symptommanagementkliniken oder ähnlichen Funktionsabteilungen, z. B. zur Entlastung von Notaufnahmen, bzw. zur gezielten Behandlung von speziellen onkologischen Problemstellungen auch in der Nachsorge onkologischer Patient*innen (Ruegg 2013; Mason et al. 2013; Graze et al. 2014; Blakely und Cope 2015; Turner et al. 2016; Tripp et al. 2017).

APN-Angebote werden vor allem Brustkrebspatient*innen angeboten. Diese Population zeigt einen erhöhten Bedarf aufgrund zahlreicher Komplikationen während und nach der Behandlung. Dies rechfertigt die Intensität der psychosozialen Betreuung, Patient*innenschulung und Steuerung der Therapie durch Pflegeexpert*innen (Mayer et al. 2014; Droog et al. 2014; Hall-Alston 2015; Mayer et al. 2012; Post et al. 2017; Stahlke et al. 2017; Polek und Hardie 2016; Mau 2018). Die genannten Studien zeigen eine hohe Akzeptanz und Zufriedenheit bei den Patient*innen in Bezug auf die Tätigkeiten der APN.

Ein*e sog. Cancer Nurse Specialist ist eine Ansprechperson für onkologische Patient*innen, vor allem auch in kritischen Momenten wie der Diagnosestellung einer urogenitalen Krebserkrankung (Anderson 2017). Bei hochkomplexen Fällen wie einer Brustkrebspatientin, welche zusätzlich an einer psychischen Erkrankung leidet, können onkologische Pflegefachkräfte in Zusammenarbeit mit der APN Onkologie und der APN Psychiatrie frühzeitig Anzeichen von Distress erkennen und entsprechende Assessments durchführen (Rettig 2012).

Zur Verbesserung und Erhaltung der Kontinuität der Versorgung können verschiedene APN-Modelle dienen, z. B. eine Patient*innenversorgung, welche auch nachts gewährleistet ist mit einem »Nocturnal Programm«, ein »Acute Care Procedure Team«, welches anhand von z. B. erhöhten Infektions- oder Komplikationsraten klinische Pflegestandards überarbeitet, oder auch die Leitung von »Clinical Decision Units« als Zwischenstation für Patient*innen, die nach diagnostischen Verfahren warten, ob sie im Krankenhaus aufgenommen werden oder nicht (Tripp et al. 2017).

Onkologische APNs (Kazanowski und Sheldon 2014; Button et al. 2014; McCorkle et al. 2015), CNSs (Leary et al. 2014) und onkologische Fachkrankenpflegekräfte (Johansen und Ervik 2018) können als Mittelsperson fungieren, um Patient*innen gezielt in die palliative Versorgung zu übermitteln. Sie schulen Gesundheitsdienstleistende, Patient*innen und Angehörige zum Thema palliative Pflege. NPs in der ambulanten palliativen Versorgung in den Niederlanden werden als verlässlich, hilfreich und empathisch beschrieben, Patient*innen fühlen sich durch deren Begleitung ambulant sicher und bestärkt (van Dusseldorp et al. 2019).

In den Studien werden APNs (Hunnibell et al. 2012; Kiely 2014; Hsueh und Dorcy 2016) oft in einer Koordinationsfunktion oder als Pflegenavigator*innen in den verschiedenen Fachbereichen/Settings dargestellt. Hier geht es um die Koordinierung der gesundheitlichen Versorgung, eine Verkürzung der Liegedauern und Infektionsraten und eine kostengünstige sowie qualitativ hochwertige Pflege für onkologische Patient*innen.

Ebenso werden Nachsorgeangebote durch CNSs für Prostatakarzinompatienten erläutert, die Hausbesuche und eine enge Begleitung nach der Therapie beinhalten (McInness et al. 2016). Auch die Nachsorge bei Brustkrebspatient*innen (männlich: n = 2, weiblich: n = 2016) durch NPs wird mit Angeboten durch verschiedene medizinisch-pflegerische Berufsgruppen beschrieben. Angebote sind z. B. telefonische oder virtuelle Visiten. Es konnte kein relevanter Unterschied zwischen der Nachsorge von Ärzt*innen oder NPs festgestellt werden. Persönliche Visiten wurden von den Teilnehmenden den virtuellen Angeboten vorgezogen (Mayer et al. 2012). Survivorship Care Plans, die für Patient*innen mit den NPs (Mayer et al. 2014) oder APNs (Dulko et al. 2013; O'Brien et al. 2014) zusammen erstellt werden, beinhalten eine detaillierte Nachsorge durch NPs mit Untersuchungen und Unterstützungsangeboten und einer engen Zusammenarbeit mit den Hausärzt*innen und niedergelassenen Onkolog*innen. Spoelstra et al. (2016) stellt eine pflegegeleitete Intervention, die das Selbstmanagement der Patient*innen im Umgang mit ihren oralen Chemotherapeutika verbessern soll, vor. Ziel ist es die Medikamentenadhärenz zu verbessern und Fehler bei der Einnahme zu vermeiden.

McCorkle et al. (2012) stellt Einsatzbereiche und den zeitlichen Aufwand von APN-Tätigkeiten dar.
Diese Tätigkeiten werden genannt (McCorkle et al. 2012):

- *Klinische Tätigkeiten:* unabhängige Konsile, Konsile mit dem Team, Konsile mit dem ärzlichen Personal, unabhängige Neuaufnahmen
- *Ambulante Tätigkeiten:* Neuaufnahmen mit dem ärztlichen Personal, unabhängige Folgevisiten, Folgevisiten mit ärztlichem Personal, Infusions- oder Behandlungsvisiten
- *Maßnahmen:* Coaching Patient*in/Familie, Bürotätigkeiten, psychologische Unterstützung anbieten, Pflege planen und koordinieren
- *Professionelle Gebiete, in denen ANPs gerne mitwirken würden:* Evidenz basierte Pflege sicherstellen, Mitglied in Organisation sein (z. B. Pflegeverband, Pflegekammer, andere berufspolitische Organisationen), in Meetings präsent sein, Teamentwicklung, Einreichung von Abstracts, Publikationen schreiben

Es werden allgemein APN-Rollen für spezifische Patient*innenpopulationen beschrieben, z. B. für Blasenkarzinompatient*innen (Farling Burns 2017), Vulvakarzinompatientinnen (Kobleder et al. 2017) oder Lungenkarzinompatient*innen (Serena et al. 2018). Diese Studien erläutern die Relevanz der psychosozialen Betreuung, Früherkennung und Selbstmanagementförderung durch die APNs.

Eine quantitative Erhebung aus den USA möchte alle praktizierenden APNs in der Onkologie identifizieren und deren praktische Arbeit beurteilen. Die häufigsten Tätigkeiten sind in der direkten Pflege verortet, v. a. Patient*innenkonsultationen, Verschreibungen, Behandlungsmanagement und Nachsorgeuntersuchungen. Es wurden eigenständig aber auch gemeinsame Patient*innenvisiten mit Ärzten durchgeführt (Bruinooge et al. 2018). Ebenso werden APNs, NPs und CNSs eingesetzt um Patient*innen für die Forschung zu rekrutieren (Ulrich et al. 2012).

Aktualisierung der Ergebnisse

Die Suche wurde im Juli 2024 aktualisiert um einen Teil der aktuellsten Literatur miteinzuschließen. Es zeigte sich, dass in den letzten drei Jahren eine Zunahme von wissenschaftlichen Artikeln mit der formulierten Thematik stattgefunden hat. In CINAHL konnten 97 Studien gefunden werden mit den oben angegebenen Suchkriterien, eingeschlossen werden konnten 21 Arbeiten.

Es zeigten sich ähnliche Thematiken wie in der vorangegangenen Recherche.

Ein wichtiges und häufig erwähntes Feld ist Telenursing. Dazu gehören webbasierte Tools, Anrufe, und telemedizinische Besuche, Gesprächstermine oder Videointerventionen für onkologische Patient*innen (Muñoz-Villaverde et al. 2024; Heathcotte et al. 2023; Teicher et al. 2022; Diesner et al. 2021).

Weiterere Aspekte, welcher durch APNs und deren professionelles Handeln gefördert werden sollen, sind die Gesundheitskompetenz, Gesundheitsförderung und gesundheitsbezogene Lebensqualität (Muñoz-Villaverde et al. 2024).

Ein sehr strittiges Thema, welches auch im deutschsprachigen Raum diskutiert wird, v.a. in Verbindung mit der Heilkundeübertragungsrichtlinie (Gemeinsamer Bundesausschuss (GBA) 2012), ist die Verschreibung von Medikamenten durch Pflegekräfte bzw. durch APNs. In den gefundenen Studien wird auf die Verschreibung von Opioiden durch v.a. Nurse Practitioner (NPs) hingewiesen (McMenamin et al. 2023), ebenso die Sensibilisierung mit dem Umgang mit Opioiden bzw. Antidotgabe (McNally et al. 2022). Auch die medikamentöse Sterbehilfe (Singer et al. 2022) wird diskutiert sowie die Beteiligung von APNs in diesem Feld. Die eigenständige Verschreibung von Chemotherapie durch APNs wird als positiv bewertet (LeStrange et al. 2024). Die entsprechenden gesetzlichen Rahmenbedingungen sind in Deutschland jedoch noch nicht gegeben. Auch international wird hier weiterer Forschungsbedarf gesehen, inwieweit die Patient*innen davon profitieren könnten, wenn APNs oder NPs Medikamente verschreiben würden.

Es werden erneut Aspekte der Rollenimplementierung von APNs bzw. der Zufriedenheit in ihrer Arbeit diskutiert (Serra-Barril et al. 2024; Bourdeanu et al. 2021).

Wie in der vorherigen Recherche, den Survivorship Care Plans, sieht man in der Aktualisierung, dass die Krebsüberlebenden in den Fokus rücken z.B. Hausbesuche durch APNs bei Krebsüberlebenden und die Betreuung von Krebsüberlebenden in einer hybriden Klinik (McDaniel 2022; Baer et al. 2021).

Man erkennt erneut die aus verschiedenen Definitionen (PEPPA-Framework, Hamric-Kompetenzen, DBfK Definition) hervorgehende Konzentration auf eine bestimmte Patient*innenpopulation um deren Informationsbedürfnisse, die Nachsorge bzw. auch die Überlebenden-Nachsorge zu gestalten. V.a. Prostatakrebs-Patienten, Lungenkrebspatient*innen, Hautkrebs-Patient*innen und Brustkrebspatient*innen werden von APNs versorgt (Geese et al. 2021; Stewart et al. 2021; Decker et al. 2021; Teicher et al. 2022; Powers und Shue-McGuffin 2024).

Palliative Care spielt ebenso wieder eine wichtige Rolle. So sollten in Ländern mit niedrigem oder mittlerem Einkommen Programme mit Palliative-Care-Inhalten für APNs entwickelt werden (Bassah et al. 2023). Hier bestehe noch großer Forschungsbedarf (Bassah et al., 2023).

Die Rolle der APN in der Versorgung mit oralen Antikrebsmedikamenten wird diskutiert. Die APN wird als geeignete Person, diese Kohorte zu betreuen bzw. die Medikamentenadhärenz zu steigern, beschrieben (Richmond et al. 2022).

Auffällige neue Ergebnisse der Studien, sind alle Inhalte, welche die Aufarbeitung und den Einfluss der COVID-19-Pandemie betreffen. Es werden erstmals auch Interventionen bzw. die Rolle von APNs dabei diskutiert (Chavez et al. 2023; Richmond et al. 2022). APNs werden als geeignete Fachkräfte gesehen, z B. zur strategischen Planung und Kommunikation von oraler Antikrebsmedikation, oder auch die Rolle von APNs bei Online-Unterstützungsangeboten (Richmond et al 2022, Chavez et al. 2023)

Diskussion

Man erkennt deutliche Unterschiede in der Definition der APN-, CNS- und NP-Rollen im internationalen Kontext. Vor allem im angloamerikanischen Raum findet eine historisch entwickelte explizite Ausdifferenzierung der APN, CNS und NP statt. Im europäischen Raum gibt es wenig Unterschiede bzw. detaillierte Beschreibungen welche Aufgaben, welchen Bildungsabschluss oder welches Einsatzgebiet die einzelnen Rollen (APN, NP, CNS) haben müssen. Vermutlich liegt dies auch an fehlenden Pflegekammern bzw. ähnlichen Berufsverbänden, die eine Rollenklarheit festlegen würden.

Vor allem die Outcomemessung und die Darstellung der Effektivität und Effizienz von Pflegeexpert*innen APN sollte in den Fokus rücken, um klar darstellen zu können, welche Verbesserungen aus der Betreuung der onkologischen Patient*innen und deren Angehörigen durch Pflegeexpert*innen APN entstehen (Perfors et al. 2018, Bruinooge et al. 2018). Leider musste festgestellt werden, dass häufig vor allem »weiche« Faktoren wie Zufriedenheit, Lebensqualität oder Distress als Messfaktoren der APN-Tätigkeiten herangezogen werden (Mayer et al. 2012; Anderson 2017). »Harte« Indikatoren wie z. B. Mortalitätsraten, Komplikationsraten und Verweildauern (Hsueh und Dorcy 2016; Tripp et al. 2017) werden selten gemessen, obwohl diese eine hohe Relevanz für die zukünftige Entwicklung von APN-Rollen in Deutschland haben werden. Einer der ersten Versuche wird im Weiteren durch Lea Kauffmann erläutern (▶ Kap. 4.1.8).

Auch die Auswirkungen der COVID-19-Pandemie sollten zukünftig in neue APN-Rollen und deren Versorgung von onkologischen Patient*innen miteinfließen. Telemedizinische Angebote sollten beachtet und angeboten werden.

Insgesamt ist das Spektrum an Tätigkeiten von APN, CNS und NP in der Onkologie weit gefächert:

- Schulungen und Begleitung von Mitarbeitenden
- Forschung, Rekrutierung
- Evidenzbasierte Pflege fördern und umsetzen
- Koordination im Gesundheitswesen
- Assessments, Screenings, Risikoeinschätzungen
- psychosoziale Unterstützung
- Zusammenarbeit mit Hausärzt*innen/Palliativmediziner*innen/niedergelassenen Onkolog*innen
- Vermittlung und Nachsorge im ambulanten Setting
- Survivorship Care Plans
- Ansprechperson bei Problemen für Patient*innen und Angehörige (telefonisch, virtuell, persönlich)
- teilweise medizinische Tätigkeiten wie Erstaufnahmen, Punktionen, Screenings, Laborwerte kontrollieren, bildgebende Diagnostik sichten, Leitung von Ambulanzen und Funktionsabteilungen etc.
- Hausbesuche
- Telemedizinische Angebote (virtuelle Visiten, virtuelle Untersuchungen/Screenings)

Die Qualität der analysierten Literatur ist sehr heterogen. Die Reichweite erstreckt sich von hochwertigen Randomized Controlled Trials (RCTs, z. B. McCorkle et al. 2015) und Reviews (z. B. Kiely et al. 2014) bis hin zu wissenschaftlichen Artikeln mit geringer Evidenz (Catania et al. 2012). Die Übertragbarkeit der Studien auf das deutsche Gesundheitssystem ist schwierig. Die Mehrzahl der Studien (38 von 53) stammt aus den USA. Hier übernehmen vor allem NPs auch ärztliche Tätigkeiten, was ihre Ausbildung und ihr Werdegang in den USA auch rechtlich erlauben, ähnlich verhält es sich in Kanada (4 von 53). In Deutschland wäre dies momentan nicht möglich und es ist fraglich, welchen Benefit Patient*innen und Angehörige davon hätten. Auch in den englischsprachigen Ländern (Großbritannien, Irland, Schottland) verhält es sich ähnlich. In Norwegen, den Niederlanden und der Schweiz ist die Pflegeausbildung bzw. das Pflegestudium nicht gleichzusetzen mit dem derzeitig vorherrschenden deutschen Bildungsweg in der Pflege, somit sind APN Studiengänge in Deutschland noch sehr jung, aber die Entwicklung zeigt, dass das Interesse der Klinikbetreiber groß ist, und die Versorgung hochkomplexer Patient*innenpopulationen durch APNs verbessert werden kann (Keinath 2019).

Wie die zukünftige Entwicklung von APN-Rollen in Deutschland voranschreitet hängt von politischen, gesellschaftlichen und wirtschaftlichen Veränderungen ab. Eine politische Selbstbestimmung des Pflegeberufes, z. B. durch eine Pflegekammer, wäre von Vorteil. Die Rollenklarheit und die Reglementierung von APN-Aufgaben muss durch Berufsverbände/Pflegekammern festgelegt und geschützt sein (Keinath 2019).

Die Strukturen der Gesundheitssysteme und der Ausbildung von akademischen Pflegekräften ist sehr verschiedenen. In den USA oder Kanada übernehmen Pflegekräfte ohnehin viele ärztliche Tätigkeiten, in Deutschland sind viele Tätigkeiten lediglich delegiert an Pflegekräfte. Aber es ist fraglich, ob ein Patient wirklich davon profitiert, wenn eine Knochenmarkspunktion von einer Pflegekraft anstatt von einem Arzt durchgeführt wird. Das neue und individuell auf die jeweilige Patientenpopulation angepasste Versorgungsmodell, welches die APN anbietet, muss nicht zwangsläufig durch eine ärztliche Tätigkeit geprägt sein.

Literatur zu Kaptiel 1

Anderson, Beverly (2017): An insight into the patient's response to a diagnosis of urological cancer. In: *British Journal of Nursing* 26 (18), S4-S12, zuletzt geprüft am 11.05.2021.

Baer, Linda K.; Brister, Lauren; Mazanec, Susan R. (2021): Development and Implementation of an Advanced Practitioner-Led Survivorship Clinic for Patients Status Post Allogeneic Transplant. In: *Journal of the advanced practitioner in oncology* 12 (8), S. 775–783. DOI: 10.6004/jadpro.2021.12.8.2.

Bassah, Nahyeni; Vaughn, Lisa; Santos Salas, Anna (2023): Nurse-led adult palliative care models in low- and middle-income countries: A scoping review. In: *Journal of Advanced Nursing* 79 (11), S. 4112–4126. DOI: 10.1111/jan.15646.

Blakely, Kala; Cope, Diane G. (2015): Establishing an Advanced Practice Nursing Clinic in the Cancer Setting. In: *Seminars in Oncology Nursing* 31 (4), S. 282–289, zuletzt geprüft am 12.06.2021.

Bourdeanu, Laura; Skalski, Kris; Shen, Yuan; Wang, Suya; Mai, Shiyun; Sun, Haoqi et al. (2021): Job satisfaction among oncology nurse practitioners. In: *J Am Assoc Nurse Pract* 33 (2), S. 133–142. DOI: 10.1097/JXX.0000000000000291.

Bruinooge, Susanna S.; Pickard, Todd A.; Vogel, Wendy; Hanley, Amy; Schenkel, Caroline; Garrett-Mayer, Elisabeth et al. (2018): Understanding the Role of Advanced Practice Providers in Oncology in the United States. In: *Journal of Oncology Practice* (14), e518-e532, zuletzt geprüft am 14.07.2021.

Button, Elise B.; Gavin, Nicole C.; Keogh, Samantha J. (2014): Exploring palliative care provision for recipients of allogeneic hematopoietic stem cell transplantation who relapsed. In: *Oncology nursing forum* 41 (4), S. 370–381. DOI: 10.1188/14.ONF.370–381.

Catania, Kimberly; Askew, Taletha; Birkhimer, Danette; Courtney, Laurel; Hanes, Deborah; Lamprecht, Misty et al. (2012): From unit based to population focused. Transforming the role of oncology clinical nurse specialists. In: *Clinical Nurse Sepcialist*, S. 103–106. DOI: 10.1097/NUR.0b013e31824590d0.

Chavez, Melody N.; Marshall, Victoria K.; Martinez Tyson, Dinorah; Mason, Tina M.; Rechenberg, Kaitlyn (2023): Psychological Impact of COVID-19 on Oncology Patients: Perceptions of Oncology Health Care Providers. In: *Western journal of nursing research* 45 (2), S. 152–160. DOI: 10.1177/01939459221114634.

Decker, Veronica B.; Ivanov, Olga; Gopalan, Priya K. (2021): Improving the Initial Breast Cancer Consultation. In: *Journal of doctoral nursing practice* 14 (3), S. 225–232. DOI: 10.1891/JDNP-D-20-00047.

Deutscher Berufsverband für Pflegeberufe DBfK (2022): Anforderungsprofil Pflegeexpert:in APN.

Diesner, Kyla J.; Stratton, Delaney B.; Flamm, Kristie L.; Bouchard, Lindsay A.; Loescher, Lois J. (2021): Clinical Skin Examination for Melanoma in Underserved Patients. In: *Journal of the Dermatology Nurses' Association* 13 (3), S. 146–161. DOI: 10.1097/JDN.0000000000000621.

Droog, Elsa; Armstrong, Claire; MacCurtain, Sarah (2014): Supporting patients during their breast cancer journey. The informational role of clinical nurse specialists. In: *Cancer Nursing* 37 (6), S. 429–435, zuletzt geprüft am 15.06.2021.

Dulko, Dorothy; Pace, Claire M.; Dittus, Kim L.; Sprague, Brian L.; Pollack, Lori A.; Hawkins, Nikki A.; Geller, Berta M. (2013): Barriers and facilitators to implementing cancer survivorship care plans. In: *Oncology nursing forum* 40 (6), S. 575–580. DOI: 10.1188/13.ONF.575–580.

Dunphy, Lynne M.; Flinter, Maragaret M.; Simmonds, Katherine E. (2019): The Primary Care Nurse Practitioner. In: Ann B. Hamric, Charlene M. Hanson, Mary Fran Tracy und Eileen T. O'Grady (Hg.): Advanced practice nursing. An integrative approach. 6. Edition. St. Louis, Missouri: Elsevier, S. 374–405.

Farling Burns, Kirsten (2017): Bladder cancer: Risk factors, diagnosis and management. In: *The Nurse Practitioner* 42 (3), S. 27–33, zuletzt geprüft am 13.07.2021.

Gaidys, Uta (2019): Begriff und Bedeutung von ANP/APN in der europäischen Pflege. Schweiz, Österreich, Deutschland und Großbritannien. In: Cornelia Kures und Elisabeth Sittner (Hg.): Advanced Nursing Practice. Die pflegerische Antwort für eine bessere Gesundheitsversorgung. Wien: facultas.

Geese, Franziska; Willener, Rita; Spichiger, Elisabeth (2021): Patients' and partners' experiences with prostate cancer and advanced practice nurse counselling. In: *Int J of Uro Nursing* 15 (2), S. 82–90. DOI: 10.1111/ijun.12270.

Gemeinsamer Bundesausschuss (GBA) (2012): Richtlinie. des Gemeinsamen Bundesausschusses über die Festlegung ärztlicher Tätigkeiten zur Übertragung auf Berufsangehörige der Alten- und Krankenpflege zur selbständigen Ausübung von Heilkunde im Rahmen von Modellvorhaben nach § 63 Abs. 3c SGB V. Online verfügbar unter https://www.g-ba.de/downloads/62–492–600/2011–10–20_RL-63Abs3c.pdf, zuletzt geprüft am 13.11.2024.

Graze, Lynn; Brady-Copertino, Catherine; Varner, Ashley; Stiver, Wendy S. (2014): The development of a nursing assessment and symptom management clinic. In: *Clinical Journal of Oncology Nursing* 18 Suppl, S. 12–16. DOI: 10.1188/14.CJON.S2.12–16.

Hall, Susan; Gray, Nicola; Browne, Susan; Ziebland, Sue; Campbell, Neil C. (2012): A qualitative exploration of the role of primary care in supporting colorectal cancer patients. In: *Supportive care in cancer : official journal of the Multinational Association of Supportive Care in Cancer* 20 (12), S. 3071–3078. DOI: 10.1007/s00520–012–1434–7.

Hall-Alston, Jane M. (2015): Exercise and the breast cancer survivor: the role of the Nurse practitioner. In: *Clinical Journal of Oncology Nursing* 19 (5), E98-E102. DOI: 10.1188/15.COJN.E98-E102.

Hamric, Ann B.; Tracy, Mary Fran (2019): A definition of Advanced Practice Nursing. In: Ann B. Hamric, Charlene M. Hanson, Mary Fran Tracy und Eileen T. O'Grady (Hg.): Advanced practice nursing. An integrative approach. 6. Edition. St. Louis, Missouri: Elsevier, S. 61–79.

Heathcotte, Kimberly; Swenty, Connie; Schaar, Gina (2023): An Educational Initiative for Family Nurse Practitioners to Detect Melanoma Skin Cancer. In: *Journal of the Dermatology Nurses' Association* 15 (3), S. 149–154. DOI: 10.1097/JDN.0000000000000740.

Hellmuth L. (2022): AP(R)N, CNS, NP: Pflegeexpertise in der Onkologie. Ein internationaler Verlgeich. In: *Pflege Zeitschrift* 75. (07.2022), S. 60–63.

Hsueh, Martha; Dorcy, Kathleen (2016): Improving Transitions of Care With an Advanced Practice Nurse: A Pilot Study. In: *Clinical Journal of Oncology Nursing* 20 (3), S. 240–243. DOI: 10.1188/16.CJON.240–243.

Hunnibell, Laura S.; Rose, Michal G.; Connery, Donna M.; Grens, Clarice E.; Hampel, Judith M.; Rosa, Mirta; Vogel, Donna C. (2012): Using nurse navigation to improve timeliness of lung cancer care at a veterans hospital. In: *Clinical*

Journal of Oncology Nursing 16 (1), S. 29–36. DOI: 10.1188/12.CJON.29-36.

Johansen, May-Lill; Ervik, Bente (2018): Teamwork in primary palliative care: general practitioners' and specialised oncology nurses' complementary competencies. In: *BMC health services research* 18 (1), S. 159. DOI: 10.1186/s12913-018-2955-7.

Kauffmann, L.; Schmeer, R. (2021): Etabliert: APN in der Neurochirurgie. In: *Pflege Zeitschrift* 74 (4), S. 62–65. DOI: 10.1007/s41906-020-0977-3.

Kazanowski, Mary; Sheldon, Lisa Kennedy (2014): Working together. In: *Clinical Journal of Oncology Nursing* 18 Suppl, S. 45–48. DOI: 10.1188/14.CJON.S1.45-48.

Keinath, Elke (2019): Start it up! Implementation von ANP im akutstationären Setting. In: Cornelia Kures und Elisabeth Sittner (Hg.): Advanced Nursing Practice. Die pflegerische Antwort für eine bessere Gesundheitsversorgung. Wien: facultas, S. 32–46, zuletzt geprüft am 17.02.2022.

Kiely, Deirdre (2014): Timeliness in breast cancer care as an indicator of quality. In: *Clinical Journal of Oncology Nursing* 18 (1), S. 82–88. DOI: 10.1188/14.CJON.82-88.

Leary, Alison; White, John; Yarnell, Laura (2014): The work left undone. Understanding the challenge of providing holistic lung cancer nursing care in the UK. In: *European journal of oncology nursing : the official journal of European Oncology Nursing Society* 18 (1), S. 23–28. DOI: 10.1016/j.ejon.2013.10.002.

LeStrange, Nicole; Walton, AnnMarie; Watson, Joni L.; Sklarin, Nancy T.; Thompson, Julie A.; Affronti, Mary Lou (2024): The Impact of Independent Chemotherapy Prescribing by Advanced Practice Providers on Patient Safety and Clinician Satisfaction. In: *Clinical Journal of Oncology Nursing* 28 (4), S. 397–405. DOI: 10.1188/24.CJON.397-405.

Lindsey, Sarah; Astroth, Kim; Kumar, Pankaj (2016): Improving Awareness, Identification, and Management of Sarcopenic Obesity in Cancer Survivors: An Evidence-Based Toolbox. In: *Clinical Journal of Oncology Nursing* 20 (5), E132–8. DOI: 10.1188/16.CJON.E132-E138.

Lusk, Birgid; Cockerham, Anne Z.; Keeling, Arlene W. (2019): Highlights from the History of Advanced Nursing in the United States. In: Ann B. Hamric, Charlene M. Hanson, Mary Fran Tracy und Eileen T. O'Grady (Hg.): Advanced practice nursing. An integrative approach. 6. Edition. St. Louis, Missouri: Elsevier, S. 1–24.

Mahon, Suzanne M. (2015): Risk Assessment, Prevention, and Early Detection: Challenges for the Advanced Practice Nurse. In: *Seminars in Oncology Nursing* 31 (4), S. 306–326, zuletzt geprüft am 12.06.2021.

Mason, Heidi; DeRubeis, Mary Beth; Foster, Jared C.; Taylor, Jeremy M. G.; Worden, Francis P. (2013): Outcomes evaluation of a weekly nurse practitioner-managed symptom management clinic for patients with head and neck cancer treated with chemoradiotherapy. In: *Oncology nursing forum* 40 (6), S. 581–586. DOI: 10.1188/13.ONF.40-06AP.

Mau, Kari (2018): Benign Breast Diseases: An Introduction for the Advanced Practice Nurse. In: *Clinical Journal of Oncology Nursing* 22 (5), S. 493–495. DOI: 10.1188/18.CJON.493-495.

Mayer, Deborah K.; Gerstel, Adrian; Walton, Annmarie Lee; Triglianos, Tammy; Sadiq, Teresa E.; Hawkins, Nikki A.; Davies, Janine M. (2014): Implementing survivorship care plans for colon cancer survivors. In: *Oncology nursing forum* 41 (3), S. 266–273. DOI: 10.1188/14.ONF.266-273.

Mayer, Erica L.; Gropper, Adrienne B.; Neville, Bridget A.; Partridge, Ann H.; Cameron, Danielle B.; Winer, Eric P.; Earle, Craig C. (2012): Breast cancer survivors' perceptions of survivorship care options. In: *Journal of clinical oncology : official journal of the American Society of Clinical Oncology* 30 (2), S. 158–163. DOI: 10.1200/JCO.2011.36.9264.

McCorkle, Ruth; Engelking, Constance; Lazenby, Mark; Davies, Marianne J.; Ercolano, Ellyn; Lyons, Catherine A. (2012): Perceptions of roles, practice patterns, and professional growth opportunities: broadening the scope of advanced practice in oncology. In: *Clinical Journal of Oncology Nursing* 16 (4), S. 382–387. DOI: 10.1188/12.CJON.382-387.

McCorkle, Ruth; Jeon, Sangchoon; Ercolano, Elizabeth; Lazenby, Mark; Reid, Amanda; Davies, Marianne et al. (2015): An Advanced Practice Nurse Coordinated Multidisciplinary Intervention for Patients with Late-Stage Cancer: A Cluster Randomized Trial. In: *Journal of palliative medicine* 18 (11), S. 962–969. DOI: 10.1089/jpm.2015.0113.

McDaniel, Dana (2022): Advanced Practitioner-Led Shared Visits: A Novel Approach to Cancer Survivorship. In: *Journal of the advanced practitioner in oncology* 13 (8), S. 766–774. DOI: 10.6004/jadpro.2022.13.8.3.

McInness, Douglas; Belun-Vieira, Irina; Sheriff, Matin Khalid (2016): In the case of prostate cancer patients, are there advantages in cancer nurse-led follow-up? In: *Int J Urol Nurs* 10 (3), S. 154–166. DOI: 10.1111/ijun.12112.

McMenamin, Erin; Kellermann, Marye; Cunningham, Regina; Selway, Janet (2023): Predictors of Nurse Practitioner Prescription of Opioids for Cancer Pain: Quantitative Results. In: *Journal of the advanced practitioner in oncology* 14 (1), S. 22–35. DOI: 10.6004/jadpro.2023.14.1.2.

McNally, Gretchen; McLaughlin, Eric; Rosselet, Robin; Baiocchi, Robert (2022): Interprofessional Oncology Providers' Experiences and Knowledge of Opioid Use Disorders in Patients With Cancer. In: *ONF* 49 (3), S. 213–221. DOI: 10.1188/22.ONF.213–221.

Muñoz-Villaverde, Sergio; Martínez-García, María; Serrano-Oviedo, Leticia; Gómez-Romero, Francisco Javier; Sobrado-Sobrado, Ana María; Cidoncha-Moreno, María Ángeles et al. (2024): Impact of telenurse-led intervention in clinical trials on health literacy, empowerment, and health outcomes in patients with solid tumours: a pilot quasi-experimental study. In: *BMC nursing* 23 (1), S. 86. DOI: 10.1186/s12912–023–01641-x.

O'Brien, Michele; Stricker, Carrie Tompkins; Foster, Jacqueline D.; Ness, Kimberly; Arlen, Aimee Ginsburg; Schwartz, Rowena N. (2014): Navigating the seasons of survivorship in community oncology. In: *Clinical Journal of Oncology Nursing* 18 Suppl, S. 9–14. DOI: 10.1188/14.CJON.S1.9–14.

Perfors, I. A. A.; Helsper, C. W.; Noteboom, E. A.; van der Wall, E.; Wit, N. J. de; May, A. M. (2018): Randomised controlled trial protocol (GRIP study): examining the effect of involvement of a general practitioner and home care oncology nurse after a cancer diagnosis on patient reported outcomes and healthcare utilization. In: *BMC cancer* 18 (1), S. 132. DOI: 10.1186/s12885–018–4005–6.

Polek, Carolee; Hardie, Thomas (2016): Are changes in breast self-exam recommendations and early misperceptions of breast cancer risk increasing women's future risks? In: *Journal of the American Association of Nurse Practitioners* 28 (7), S. 379–386. DOI: 10.1002/2327–6924.12325.

Post, Kathryn E.; Moy, Beverly; Furlani, Catherine; Strand, Elizabeth; Flanagan, Jane; Peppercorn, Jeffrey M. (2017): Survivorship Model of Care: Development and Implementation of a Nurse Practitioner-Led Intervention for Patients With Breast Cancer. In: *Clinical Journal of Oncology Nursing* 21 (4), E99-E105. DOI: 10.1188/17.CJON.E99-E105.

Powers, Kelly; Shue-McGuffin, Katherine D. (2024): Gaining experience in the provider role: Exploration of a novel simulation intervention to prepare nurse practitioner students to detect and manage skin cancer. In: *J Am Assoc Nurse Pract* 36 (5), S. 291–299. DOI: 10.1097/JXX.0000000000000999.

Rettig, Amy (2012): Breast cancer, panic disorder, and CYP2D6: a case study. In: *Clinical Journal of Oncology Nursing* 16 (3), 314–5, 323. DOI: 10.1188/12.CJON.314–315.

Richmond, Janice Patricia; Johnston, Alison; Kelly, Mary Grace; Roche, Kevin; Murphy, Patrick J.; Murphy, Andrew W. (2022): Stakeholders' perceptions of a community-based advanced nurse practitioner-led integrated oncology care model for adults receiving oral anti-cancer medication-A qualitative study. In: *European journal of cancer care* 31 (6), e13733. DOI: 10.1111/ecc.13733.

Ruegg, Tracy A. (2013): A nurse practitioner-led urgent care center: meeting the needs of the patient with cancer. In: *Clinical Journal of Oncology Nursing* 17 (4), E52-E57, zuletzt geprüft am 11.05.2021.

Serena, Andrea; Dwyer, Andrew A.; Peters, Solange; Eicher, Manuela (2018): Acceptance of the Advanced Practice Nurse in Lung Cancer Role by Healthcare Professionals and Patients: A Qualitative Exploration. In: *Journal of nursing scholarship : an official publication of Sigma Theta Tau International Honor Society of Nursing* 50 (5), S. 540–548. DOI: 10.1111/jnu.12411.

Serra-Barril, M. Antònia; Ferro-Garcia, Tàrsila; Fernandez-Ortega, Paz; Sanchez-Lopez, Cristina; Martinez-Momblan, M. Antonia; Benito-Aracil, Llúcia; Romero-Garcia, Marta (2024): The role experience of advanced practice nurses in oncology: An interpretative phenomenological study. In: *Journal of Advanced Nursing* 80 (6), S. 2512–2524. DOI: 10.1111/jan.15997.

Singer, Jonathan; Daum, Courtney; Shen, Megan J.; Zecha, Gabrielle; Kaplan, Louise; Plakovic, Kathy et al. (2022): Assessment of Oncology Advanced Practice Professional Willingness to Participate in Medical Aid in Dying. In: *JAMA network open* 5 (10), e2239068. DOI: 10.1001/jamanetworkopen.2022.39068.

Spruce, Lisa R.; Tanner Sanford, Julie (2012): An intervention to change the approach to colorectal cancer screening in primary care. In: *Journal of the American Academy of Nurse Practitioners* 24, S. 167–174, zuletzt geprüft am 10.06.2021.

Stahlke, Sarah; Rawson, Krista; Pituskin, Edith (2017): Patient Perspectives on Nurse Practitioner Care in Oncology in Canada. In: *Journal of Nursing Scholaship* 49 (5), S. 487–494, zuletzt geprüft am 15.06.2021.

Stewart, Iain; Leary, Alison; Khakwani, Aamir; Borthwick, Diana; Tod, Angela; Hubbard, Richard et al. (2021): Do working practices of cancer nurse specialists improve clinical outcomes? Retrospective cohort analysis from the English National Lung Cancer Audit. In: *International journal of nursing studies* 118, S. 103718. DOI: 10.1016/j.ijnurstu.2020.103718.

Teicher, Stacey; Whitney, Robin L.; Liu, Raymond (2022): Breast Cancer Survivors' Satisfaction and Information Recall of Telehealth Survivorship Care Plan Appointments During the COVID-19 Pandemic. In: *ONF* 49 (3), S. 223–231. DOI: 10.1188/22.ONF.223–231.

Tracy, Mary Fran; Sendelbach, Sue (2019): The Clinical Nurse Specialist. In: Ann B. Hamric, Charlene M. Hanson, Mary Fran Tracy und Eileen T. O'Grady (Hg.): Advanced practice nursing. An integrative approach. 6. Edition. St. Louis, Missouri: Elsevier, S. 343–373.

Tripp, Kimberly; Day, LaKeisha; Blake, Alexandra; Bertram, Ivy (2017): Delivery of Clinical Services: Mobilizing Advanced Practice Providers to Enhance Patient Care. In: *Clinical Journal of Oncology Nursing* 21 (4), S. 423–427. DOI: 10.1188/17.CJON.423–427.

Turner, Bruce; Sacha, Ali; Drudge-Coates, Lawrence; Pati, Jhumur; Nargund, Vinod; Wells, Paula (2016): Skeletal Health Part 2: Development of a nurse practitioner bone support cinic for urologic patients. In: *Urologic Nursing* 36 (1), S. 22–26, zuletzt geprüft am 11.05.2021.

Ulrich, Connie M.; Zhou, Quiping; Ratcliffe, Sarah J.; Ye, Lichuan; Grady, Christine; Watkins-Bruner, Deborah (2012): Nurse Practitioners' attitudes about cancer clinical trials and willingness to recommend research participation. In: *Contemporary clinical trials* 33 (1), S. 76–84. DOI: 10.1016/j.cct.2011.09.005.

Valenti, Vanessa; Rossi, Romina; Scarpi, Emanuela; Ricci, Marianna; Pallotti, Maria Caterina; Dall'Agata, Monia et al. (2023): Nurse-led telephone follow-up for early palliative care patients with advanced cancer. In: *Journal of clinical nursing* 32 (11–12), S. 2846–2853. DOI: 10.1111/jocn.16403.

van Dusseldorp, Loes; Groot, Marieke; Adriaansen, Marian; van Vught, Anneke; Vissers, Kris; Peters, Jeroen (2019): What does the nurse practitioner mean to you? A patient-oriented qualitative study in oncological/palliative care (28), zuletzt geprüft am 13.07.2021.

Werner, Janne; Dimitriadou-Xanthopoulou, Nikoletta; Knisch-Wesemann, Alexandra; Meißner, Kerstin (2021): Als Advanced Practice Nurse aktiv die Pflegepraxis mitgestalten. In: Pflege 34 (6), S. 321–327. DOI: 10.1024/1012-5302/a000840.

2 APN Onkologie aus Sicht des Pflegemanagements

2.1 Die Komplexität in der pflegerischen Versorgung und deren Bedeutung für APNs und akademisch ausgebildete Pflegekräfte

Laura Hellmuth

Akademisch ausgebildete Pflegefachkräfte, v.a. Advanced Practice Nurses sollen laut aktuellen gesetzlichen Regelungen bzw. Empfehlungen bestimmte Kriterien erfüllen. Ein sehr häufig genannter Aspekt ist hier die Versorgung komplexer bzw. hochkomplexer Patient*innen. Es kommt immer häufiger dazu, dass sich Pflegefachpersonen mit komplexen Patient*innensituationen auseinander setzen müssen (Gurtner et al. 2018).

Doch was zeichnet solche Patient*innen aus? Welche Parameter machen Patient*innen hochkomplex bzw. welche Indikatoren kann man hier evtl. auch messbar machen, im Sinne der Verbesserung des Patient*innenoutcomes?

Sucht man in der derzeitigen Literatur nach »komplex« oder »hochkomplex« wird man schnell fündig.

Komplexität (lat. »komplexus«) bedeutet, dass Dinge miteinander verknüpft werden können und dann interagieren (oder auch nicht). Gekennzeichnet sind die Folgen dieser Interaktion durch Unvorhersehbarkeit, Ungewissheit und Ambiguität (Mehr- oder Doppeldeutigkeit) (Wherry und Buck 2024).

Auch »Multimorbidität« kann ähnlich gesehen werden wie komplexe Versorgung, sie bezieht sich entweder auf zwei und mehr oder drei und mehr Krankheiten. Beispielsweise eine Person bei der drei oder mehr verschiedene Organsysteme betroffen sind, gibt einen sicheren Hinweis darauf, dass dies Patient*innen sind, welche mehr gesundheitliche Versorgung benötigen, eine geringere Lebensqualität haben und unter gravierenden Krankheiten leiden (Wherry und Buck 2024). Die systembasierte Definition komplexer Patient*innen beschreibt eine Person, die im Kontext ihrer Krankheiten, sozialen Beziehungen und umgebungsspezifischen Faktoren wahrgenommen werden soll. (Wherry und Buck 2024).

Teils wird von komplexer Versorgung und Langzeit-Krankheit gesprochen. Komplexe Versorgung herrscht dann vor, wenn multiple Krankheiten oder soziale Verhältnisse einen gemeinsamen Ansatz fordern, der auf Fallmanagement-Aktivitäten basiert. Langzeit-Krankheit wird beschrieben als »eine Krankheit, die aktuell noch nicht geheilt werden kann, jedoch mithilfe von Medikamenten und/oder anderen Therapien kontrolliert wird« (Department of Health 2012, S. 4). Komplexe Versorgung beinhaltet Interaktionen zwischen der Situation des Individuums, dessen gesundheitlichen Bedürfnissen und den Systemen, die sie unterstützen. Pflegepersonen sollten komplexe

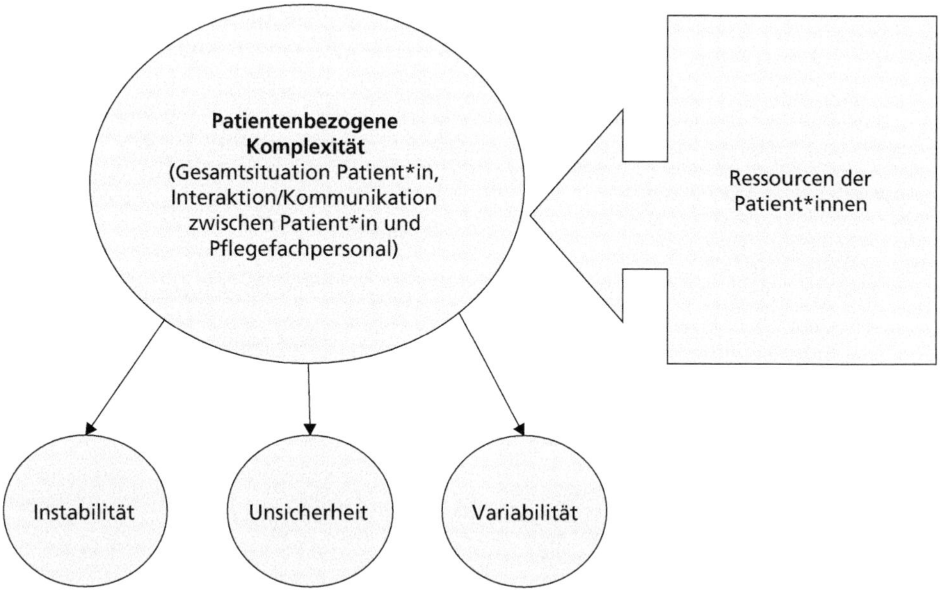

Abb 2.1.: Patient*innenbezogene Komplexität (eigene Darstellung).

Probleme wahrnehmen und sich für die Patient*innen engagieren. Sie sind verpflichtet eine qualitativ hochwertige Versorgung durchzuführen und Interventionen anzubieten, welche auf die Bedürfnisse der Patient*innen abgestimmt sind (Wherry und Buck 2024).

Gurtner et al. (2018) beschäftigt sich mit der patient*innenbezogenen Komplexität der Pflege in Akutspitälern der Schweiz. Merkmale sind hier »Instabilität«, »Unsicherheit« und »Variabilität«. Pflegefachpersonen schätzten, in einem kollektiven Case-Study-Design, mit einem Fragebogen die Komplexität von Pflegesituationen ein. In den vier Cases war die Komplexität abhängig davon, ob klinische Probleme kontrollierbar und prognostizierbar waren. Entscheidend waren auch die Ressourcen der Patient*innen, sie tragen dazu bei, dass die Komplexität steigt bzw. sinkt (Gurtner et al. 2018). Patient*innenbezogene Komplexität ist ein dynamischer Prozess, dieser beinhaltet die Gesamtsituation der Patient*innen (einschließlich Ressourcen), sowie Kommunikation und Interaktion zwischen Patient*innen und Pflegefachpersonen. Pflegerische Aktivitäten können priorisiert und Entscheidungen getroffen werden, wenn man sich rechtzeitig Unterstützung aus dem Pflegeteam einholt bzw. fachliche Beratungen durch Expert*innen in Anspruch nimmt (Gurtner et al. 2018). Diese Expert*innen können in vielen Fällen APNs sein.

Pflegefachpersonen, welche in Deutschland eine akademische Laufbahn einschlagen z. B. mit einem Bachelorstudiengang und einer integrierten Ausbildung oder auch berufsbegleitend Pflege studieren wird zugeschrieben, komplexe Pflegesituationen konkret zu erfassen und solche Patient*innen versorgen zu können. Gerade Bachelorabsolvent*innen in der Pflege oder auch APNs können kritisch reflektiert und wissenschaftsbasiert agieren. Dies sind die Inhalte ihres Studiums.

In den »Empfehlungen der Arbeitsgruppe der Ausbildungsoffensive Pflege« wird die Versorgung hochkomplexer Patient*innen ebenso beschrieben bzw. wie dies nach § 32

PflAPrV Anlage 5 im Kompetenzbereich I erläutert wird:

> »Die Absolventinnen und Absolventen:
> 1. »*erheben und beurteilen den individuellen Pflegebedarf, potentielle Risiken und Gesundheitsgefährdungen in komplexen und hochkomplexen akuten und dauerhaften Pflegesituationen und nutzen spezifische wissenschaftsorientierte Assessmentverfahren,...*«
> *(Diakonie Deutschland, 2023, S. 10)*

Die »*Steuerung und Gestaltung hochkomplexer Pflegeprozesse auf der Grundlage wissenschaftsbasierter oder wissenschaftsorientierter Entscheidungen*« fokussiert § 37 Absatz 1 PflBG den Pflegeprozess als Verantwortungs- und Aufgabenbereich akademisch qualifizierter Pflegefachpersonen (Diakonie Deutschland, S. 16).

Auch im Deutschen Qualifikationsrahmen (DQR) taucht die Begrifflichkeit »komplex« auf. Das Niveau 7 beschreibt u. a. die Kompetenzen von APNs:

Kompetenzen auf Niveau 7 (DQR): Master (HQR 2)

> Erwerb von Kompetenzen (...) »zur Bearbeitung von neuen, komplexen Aufgaben- und Problemstellungen sowie zur eigenverantwortlichen Steuerung von Prozessen in einem wissenschaftlichen Fach oder in einem strategieorientierten beruflichen Tätigkeitsfeld [...].
> (Robert Bosch Stiftung 2018).

Das Universitätsklinikum Schleswig-Holstein definiert die Aufgaben einer APN wie folgt:

> »hochspezialisierten Patientenversorgung mit hohem fachlichem und wissenschaftlichem Expertenwissen auszuführen und eine übergeordnete, reflektive qualitätsentwickelnden Pflegepraxis eigenständig zu übernehmen«
> (Krotsetis S., Nydahl P., Richter S., Wulf G. 2023).

Hier wird nicht von »hochkomplex« sondern von »hochspezialisiert« gesprochen.

Der Tarifvertrag für den öffentlichen Dienst (TvÖD) versucht in seiner Definition Aufgaben für Bachelorabsolvierende in der direkten Patient*innenversorgung festzulegen. Hiermit kann entsprechend eine Entgeltgruppe 9a – 9c gerechtfertigt werden. Auch in dieser Definition ist »hochkomplex« ein Bestandteil.

Tarifvertrag (TVöD) E 9a-9c Definition:

> »7. Die hochschulische Ausbildung befähigt darüber hinaus insbesondere
> zur Steuerung und Gestaltung hochkomplexer Pflegeprozesse auf der Grundlage wissenschaftsbasierter oder wissenschaftsorientierter Entscheidungen«
> (Vereinigung der kommunalen Arbeitgeberverbände VKA 2023)

Die deutschsprachigen Pflegeverbände äußerten sich in einem der ersten Positionspapier zur Definition von APNs wie folgt:

> »Eine Pflegeexpertin APN (Advanced Practice Nurse) ist eine Pflegefachperson, welche sich Expertenwissen, Fähigkeiten zur Entscheidungsfindung bei komplexen Sachverhalten und klinische Kompetenzen für eine erweiterte pflegerische Praxis angeeignet hat. Die Charakteristik der Kompetenzen wird vom Kontext und/oder den Bedingungen des jeweiligen Landes geprägt, in dem sie für die Ausübung ihrer Tätigkeit zugelassen ist. Ein Masterabschluss in Pflege (Nursing Science) gilt als Voraussetzung.«
> (DBfK, ÖGKV, SBK-ASI 2013)

Man kann ganz klar feststellen, dass komplexe und hochkomplexe Pflegesituationen klar akademisch ausgebildetem Pflegefachpersonen zugeordnet werden bzw. in ihre Aufgabenprofile miteinfließen müssen. Diese Komplexität messbar zu machen gestaltet sich noch schwierig.

Ein Beispiel für ein Instrument, welches Komplexität im palliativen Setting misst stellt IDC-Pal dar (Comino et al. 2018). Hausärzt*innen konnten mit diesem Tool die Komplexität von palliativen Patient*innen einschätzen. Sicher könnte dies auch eine Möglichkeit für APNs, welche sektorenübergreifend tätig sind, sein, um Komplexität messbar zu machen. Allerdings müsste das Tool auf die jeweilige Patient*-innenpopulation angepasst werden.

Es sollte immer beachtet werden, dass im konkreten Pflegesetting Kriterien zur Differenzierung der Pflegebedarfe, der zu pflegenden Menschen, und der Komplexität, der zu bearbeitenden Aufgaben, festzulegen sind und somit immer individuell Kriterien und messbare Indikatoren der »Komplexität« erarbeitet werden müssen (Diakonie Deutschland).

Literatur zu Kapitel 2.1

Comino, María Rosa Salvador; Garcia, Victor Regife; López, Maria Auxiliadora Fernández; Feddersen, Berend; Roselló, María Luisa Martin; Sanftenberg, Linda; Schelling, Jörg (2018): Evaluation des spanischen Diagnostik-Tools für die Komplexität in der Palliativmedizin, IDC-Pal, durch Hausärzte in Deutschland: Eine Pilotstudie. In: Gesundheitswesen (Bundesverband der Arzte des Offentlichen Gesundheitsdienstes (Germany)) 80 (10), S. 871–877. DOI: 10.1055/s-0043-104215.

DBfK, ÖGKV, SBK-ASI (2013): Advanced Nursing Practice in Deutschland, Österreich und der Schweiz. Eine Positionierung von DBfK, ÖGKV und SBK, S. 1–4. Online verfügbar unter https://assets.publishing.service.gov.uk/media/5a7c638340f0b62aff6c154e/dh_134486.pdf.

Department of Health (2012): Long Term Conditions Compendium of Information, S. 1–55. Online verfügbar unter https://assets.publishing.service.gov.uk/media/5a7c638340f0b62aff6c154e/dh_134486.pdf, zuletzt geprüft am 17.10.2024.

Diakonie Deutschland (2023): Aufgabenprofile akademisch qualifizierter Pflegefachpersonen. Unter Mitarbeit von Arbeitsgruppe der Ausbildungsoffensive Pflege. Hg. v. Diakonie Deutschland, zuletzt geprüft am 14.10.2024.

Gurtner, Caroline; Spirig, Rebecca; Staudacher, Diana; Huber, Evelyn (2018): Patientenbezogene Komplexität in der Pflege – Kollektive Case Studies im Akutspital. In: Pflege 31 (5), S. 237–244. DOI: 10.1024/1012-5302/a000626.

Krotsetis S., Nydahl P., Richter S., Wulf G. (2023): Kompetenzmodell UKSH_2023-07. Hg. v. Universitätsklinikum Schleswig-Holstein (UKSH). Online verfügbar unter https://www.bundesgesundheitsministerium.de/fileadmin/Dateien/3_Downloads/Gesetze_und_Verordnungen/GuV/P/2023-04-05_Ref-Entwurf_PflStudStG.pdf, zuletzt geprüft am 14.10.2024.

Robert Bosch Stiftung (2018): 360° Pflege – DQR Definition 1 / 1 0 360° PFLEGE – Qualifikationsmix für den Patienten Robert Bosch Stiftung. Deutscher Qualifikationsrahmen – beispielhafte Ausarbeitung als Arbeitsgrundlage für die Arbeitsgruppen, S. 1–10. Online verfügbar unter https://qualifikationsmix-pflege.de/fileadmin/user_upload/downloads/360-Pflege-DQR_Definition_360Grad_Pflege.pdf, zuletzt geprüft am 14.10.2024.

Vereinigung der kommunalen Arbeitgeberverbände VKA (2023): Durchgeschriebene Fassung des TVöD für den Dienstleistungsbereich Krankenhäuser. Online verfügbar unter https://www.pflegeausbildung.net/fileadmin/de.altenpflegeausbildung/content.de/user_upload/231010_Empfehlungen_AQP_final.pdf, zuletzt geprüft am 14.10.2024.

Wherry, Sally-Anne; Buck, Nikki (Hg.) (2024): Komplexe Pflegesituationen. Komplexizität in der Pflege erkennen, verstehen und managen. 1. Auflage 2024. Bern: Hogrefe.

2.2 Pflegerische Karrieremodelle im deutschsprachigen Raum

2.2.1 Klinikum Neumarkt Von den Anfängen bis zur personzentrierten Fallbegleitung – Rahmenbedingungen, Besonderheiten und Kompetenzprofil

Pamela Klose & Christopher Simon

Der Weg der Akademisierung am Klinikum Neumarkt

Das Klinikum Neumarkt ist ein kommunales Krankenhaus der Schwerpunktversorgung in der Metropolregion Nürnberg mit derzeit 526 Planbetten. Bereits im Jahr 2008 wurden erste Kontakte mit akademisierten Pflegefachpersonen geknüpft. Dies geschah durch einen persönlichen Kontakt der damaligen Leitung der Berufsfachschule mit einer niederländischen Hochschule, wodurch Student*innen aus Utrecht die Möglichkeit erhielten, ein 20-wöchiges Praktikum am Klinikum Neumarkt zu absolvieren. Dadurch entstand großes Studieninteresse bei den eigenen Mitarbeitenden.

Im Laufe der Zeit konnten viele Mitarbeitende auf verschiedenen Wegen hochschulisch qualifiziert werden. Diese fanden dann auf Praxisentwicklungsstationen in der Fall- und Fachverantwortung ihre Rolle und arbeiten in der direkten Patient*innenversorgung. Unter Fallverantwortung versteht man hierbei die fall- also patient*innenbezogene Steuerung und Durchführung komplexer Pflegesituationen. Dies bildet zugleich den Ausgangspunkt und das Ziel der bedarfsorientierten Weiterentwicklung fachlicher Kenntnisse und Fähigkeiten der Pflegenden. Im Zuge der Fachverantwortung sollten hierbei auch die Entwicklungsbedarfe der Pflegefachpersonen im Team identifiziert und bearbeitet werden, um sie dann in die Praxis zu übertragen. Dabei war es unerlässlich, konkrete Arbeitsfelder zu definieren. Unterstützend für diesen Prozess war die Erarbeitung eines Kompetenz- und Karrieremodells, das Klarheit über die Aufgaben und Anforderungen der unterschiedlich qualifizierten Mitarbeitenden im Pflegedienst verschafft (Krautz 2017; Eberhardt 2017).

Das ANP Konzept am Klinikum Neumarkt

Die Zunahme an chronischen Erkrankungen, Multimorbiditäten und Pflegebedürftigkeit, beeinflusst durch den demografischen und epidemiologischen Wandel, stellt das Gesundheitssystem vor erhebliche Herausforderungen. Hinzu kommen gesellschaftliche Entwicklungen, wie die sich wandelnde Familienstruktur, Digitalisierung und Technisierung sowie berufsdemografische Entwicklungen. All dies führt nicht nur zu einem gesteigerten Bedarf an angemessenen Versorgungsleistungen, sondern auch zu qualitativ veränderten, sprich komplexeren, Versorgungsbedarfen (DBfK 2019).

Um diesen Ansprüchen gerecht zu werden, wurde am Klinikum Neumarkt auf Basis des bereits bestehenden Karrieremodells das Konzept zum Einsatz von akademisierten Pflegefachpersonen angepasst und weiterentwickelt und im Jahr 2022 um pflegewissenschaftlich ausgebildete Mitarbeitende auf Masterniveau ergänzt. Der

Einsatz von Advanced Practice Nurses (APN) verbindet Aspekte einer evidenzbasierten Pflegepraxis mit professionsbezogenen und gesundheitspolitischen Anforderungen. Durch ihre hohe Qualifikation und Spezialisierung können sie den aktuellen Herausforderungen adäquat begegnen, indem sie beispielsweise Pflegefachpersonen in ihrem Fachgebiet beraten und die Rolle eines Change Agents übernehmen. Die APNs spielen eine bedeutende Rolle bei der Sicherstellung der Effektivität, Effizienz, Kontinuität, Qualität und Sicherheit der Pflege. Diese Expert*innen sind nicht nur in der klinischen Versorgung aktiv, sondern befähigen auch die pflegerischen Teams zur Umsetzung evidenzbasierter Pflege (Schober & Affara 2008).

Durch die innovative erweiterte Pflegepraxis der APNs entsteht ein Mehrwert durch gezielte Interventionen und Verbesserung der Versorgungsqualität in der direkten Patient*innenversorgung (Bryant-Lukosius et al. 2016). Die APNs werden hier gezielt in der Versorgung von Patient*innen eingesetzt, um optimale Lebensqualität, Pflegequalität und Empowerment dieser zu erreichen. Dabei stützen sie ihre pflegerische Behandlung auf das derzeit beste verfügbare evidenzbasierte Wissen und optimieren die Integration von Angehörigen. Sie bilden somit ein komplementäres System zu den bestehenden Qualifikationsniveaus in der klinischen Praxis und tragen zu einem wirksamen Skill- und Grade Mix am Klinikum Neumarkt bei.

Jede APN-Rolle konzentriert sich auf eine bestimmte Patient*innengruppe und definiert in Abstimmung mit der Pflegedirektion eigene spezifische Ziele im Rahmen des ANP Gesamtkonzeptes. Derzeit sind am Klinikum Neumarkt zwei APN-Rollen implementiert – Stroke und Delir. Eine dritte Rolle für den Bereich der Onkologie befindet sich aktuell in der Entwicklung (▶ Kap. 4.1.5). Die Ausarbeitung der APN-Rollen erfolgte gemäß den Schritten des PEPPA Framework und beinhaltet unter anderem eine individuelle Bedarfserhebung, Konzeptentwicklung, Erprobung und Evaluation (Bryant-Lukosius et al. 2004). So umfasst die Rolle der APNs ein breites Aufgabenfeld:

- Stationäre Fallbegleitung (Umsetzung personzentrierter Pflegeprozesse, Umsetzung EBN, interprofessionelle Zusammenarbeit)
- Spezifische Fachentwicklung (Umsetzung personzentrierter Pflegeprozesse, Kompetenzentwicklung Pflegende, Umsetzung EBN, interprofessionelle Zusammenarbeit, entwicklungsfördernde Arbeits- und Lernumgebung)
- Klinik-/abteilungsübergreifende Tätigkeit im Bereich der Pflegeentwicklung (Betreuungs- und Beratungszentrum, abteilungsübergreifende konsiliarische Tätigkeit, Ansprechperson für pflegerische Schwerpunkte, Moderation/Organisation von Fort- und Weiterbildungen, Öffentlichkeitsarbeit)

Qualifikation und Kompetenzen

Die Qualifikation und Kompetenzen der APNs basieren auf einer Ausbildung auf Masterniveau in einem pflegerischen Studiengang sowie mindestens drei bis fünf Jahre Berufserfahrung in einem pflegerischen Handlungsfeld, spezialisiert auf die zu versorgende Patient*innengruppe. Die APN-Kompetenzen sind im Schalenmodell von Hamric (2005) definiert und umfassen Primär-, Zentral- und Kernkompetenzen. In den ersten beiden Kategorien wird erneut auf die direkte klinische Praxis, also Patient*innenversorgung und die hochschulische Ausbildung verwiesen. Die Kernkompetenzen umfassen Anleitung/Coaching, Beratung, evidenzbasierte Pflege, Leitung/Führung, interdisziplinäre Zusammenarbeit und ethische Entscheidungsfindung. Außerdem werden zentrale Umfeldfaktoren benannt, die einen Einfluss auf die Ausübung als APN haben.

Teilkonzept der APN-Rollen

Jede APN entwickelt in Abstimmung mit der Pflegedirektion ein Teilkonzept für ihre Rolle, das die Ziele des ANP Gesamtkonzeptes verfolgt und mit der zu versorgenden Patient*innengruppe harmoniert.

Besonderheit: Konzept der Fallbegleitung
Eine Besonderheit im ANP Konzept am Klinikum Neumarkt ist die Fallbegleitung, die auf einem personenzentrierten Ansatz und einem patient*innenzentrierten Pflegeprozess basiert. Das Konzept der Fallbegleitung orientiert sich an der Pflegetheorie der personenzentrierten Praxis, dem PCP-Framework nach McCane und McCormack (2017) sowie dem Konzept der Praxisentwicklung nach McCormack, Manley und Garbett (2009). Für den patient*innenzentrierten Pflegeprozess liegt der sechsstufige Pflegeprozess nach Fiechter und Meier zu Grunde.

Die APN übernimmt die Fallbegleitung von vier bis fünf komplexen Patient*innen der bestimmten Gruppe mit folgenden Tätigkeitsfeldern bzw. Zielen:

- Planung und Steuerung des Pflegeprozesses
- Situationsabhängige spezielle Pflegeinterventionen
- Durchführung von Pflegevisiten
- Beratung der Patient*innen und deren Angehörigen
- Feste Ansprechperson während des gesamten Aufenthaltes
- Vermeidung von Pflegeproblemen und damit verbundenen Komplikationen
- Steigerung der Patient*innen- und Angehörigenzufriedenheit
- Mitwirken bei der poststationären Versorgung (Kontakt mit Hausarzt*Hausärztin, ambulanten Pflegedienst, Reha-Einrichtungen, pflegerischer Entlassungsbericht)
- Bindeglied der interdisziplinären Zusammenarbeit und damit Verbesserung der interprofessionellen Zusammenarbeit und Absprache

Dabei liegt der Komplexität der einzelnen Patient*innengruppen ein rollenspezifisches Screening zu Grunde. Diese Screenings wurden von den einzelnen APNs literaturbasiert entwickelt und werden regelmäßig evaluiert.

Die APN plant und steuert in der Fallbegleitung den Pflegeprozess strukturiert, patient*innenzentriert und evidenzbasiert in komplexen Fallsituationen ihrer gewählten Patient*innenpopulation. Dies erfolgt spätestens 48 Stunden nach der stationären Aufnahme. Dabei übernimmt sie anamnestisch, aber auch situationsabhängig bestimmte pflegerische Interventionen, um sich einen Eindruck über die Fähigkeiten, Probleme und Ziele der Patient*innen zu verschaffen. Die Hauptverantwortung der pflegerischen Versorgung liegt jedoch bei der bereichsverantwortlichen Pflegefachperson. Die APN ist durch die Ausführung der Fallbegleitung kontinuierliche Ansprechperson; zum einen für die Patient*innen und deren Angehörigen, aber auch für alle an der Versorgung beteiligten Berufsgruppen. Diese Arbeit ist durch eine intensive interprofessionelle Zusammenarbeit geprägt.

Die Anzahl der Besuche, eventuell täglich, und Übernahme von pflegerischen Interventionen variieren je nach Patient*innensituation und Komplexität, wobei Pflegevisiten einmal wöchentlich zur Evaluation des Pflegeprozesses erfolgen. Dies ist durch einen engen Austausch mit den Pflegenden auf Station geprägt. Durch diesen partizipatorischen Ansatz wird gewährleistet, dass die geplanten Maßnahmen im Rahmen des

Pflegeprozesses umgesetzt werden und die Pflegenden die Vorteile des Pflegeprozesses wahrnehmen. Die Hauptverantwortung zur Umsetzung der pflegerischen Maßnahmen trägt also weiterhin die Bezugspflegekraft. Für die Planung und Steuerung des Pflegeprozesses, die Gewährleistung des Informationsaustausches sowie die Abstimmung mit allen weiteren Versorgungsmaßnahmen im interprofessionellen Team ist die APN zuständig.

Die Auswahl der Patient*innen für die Fallbegleitung der einzelnen APN erfolgt anhand definierter Einschlusskriterien innerhalb eines literaturbasierten Screenings, das speziell für die zu versorgende Patient*innengruppe definiert wurden. Parallel erfolgt ein regelmäßiger Austausch mit den Pflegenden und Mediziner*innen der Stationen.

Ein weiterer fester Bestandteil im Konzept der Fallbegleitung ist das Schnittstellenmanagement. Hier erfolgt ein regelmäßiger Austausch mit allen an der Versorgung beteiligten Personen, unabhängig von der Berufsgruppe (Pflegende, Mediziner*innen, Entlassmanagement, Logopädie, Ergotherapie, Physiotherapie, Psycholog*innen) im Sinne einer Fallbesprechung.

Weitere Tätigkeiten, die die APN ausführen, sind:

Im Rahmen der spezifischen Fachentwicklung:

- Umsetzung von evidenz-basierter Pflege
- Bedarfsorientierte Organisation/Moderation von Workshops zum kontinuierlichen Lernen und der Wissenserweiterung des pflegerischen Personals
- Unterstützung bei der Einführung, Evaluation und Aktualisierung von neuen Leitlinien, Expertenstandards oder hausinternen Pflegestandards
- Umsetzung von personzentrierter Pflege
- Weiterentwicklung der Mitarbeitenden durch Methoden der Facilitation, Reflexion
- Fachliche Unterstützung bei der Einarbeitung von neuen Kolleg*innen
- Aufbau von Beratungs- und Schulungskonzepten für Patient*innen und Angehörige
- Bedarfsorientierte Organisation/Moderation von interdisziplinären Fallbesprechungen

Im Rahmen der abteilungsübergreifen Tätigkeit im Bereich der Pflegeentwicklung

- Abteilungsübergreifende, konsiliarische Tätigkeit bei pflegerischen Fragestellungen für Patient*innen
- Ansprechperson für pflegerische Schwerpunkte
- Moderation/Organisation von Fort- und Weiterbildungen, sowie Unterricht in der Akademie für Gesundheitsberufe in Neumarkt
- Auswertung und Evaluation von pflegerischen Screening- und Assessmentverfahren sowie Ableitung entsprechender Maßnahmen
- Steigerung der Attraktivität des Berufsbildes Pflege
- Zentraler Pflegeexpert*in
- Aufbau eines APN Teams, vorwiegend mit Pflegefachpersonen auf Bachelorniveau

Evaluation der APN Rolle

Vor jeder Entwicklung und Implementierung der einzelnen, jeweiligen APN-Rolle wurde am Klinikum Neumarkt eine Ist-Erhebung nach dem PEPPA Framework durchgeführt. Ziel war dabei, die jeweilige Patient*innengruppe zu identifizieren und ihre Bedarfe und Bedürfnisse festzustellen. Nach einer gewissen Zeit erfolgt für die Rollen eine Zwischen- und Abschlussevaluation. Diese soll die Notwendigkeit des Fortbestehens der APN mit ihrer bestimmten Patient*innengruppe aufzeigen.

Organisatorische Rahmenbedingungen

Die APN ist in einem Beschäftigungsumfang von mindestens 50 Prozent angestellt. Die Kernarbeitszeiten liegen hierbei in einem Rahmen von Montag – Freitag 6.00 Uhr bis 18.00 Uhr. Dabei sind die Dienstzeiten an die jeweilige Rolle angepasst und werden durch die APN nach Bedarfslage erbracht. Dadurch kann eine kontinuierliche Betreuung der zu versorgenden Patient*innengruppe und deren Angehöriger gewährleistet und die Erreichbarkeit der APN sichergestellt werden. Ein Anteil von mindestens 50% der Arbeitszeit stellt einen direkten Patient*innenbezug der gewählten Patient*-innengruppe dar. Die APN ist der Station zugeordnet, die im Schwerpunkt die gewählte Patient*innengruppe betreut. Die fachliche Begleitung wird durch die Stabsstelle Pflegeentwicklung gewährleistet.

Voraussetzung für eine gelingende Implementierung

Die vorbereitenden Prozesse für eine erfolgreiche Implementierung der APN Rollen wurden bereits in der Anfangsphase der Akademisierung durchgeführt. In diesem Zusammenhang wurden bestimmte Rahmenbedingungen wie z. B. der Zugang zu bzw. Aufbau einer Bibliothek, zu bestimmten Datenbanken und zum Internet bereits erfolgreich etabliert. Zusätzlich wurden für die Gruppe der Hochschulabsolvent*innen Räumlichkeiten für fachtheoretische Arbeiten, aber auch konkrete Arbeitsmittel, PC-Arbeitsplätze und Diensttelefone organisiert.

Des Weiteren sind klare Stellenbeschreibungen, Anforderungsprofile, die Definition des Aufgabengebietes sowie die damit verbundenen Ziele, die Einbindung in die Organisation und die Klärung der Weisungsbefugnisse notwendige Voraussetzungen. Die eigenverantwortliche Einteilung und Priorisierung von Tätigkeiten im Rahmen der Arbeitszeit sind förderlich. Außerdem sollten die Möglichkeiten der individuellen Fort- und Weiterbildungsmöglichkeiten und die Teilnahme an Kongressen bzw. öffentlichkeitswirksamen Auftritten in einem definierten Rahmen zur Verfügung gestellt werden (Freyer, Schmitt, Pelz, & Keienburg 2018).

Fazit und Blick in die Zukunft

Maßnahmen für den Einsatz von akademisch qualifizierten Mitarbeitenden wurden am Klinikum Neumarkt im deutschlandweiten Vergleich verhältnismäßig früh begonnen. Hier wurde der Weg in die Zukunft erkannt und klar geplant. Die Pflegedirektion und die Stabsstelle Pflegeentwicklung können daher auf viele bereits etablierte Strukturen zurückgreifen, um die Einführung der APN zu forcieren. Die bereits implementierten und zukünftigen APN Stellen sind von hochmotivierten und engagierten Mitarbeitenden besetzt, die bereits jetzt eine große Akzeptanz im Haus genießen und die Entwicklung der APN Stellen weiter vorantreiben. Zukünftig sollen die APN-Rollen von einem Team von Pflegefachpersonen auf Bachelorniveau auf den jeweiligen Stationen unterstützt werden.

Ein Blick in die Zukunft zeigt, dass das Klinikum Neumarkt erkannt hat, dass ANP eine entscheidende Rolle bei der Bewältigung der aktuellen und zukünftigen Herausforderungen im Gesundheitswesen spielen wird. Die kontinuierliche Weiterentwicklung, Evaluation und Anpassung des APN-Konzepts am Klinikum Neumarkt werden dazu beitragen, eine hochwertige und bedarfsgerechte Patient*innenversorgung in unserer Region sicherzustellen.

Literatur zu Kapitel 2.2.1

Bryant-Lukosiu, D., Dicenso, A. (2004). A framework fort he introduction and evaluation of advanced practice nursing roles. Journal of advanced Nursing, 48(5), S. 530–540.

Deutscher Berufsverband für Pflegeberufe (DBfK Bundeverband e.V.) (2019). Advanced Practice Nursing. Pflegerische Expertise für eine leistungsfähige Gesundheitsversorgung https://www.dbfk.de/media/docs/newsroom/publikationen/Advanced-Practice-Nursing-Broschuere-2019.pdf (letzter Zugriff am 13.08.23, 14:02 Uhr)

Eberhardt, D. (2017). Praxisentwicklung als strategischer Rahmen für die Implementierung akademischer Pflegerollen. https://freidok.uni-freiburg.de/data/12412 (letzter Zugriff am 13.12.23, 08:15 Uhr)

Eberhardt, D. (2022). Implementierung akademischer Pflegerollen im Kontext von Praxisentwicklung: Lessons Learned. In: Schilder, M., Boggatz, T. (Hrsg.). Praxisentwicklung und Akademisierung in der Pflege. 1. Auflage, Stuttgart: Kohlhammer Verlag

Freyer, S., Schmitt, A., Pelz, S., & Keienburg (2018). Was erwartet das Management von den APNs und was benötigen die APNs vom Management? In: Deutsches Netzwerk APN & ANP g.e.V, Bundesverband Pflegemanagement e.V. (Hrsg.). Thesenpapier. Empfehlungen für den Einsatz von Advanced Practice Nurses. (2022), Berlin

Hamric, A.B. (2005) A definition of advanced practice nursing. In: Hamric, A.B.; Spross, J.A.; Hanson, C.M. (Hrsg.). Advanced nursing parctice: An integrative approach. St. Louis: Elservier Saunders. S: 85–108.

Krautz, B. (2017). Einsatz akademisierter Pflegekräfte – Eine Management-Perspektive. In Bechtel, P., Semerdka-Arhelger, I., Lipp, K. (Hrsg.). Pflege im Wandel gestalten- Eine Führungsaufgabe. 2. Auflage, Berlin: Springer Verlag, https://doi.org/10.1007/978-3-662-54166-1_14

McCormack, B.; McCance, T. (2017) Person-Centred Practice in Nursing and Healthcare: Theory and Practice. Oxford: Wiley Blackwell.

McCormack, B.; Garbett, R.; Manley, K. (2009) Ist der Begriff Praxisentwicklung jetzt klarer? In: McCormack, B.; Manley, K.; Garbett, R. (Hrsg.) Praxisentwicklung in der Pflege. Bern: Hans Huber Verlag. S. 245–256.

Schober, M. & Affara, F. (2008). Advanced Nursing Practice (ANP). Bern: Hans Huber Verlag

2.2.2 Universitätsklinikum Regensburg Exzellenz in der Pflegepraxis: Eine praxisorientierte Roadmap für die berufliche Entwicklung von Pflegenden

Kirstin Ruttmann & Katharina Pielmeier

Hintergrund

Die Profession Pflege unterliegt einem tiefgreifenden Wandel in Bezug auf Aufgaben und Verantwortlichkeiten, Rollen und Berufsverständnis sowie der kontinuierlichen Anpassung der Qualifikationen. Diese Herausforderungen sind das Ergebnis gesellschaftlicher Veränderungen, insbesondere des demografischen Wandels unserer Zeit. Kürzere Verweildauern in den Krankenhäusern und die zunehmende Komplexität der Fälle gehen mit höheren und sich weiterentwickelnden Anforderungen an die Pflege einher (Seger & Gaertner 2020). Infolgedessen haben die Aufgaben und Rollen der professionellen Pflege an Komplexität und Entscheidungsspielraum deutlich zugenommen. Heute wird von Pflegenden nicht nur ein solides Wissensfundament erwartet, sondern auch kritische Reflexionsfähigkeit, die Fähigkeit, mit wissenschaftlichen Erkenntnissen zu arbeiten, und Führungsqualitäten, um ihre Rolle in einem qualifizierten Mix von Fachkräften effektiv zu erfüllen.

Das Universitätsklinikum Regensburg (UKR) strebt kontinuierlich nach Exzellenz sowohl in der Patient*innenversorgung als auch in der Förderung seiner Pflegefachpersonen. Durch die Einführung und Förderung der Advanced Nursing Practice (ANP) und die Implementierung eines Karrieremodells demonstriert das UKR sein Engagement für Innovation und Patient*innenversorgung auf höchstem fachlichen Niveau.

Berufliche Entwicklungsstufen für hochschulisch qualifizierte Pflegende: Ein Überblick

Organisationen des Gesundheitswesens müssen die in ihren Teams benötigten Kompetenzen und Qualifikationen mit den verfügbaren Ausbildungsprogrammen in Einklang bringen und systematische Karrierewege anbieten. Neben der Bereitstellung von Ressourcen sind die Sicherung der Pflegequalität und die Schaffung von Anreizen in Form von Karriere- und Entwicklungsperspektiven immer wichtiger geworden. Seit 2013 verfolgt die Pflegedirektion am UKR das Ziel, die akademische Entwicklung der Pflege in der Einrichtung zu fördern. In einer interdisziplinären Arbeitsgruppe wurde ein Karrieremodell entwickelt, das mögliche Karrierewege, definierte Berufsbilder und Strategien zur Entwicklung pflegerischer Kompetenzen beinhaltet (Fragemann 2016). Zunächst lag der Fokus auf der Integration von Pflegenden mit Bachelor-Abschluss in die klinische Praxis, was eine Umorientierung hin zu einer kompetenzorientierten Aufgabenverteilung in Teams (Qualifikationsmix) erforderte. Mit der Einführung von Masterstudiengängen in klinischer Pflege und den entsprechenden Absolvent*innen innerhalb der Institution erweiterte sich der Fokus auf die Entwicklung und Positionierung einer ANP mit definierten Rollen.

Das Karrieremodell für die professionelle Pflege am Universitätsklinikum Regensburg umfasst mehrere Stufen, die sich durch Erfahrung und Qualifikation auszeichnen. Das Karrieremodell bietet klare Entwicklungs- und Karrieremöglichkeiten für Pflegefachpersonen mit oder ohne hochschulischer Qualifikation und sichert die kontinuierliche Verbesserung der pflegerischen Versorgung am UKR (Fragemann 2016; Fragemann et al. 2017).

Entwicklungsstufen professioneller Pflegepraxis (Auszug für hochschulisch ausgebildete Pflegende)

Das Karrieremodell am UKR bietet Pflegefachpersonen berufliche Entwicklungspfade, die sich durch verschiedene Stufen auszeichnen:

- *Stufe I – Berufsanfänger*in:* Auf dieser Stufe beginnen Pflegefachpersonen ihre Karriere im UKR. Sie übernehmen Aufgaben in der direkten Patient*innenversorgung, gestalten Pflegeprozesse und arbeiten unter Anleitung erfahrener Kolleg*innen, um sich mit den Abläufen und Standards vertraut zu machen. *Dauer:* In der Regel umfasst diese Einstiegsphase etwa das erste Berufsjahr in Vollzeit.
- *Stufe II – Erfahrene Pflegefachperson:* Erfahrene Pflegefachpersonen, die diese Stufe erreichen, haben sich in ihrer Rolle weiterentwickelt und erweitern ihre Kompetenzen durch regelmäßige Fortbildungen. Sie gestalten Pflegeprozesse reflektiert und routiniert und übernehmen zusätzliche Verantwortlichkeiten. Neben der direkten Patient*innenversorgung sind sie auch in der Lage, andere Mitarbeitende anzuleiten und gegebenenfalls Schichtleitungen zu übernehmen. *Dauer:* Der Übergang in diese Stufe erfolgt in der Regel nach 12 bis 24 Monaten Berufserfahrung in Vollzeit, abhängig vom individuellen Kompetenzzuwachs und dem Arbeitsbereich.
- *Stufe III – Pflegespezialist*in:* Auf dieser Stufe spezialisieren sich Pflegefachpersonen auf bestimmte Bereiche der Patient*innenversorgung mit Hilfe von fachlichqualifizierender Fortbildungen. Sie verfügen über vertiefte Kenntnisse und Fä-

higkeiten, um komplexe Pflegeaufgaben und Prozessgestaltungen zu übernehmen, wie beispielsweise das Management pflegerischer Bedarfsleistungen von Patient*innen mit akuten oder chronischen Schmerzen, komplexen Wunden, chronischen Herzinsuffizienzen. Pflegespezialist*innen unterstützen somit die Betreuung bestimmter Patient*innengruppen mit spezifischen Bedürfnissen. *Dauer:* Stufe III und alle folgenden Stufen schließen sich an die gesammelte Berufserfahrung an und sind abhängig von der individuellen Entwicklung, fachlichen Interessen sowie dem Engagement in einer Weiterbildung.

- *Stufe IV – Pflegefachspezialist*in (Bachelor of Nursing mit Fachlaufbahn »Evidenzbasierte Pflege« oder Bachelor of Nursing Education mit Fachlaufbahn »Teamkompetenz und Pädagogik«):* Pflegefachpersonen mit einem klinisch orientierten Bachelorabschluss verfügen über vertiefte Kenntnisse und Fähigkeiten in der direkten Patient*innenversorgung und unterstützen in der Gestaltung hochkomplexer Pflegeprozesse. Daneben gibt es die Möglichkeit, analog zu Pflegefachpersonen ohne akademischen Abschluss, zusätzlich zur fachlichen Vertiefung eine anerkannte fachlichqualifizierende (Fach-)Weiterbildung zu absolvieren, die eine weitere und vertiefende Pflegefachspezialisierung (z. B. Intensiv- und Anästhesiefachpflege, Notfallpflege, Psychiatrische Fachpflege, Onkologische Fachpflege, Palliativpflege) ermöglicht.

Hochschulisch ausgebildete Pflegefachpersonen in dieser Stufe können in der Rolle von Evidenzbasierte Pflege- (EBN)-Mentor*innen im Rahmen der Fachgruppe »EBN« tätig sein. Sie spielen eine zentrale Rolle bei der Umsetzung evidenzbasierter Pflegepraktiken und stellen sicher, dass aktuelle Forschungsergebnisse in die tägliche Pflege integriert werden. Durch die Organisation von Journal Clubs und die regelmäßige Teilnahme an der sogenannten »Bachelor of Nurses – Konferenz (BN-K)« sind EBN-Mentor*innen vernetzt und tragen maßgeblich zur Qualitätssicherung in der Patient*innenversorgung bei. Zudem sind EBN-Mentor*innen für die Entwicklung und Umsetzung evidenzbasierter Pflegestandards verantwortlich und unterstützen den Wissenstransfer in die Teamebenen hinein.

Zusätzlich sind Pflegefachpersonen der Stufe IV mit einem Bachelor of Nursing oder einem Bachelor in (Pflege-)pädagogik, wenn sie über eine mehrjährige Berufserfahrung und eine entsprechende persönlichere Eignung verfügen, auch qualifiziert für die Übernahme der Fachverantwortung »Evidenzbasierte Pflege (EBN)« oder die Fachverantwortung »Teamkompetenz und Pädagogik« in einer Station und unterstützen damit die pflegerische Leitung.

Die Fachverantwortung EBN beinhaltet die Koordination aller Aspekte der Pflegepraxis auf einer Station oder Einheit unter Berücksichtigung aktueller Forschungsergebnisse und bewährter Praktiken. Dies umfasst die Implementierung von evidenzbasierten Pflegerichtlinien und -verfahren, die Überwachung der Qualität der Pflegeleistungen sowie die Schulung des Pflegepersonals im Umgang mit neuen Entwicklungen und Forschungsergebnissen. Darüber hinaus spielen Pflegefachspezialist*innen eine Schlüsselrolle bei der Förderung einer kollaborativen Arbeitskultur und der kontinuierlichen Verbesserung der Pflegepraxis durch die Erhebung, Interpretation und Steuerung von relevanten Kennzahlen wie pflegesensitiven Qualitätsindikatoren (z. B. Sturzraten, Dekubitusraten). Sie arbeiten eng mit der pflegerischen Leitung zusammen, um die Vision und Ziele der Station oder Einheit umzusetzen und sicherzustellen, dass die

Pflegequalität stets auf höchstem Niveau bleibt. Eine Zusammenarbeit mit Advanced Practice Nurses (APNs) erfolgt je nach klinischem Kontext und Bedarf. Dies umfasst die Koordination von Pflegeinterventionen für komplexe Patient*innenfälle, die gemeinsame Entwicklung von Pflegeplanungen und -prozessen sowie den Austausch von Fachwissen und Erfahrungen zur Verbesserung der Patient*innenversorgung. APNs bringen spezialisierte Kenntnisse und Fähigkeiten ein, die zur Bewältigung herausfordernder Situationen und zur Optimierung der Pflegepraxis beitragen.

Die Fachverantwortung für Pädagogik, Teamentwicklung und Wissensmanagement auf einer Station ist seit 2024 neu in das Karrieremodell integriert worden und umfasst die Planung und Organisation von Schulungsinitiativen zur Unterstützung der strategischen Ziele der Station sowie die Entwicklung von Maßnahmen zur Förderung der Teamdynamik und Zusammenarbeit. Zudem zählt die Identifikation von Bildungsbedarfen, die Förderung einer inklusiven Arbeitsumgebung, die Implementierung von Wissensmanagement-Systemen und die Unterstützung bei der Sicherstellung einer evidenzbasierten Praxis zu den Aufgaben der Stelleninhaber*innen. Außerdem ist es auch Ziel, dass z. B. Initiativen zur Förderung der Work-Life-Balance sowie Konzepte zur Bindung von älteren Mitarbeitenden entwickelt werden.

Die Fachverantwortlichen arbeiten eng mit der Pflegedirektion, den EBN-Mentor*innen oder Fachverantwortlichen »EBN«, anderen Abteilungen wie der Personalentwicklung/Fort- und Weiterbildung und APNs zusammen, um die strategische Ausrichtung der Pflegepraxis zu unterstützen und die Effektivität von Bildungs- und Entwicklungsmaßnahmen zu maximieren.

- *Stufe V – Advanced Practice Nurse (APN):* APNs sind hochqualifizierte Pflegefachpersonen mit einem Masterabschluss in Pflegewissenschaften oder einem verwandten Bereich und verantworten fachlich hochkomplexe Pflegeprozesse für definierte Patient*innengruppen. Sie zeichnen sich durch ihre Fähigkeit aus, komplexe Pflegediagnosen zu stellen, erweiterte Assessments durchzuführen und den individuellen Pflegebedarf zu ermitteln. APNs sind maßgeblich an der Entwicklung und Umsetzung spezialisierter Pflegeinterventionen für Patient*innen mit komplexen und besonderen pfegefachlichen Bedürfnissen beteiligt. Sie tragen zur Maximierung der Patient*innenversorgung und -ergebnisse bei, indem sie evidenzbasierte Praktiken koordinieren und eine ganzheitliche Betreuung fördern. Ihre klinische Autonomie und Fachführung ermöglicht es ihnen, eigenständige Entscheidungen zu treffen und Pflegeinterventionen selbstständig durchzuführen. Darüber hinaus sind sie aktiv in der Forschung und tragen zur Weiterentwicklung der Pflegepraxis bei.
- *Stufe VI – Pflegemanagement, Personalmanagement und Pflegeentwicklung:* Führungspersonen auf dieser Stufe tragen die Gesamtverantwortung für das Pflegemanagement, Personalmanagement und die Praxisentwicklung. Sie setzen strategische Ziele für die Pflegepraxis, übernehmen die strategische, personelle und wirtschaftliche Verantwortung und fördern die kontinuierliche Pflegeentwicklung.

Modelle von ANP – Stand der Implementierung

Die ANP-Modelle am UKR bieten spezialisierte Pflegestrukturen, die darauf abzielen, die spezifischen Bedürfnisse gefährdeter Patient*innengruppen zu erfüllen und Versorgungslücken zu schließen. Durch die Schaffung klar definierter Rollen und Verantwortlichkeiten ermöglichen sie eine effektive Patient*innenversorgung auf höchstem Niveau. Gleichzeitig bietet das Karrieremodell klare Entwicklungsperspektiven für Pflegefachpersonen, um ihre Fähigkeiten und Qualifikationen kontinuierlich zu verbessern und eine herausragende Pflegepraxis zu gewährleisten (Heinze et al. 2023).

Zu den aktuellen Schwerpunkten der ANP-Rollenkonzepte am Universitätsklinikum Regensburg gehören die Versorgung von Patient*innen mit kognitiven Beeinträchtigungen wie Demenz oder Delirium, die Intensivpflege mit dem Transfer der Patient*innen in die Allgemeinstation für den Bereich Kardiologie, Pneumologie, internistische Intensivmedizin sowie die Versorgung von Patient*innen mit extrakorporalen Unterstützungssystemen (ECMO). ANP-Modelle wurden darüber hinaus auch für Patient*innen mit chronisch entzündlichen Darmerkrankungen und im Bereich der Palliativpflege entwickelt. Weitere Rollen sind derzeit für die Bereiche Onkologie und Hämatologie, Onkologie und Pulmologie sowie für Patient*innen nach Amputationen in der Entwicklung. Ein internes ANP-Netzwerk mit der regelmäßigen Teilnahme an der sogenannten »Advanced Nursing Practice – Konferenz (ANP-K)« fördert den Austausch zwischen den Pflegeexpert*innen APN und unterstützt sie fachlich, organisatorisch und konzeptuell.

Alle ANP-Expert*innen am Universitätsklinikum Regensburg verfügen über mehrjährige Erfahrung, einen Master-Abschluss in Advanced Nursing Practice und eine spezielle Ausbildung in ihrem jeweiligen Fachgebiet. Die Einrichtung beweist ihr Engagement für Innovation, indem sie die Rollen und Verantwortlichkeiten der Pflegeexpert*innen kontinuierlich weiterentwickelt und verbessert, um eine optimale Patient*innenversorgung zu gewährleisten.

Interprofessionelle Kommunikation und Schnittstellenmanagement: Schlüssel zur erfolgreichen Integration der APN

Eine effektive Integration der APNs in die klinische Versorgungspraxis erfordert eine sorgfältige Koordination und ein gut strukturiertes Schnittstellenmanagement. Dies ist besonders wichtig, da die APNs mit verschiedenen Berufsgruppen im Gesundheitswesen interagieren, darunter Ärzt*innen, Pflegende, Therapeut*innen und Verwaltungspersonal. Eine klare und offene interprofessionelle Kommunikation ist dabei unerlässlich, um ein gemeinsames Verständnis für die jeweiligen Rollen, Verantwortlichkeiten und Kompetenzen zu fördern.

Darüber hinaus ist ein effizientes Schnittstellenmanagement entscheidend, um einen reibungslosen Informationsaustausch sicherzustellen und die Zusammenarbeit zwischen den verschiedenen Fachpersonen zu erleichtern. Dies kann die Entwicklung gemeinsamer Behandlungspläne, die Übermittlung wichtiger Patient*inneninformationen sowie die Koordination von Pflege- und Behandlungsmaßnahmen umfassen. Durch eine verbesserte interprofessionelle Kommunikation und ein strukturiertes Schnittstellenmanagement können die APNs ihr Fachwissen und ihre Fähigkeiten optimal einbringen und einen positiven Beitrag zur Patient*innenversorgung leisten. Darüber hinaus wird auch das interprofessionelle Formulieren von Forschungsfragen gefördert, basierend auf den verschiedenen beruflichen Perspektiven auf die Patient*innen. Dies beinhaltet auch das Einbringen unterschiedlicher Herangehensweisen an die Forschungsmethodik in interprofessionellen Forschungsteams (vgl. Ruttmann & Fuertes 2021).

Zusammenfassung

Die Bedeutung und Entwicklung der ANP am UKR hat seit 2017 einen deutlichen Zuwachs erfahren. Durch Ausbildung, Erfahrung und Spezialisierung können sich Pflegende von Einstiegspositionen zu Pflegeexpert*innen entwickeln und sogar Führungsaufgaben übernehmen. Das Karrieremodell unterstreicht die Bedeutung von kontinuierlicher Weiterbildung, fortgeschrittener Pflegepraxis und der Entwicklung spezifischer Fähigkeiten zur Verbesserung der Pflege am UKR. Darüber hinaus fördert die akademische Pflege die Kommunikation auf Augenhöhe mit anderen akademisch ausgebildeten Professionen wie Ärzt*innen oder Psycholog*innen. Eine effektive Integration der APNs in die klinische Versorgungspraxis erfordert nicht nur klare Rollengrenzen innerhalb der eigenen Profession und in Bezug auf Ärzt*innen, sondern auch definierte Schnittstellen, sowohl innerhalb des eigenen Fachgebiets, als auch zu anderen Berufsgruppen. Innerhalb der Institution müssen die hierarchischen Strukturen, insbesondere im Pflegemanagement, geklärt und die Kompetenzen und Führungsverantwortlichkeiten definiert werden. Entscheidend ist daher ein Veränderungsmanagement, das alle Ebenen der Pflegeteams, wichtige Entscheidungsträger*innen und Kooperationspartner*innen aus dem ärztlichen Dienst und ggf. anderen Gesundheitsberufen einbezieht.

Literatur zu Kapitel 2.2.2

Fragemann, K. (2016). Rahmenkonzept zur Integration akademisch ausgebildeter Pflegefachkräfte in die Pflegepraxis am Universitätsklinikum Regensburg »Chancen nutzen – Strukturen zur Integration in die Praxis schaffen«. In R. Stemmer, R. Remmel-Faßbender, M. Schmid & R. Wolke (Hrsg.), Aufgabenverteilung und Versorgungsmanagement im Krankenhaus gestalten – von erfolgreicher Praxis lernen (S. 205–254). Heidelberg: medhochzwei.

Fragemann, K., Spiegler, A., Bogner, C., Pielmeier, K., & Loibl, J. (2017). Hochschulisch ausgebildete Pflegefachpersonen in der Pflegepraxis – Wie kann eine gute Einarbeitung und Integration gelingen? In P. Bechtel, I. Smerdka-Arhelger & K. Lipp (Hrsg.), Pflege im Wandel gestalten – Eine Führungsaufgabe. Springer, Berlin, Heidelberg.

Heinze, B., Dittrich, M., Loibl, J., Ruttmann, K., & Spiegler, A. (2023). Step by step – von der Planung zur Regelversorgung: Akademisierte Pflegepraxis auf Masterniveau am Universitätsklinikum Regensburg. In J. Feuchtinger & S. Weidlich (Hrsg.), Advanced Practice Nursing in der klinischen Pflegepraxis (S. 35–47). Stuttgart: Kohlhammer.

Ruttmann, K., & Fuertes, S. (2021). Gemeinsame Patientenversorgung braucht gemeinsame Forschung und Lehre. Interprofessionelle Forschungs- und Lehransätze in der Klinik und Poliklinik für Innere Medizin I. In A. Mahnke & M. Müller-Schilling (Hg.), Pflegende und Ärzte. Kommunikation auf Augenhöhe (S. Seitenbereich). Hannover: Schlütersche.

Seger, W., & Gaertner, T. (2020). Multimorbidität, eine besondere Herausforderung. Dtsch Arztebl, 117(44), A-2092/B-1780.

2.2.3 Universitätsklinikum Freiburg Kompetenzorientiertes Arbeiten in der professionellen Pflege

Dr. Anne Rebafka

Kompetenz in der professionellen Pflege

Der Begriff *Kompetenz* im Kontext der professionellen Pflege ist eng verbunden mit Patricia Benners Standardwerk »From novice to expert« (Benner, 1984). Obwohl in Benners Originalwerk der Begriff *Kompetenz* überhaupt nicht vorkommt, – Benner arbeitet mit den Begriffen »Excellence« und »Expertise« – hatte (und hat noch) die deutsche Ausgabe »Stufen zur Pflegekompetenz« (Benner, 2017) einen großen Einfluss darauf, wie hierzulande über Kompetenz in der professionellen Pflege nachgedacht wird.

Neu an Benners Ansatz waren im Diskurs vor allem zwei Aspekte:

Zum einen wurde den technischen Aspekten in der Definition von Kompetenz in der Pflege eine ethische Zielorientierung als primäre Kompetenz hinzugefügt (Benner 2004). Somit kann die Kompetenz individuell Pflegender primär dadurch charakterisiert werden, inwieweit sie in der Lage sind ihre Patient*innen individuell und persönlich zu pflegen und dabei intuitiv und erfahrungsbasiert zu handeln (Benner 2004). Oder – in anderen Worten – »sich von allgemeinen Regeln, Normen, Standards und reiner Pflegetechnik lösen zu können« (Benner 2017, S. 32). Zum anderen wurde, basierend auf langjähriger empirischer Forschung, das bereits existierende Modell der Brüder Dreyfus (1980) genutzt um Kompetenzentwicklung von Anfänger*in zur Expert*in auf fünf Stufen auch für die Profession Pflege darzustellen. Dieses Modell ist wohl das bekannteste, um die Kompetenz von Pflegenden in Deutschland zu beschreiben.

So hilfreich und wegweisend Benners Modell auch sein mag, so vermag es allerdings nicht den komplexer werdenden Bedingungen in der Profession Pflege Rechnung zu tragen. So ist sowohl in Deutschland als auch international die Landschaft der professionellen Pflege durch eine Vielzahl unterschiedlicher Grundausbildungen, Qualifikationen und Weiterbildungen charakterisiert, die in Deutschland zudem teils bundeslandspezifisch geregelt sind. Diese Problematik wurde 2008 vom International Coucil of Nurses (ICN) aufgegriffen, welches mit dem »ICN Nursing Care Continuum Framework and Competencies« (International Council of Nurses 2008) ein Rahmenmodell zur Einordnung unterschiedlicher Qualifikationen in der Pflege entwickelte und die nationalen Pflegeverbände aufforderte dieses Rahmenmodell an nationale Gegebenheiten anzupassen.

In Österreich wurde daher bereits 2011 ein »Kompetenzmodell für Pflegeberufe in Österreich« (Petek et al. 2011) entwickelt, das auf einem Kontinuum von der »Unterstützungkraft« bis zum »Advanced Nurse Practitioner« unter anderem »Fähigkeiten und Fertigkeiten von Pflegeberufen in einem Schema [darstellen]« und »Kompetenzen der Pflege differenziert auf die verschieden Berufsgruppen in der Pflege im Kontext der derzeitigen und zukünftigen Herausforderungen [...]« beschreibt (Petek et al., 2011, S. 3). In Deutschland fand das Thema erstmals strukturiert im Rahmen des Förderprogramms »360° Pflege – Qualifikationsmix für Patient:innen in der Praxis« der Robert Bosch Stiftung (Weidner & Schubert 2022) vertiefte Aufmerksamkeit. Ähnlich wie bereits zuvor in Österreich wurde hier in Hinblick auf eine zunehmend diverser werdende Qualifikationslandschaft ein Schwerpunkt in der Beschreibung von Kompetenzen unterschiedlicher Qualifikationen in der Pflege gelegt.

Stufenmodell in der professionellen Pflege

Am Universitätsklinikum Freiburg (UKF) wurde im Auftrag der Pflegedirektion bereits Mitter der 2010er Jahre damit begonnen ein Stufen- bzw. Kompetenzmodell für Pflegende zu entwickeln und dieses konsequent in die klinische Praxis zu transferieren (Naegele et al. 2018; Rebafka et al. 2018). Dieses basiert wie die Modelle aus Österreich und 360° Pflege auf dem Deutschen Qualifikationsrahmen (DQR) für lebenslanges Lernen (Arbeitskreis Deutscher Qualifikationsrahmen 2011), welcher als nationale Umsetzung des Europäischen Qualifikationsrahmens zur Vergleichbarkeit von Qualifikationen innerhalb Europas beitragen

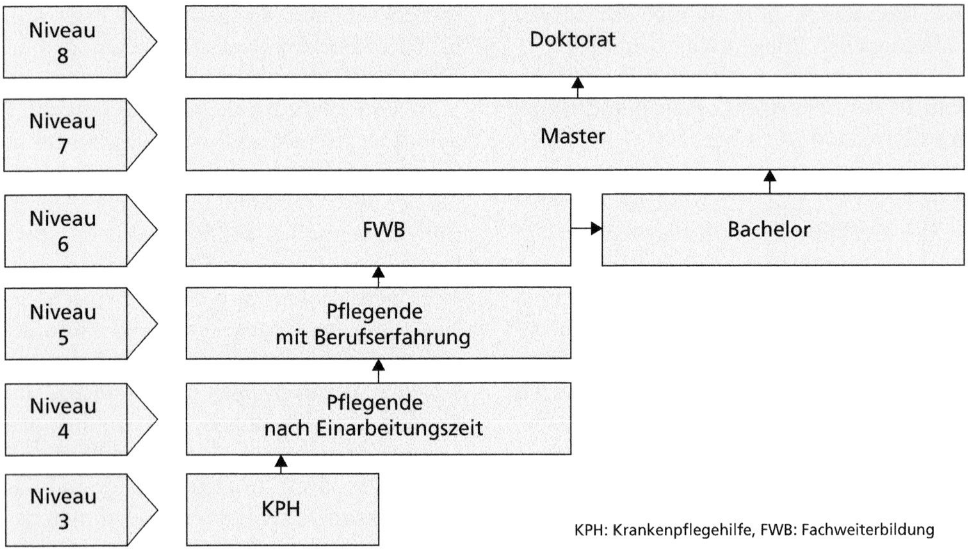

Abb. 2.2: Stufenmodell für die Pflege (eigene Darstellung).

soll. Ebenfalls berücksichtigt wurde der Qualifikationsrahmen für den Europäischen Hochschulraum (European Higher Education Area 2018) bzw. sein deutsches Pendant, der Qualifikationsrahmen für Deutsche Hochschulabschlüsse (Kultusministerkonferenz 2017), besser bekannt unter dem Begriff »Bologna Prozess«. So sollte sichergestellt werden, dass die Pflege bezüglich ihrer Kompetenzen auf unterschiedlichen Qualifikationsniveaus die »gleiche Sprache« spricht wie andere Professionen und dass eine europäische Vergleichbarkeit gewährleistet ist.

Der Logik des DQR folgend wurden die verschiedenen Qualifikationsstufen verschiedenen Niveaus zugeordnet: die landesrechtlich geregelte einjährige Weiterbildung zur Kranken- oder Altenpflegehilfe (KPH) befindet sich auf Niveau 3, auf Niveau 4 befinden sich Personen mit abgeschlossener dreijähriger Ausbildung in einem Pflegeberuf (Altenpflege, Gesundheits- und Krankenpflege, Gesundheits- und Kinderkrankenpflege bzw. generalistische Pflegeausbildung zur Pflegefachfrau/-mann – im Folgenden als GKP bezeichnet), Niveau 5 ist GKP mit mindestens zwei Jahren Berufserfahrung vorbehalten. Der DQR-Logik folgend, dass die Zuordnung zu einem Niveau zwar eine Gleich*wertigkeit*, aber keine Gleich*artigkeit* bzgl. einer Qualifikation impliziert (Bundesministerium für Bildung und Forschung 2024), werden sowohl Pflegende mit einer abgeschlossenen Fachweiterbildung (FWB) und Pflegende mit einem Bachelorabschluss auf Niveau 6 verortet. Bei den Niveaus 7 (Masterabschluss) und 8 (Doktorat) folgt das Kompetenzmodell vollständig den Vorgaben des Bolognaprozesses. ▶ Abb. 2.2 gibt einen Überblick über die Struktur des Modells.

Anwendung des Modells in der klinischen Praxis

Im Folgenden soll die praktische Umsetzung des oben beschriebenen Stufenmodells in der klinischen Praxis am UKF aufgezeigt werden. Dieser Beitrag konzentriert sich auf die Niveaus 6 und aufwärts, da hier in den vergangenen Jahren am meisten Dynamik in der Entwicklung geherrscht hat.

Niveau 6 – Bachelorabschluss und/oder Fachweiterbildung

Für Pflegende auf Niveau 6 des Stufenmodells bieten sich am UKF eine Reihe von Optionen, welche von den Betreffenden je nach Präferenz und Verfügbarkeit wahrgenommen werden können.

Prozessverantwortliche
Prozessverantwortliche Pflegende beschäftigen sich mit der Steuerung des Versorgungsprozesses und der Planung der Entlassversorgung von Patient*innen mit einer komplexen Fallsituation. Diese Rolle kann zwar von allen Pflegenden mit Berufserfahrung übernommen werden, jedoch hat die Erfahrung der letzten Jahre gezeigt, dass insbesondere Pflegende auf Niveau 6 die Komplexität der ihnen anvertrauten Patient:innen gut überblicken können.

In einigen Bereichen des UKF, wie beispielweise der Klinik für Hämatologie, Onkologie und Stammzelltransplantation oder der HNO-Klinik sind zudem pflegefachliche Aufgaben, wie die spezielle Beratung von Patient*innen oder die Applikation von medikamentöser Tumortherapie, Personen auf Niveau 6 und ggf. zusätzlicher Qualifikation vorbehalten.

Pflegefachliche Leitung einer Station
Eine Option für Absolvent*innen von pflegerischen Bachelorabschlüssen ist die Übernahme von Leitungsverantwortung für eine Station in einem Team aus pflegefachlicher, pflegepädagogischer und pflegerischer Stationsleitung. Die pflegefachliche Leitung der Station ist hauptverantwortlich für die evidenzbasierte pflegefachliche Versorgung der Patient*innen auf ihrer Station. Dies umfasst neben dem Sicherstellen der Umsetzung pflegefachlicher Standards auch die Erfassung, Beurteilung und Initiierung von Maßnahmen im Kontext von patient*innenbezogenen Qualitätsindikatoren sowie die Betreuung von Patient*innen mit besonders komplexen Versorgungssituationen, inklusive Information, Schulung und Beratung von Patient*innen und Angehörigen.

*Trainee Pflegeexpert*in APN*
Interessent*innen ist es darüber hinaus auch möglich bereits während eines Masterstudiums in Begleitung einer erfahrenen Pflegeexpert*in APN als Trainee Pflegeexpert*in APN erste Erfahrungen in der intensiven Betreuung einer Patient*innengruppe mit einer spezifischen Diagnose (z. B. Sarkom), Therapie (z. B. Nierentransplantation) oder einem Symptom (z. B. Delir) zu sammeln. Die praktische Begleitung der Trainees Pflegeexpert*in APN erfolgt in einigen Departments des UKF durch erfahrene Praxisentwickler*innen im Team mit anderen Trainees Pflegeexpert*in APN, was einen intensiven Austausch und gemeinsames Lernen ermöglicht. Zudem haben die Trainees Pflegeexpert*in APN die Möglichkeit eine Hochschulveranstaltung zu besuchen, die sich anhand des PEPPA Frameworks (Bryant-Lukosius & DiCenso, 2004) und den Aktivitäten anhand des Hamric Modells (Tracy & O'Grady, 2018) speziell mit der Rollenentwicklung zur Pflegeexpert*in APN befasst und die Trainees Pflegeexpert*in APN in diesem Prozess strukturiert unterstützt.

Schwerpunktsetzung auf Station
Absolvent*innen von pflegefachlichen oder verwandten Bachelorstudiengängen, die weder Interesse an einer Leitungsfunktion noch an einem Masterstudium haben, haben in einigen Abteilungen, wie dem Department Innere Medizin, die Möglichkeit, unter enger Begleitung erste Erfahrungen in der Entwicklung und Vertiefung eines eigenen Schwerpunkts zu sammeln. Diese Schwerpunkte werden häufig in Bezug zu klinikübergreifenden Standards (z. B. Ernährungsmanagement) oder stationsrelevanten Themen (z. B. Delirprävention) gewählt, sodass diese Pflegenden ihrem Team als Wis-

sensressource zu diesem Schwerpunkt zur Verfügung stehen. Sie haben dann Mitverantwortung bei der Implementierung, Verstetigung und Evaluation des Themenschwerpunkts auf der Station, aber auch die Möglichkeit zur Vernetzung mit anderen Personen in ähnlichen Rollen.

Daneben können diese Pflegenden Erfahrungen bei mitarbeiter*innenbezogenen Aufgaben, wie der Moderation von Fallbesprechung oder der Vorbereitung und Durchführung von Fortbildungen zum eigenen Schwerpunkt sammeln. Auch hier findet eine enge Begleitung durch eine erfahrene Pflegeexpert*in APN statt.

Niveau 7 – Masterabschluss

Niveau 7 und damit die Rolle einer APN oder Pflegeexpert*in APN ist Personen mit einem abgeschlossenen Masterstudium der Pflegewissenschaft oder verwandten Fachrichtungen vorbehalten. An dieser Stelle kann und soll nicht auf das Rollenprofil einer Pflegeexpert*in APN eingegangen werden, ich verweise hier gerne auf einschlägige Veröffentlichungen (DBfK 2013; DBfK et al. 2013; Feuchtinger & Weidlich 2022; Tracy & O'Grady 2018).

Niveau 8 – Doktorat

Auch Pflegende mit einem Doktorat haben die Möglichkeit in der Rolle einer Pflegeexpert*in APN zu arbeiten, hier verschiebt sich der Schwerpunkt der Tätigkeiten in Richtung fachspezifische Pflegeforschung und Leitung eines APN-Teams.

Während die bislang vorgestellten Rollen sich im Wesentlichen auf Klinik-, Department- oder Zentrumsebene beschränken, hat die Stabstelle Klinische Pflegewissenschaft, Qualität und Entwicklung den Anspruch, neben weiterer Aufgaben, die Praxisentwicklung und Implementierung neuer Rollen klinikumsweit zu gestalten und zu koordinieren. Um diesem Anspruch gerecht zu werden, ist die Leitung der Stabsstelle in den Händen einer Person mit Doktorat in Pflegewissenschaft.

Kompetenzassessment

Um die oben beschriebenen Rollen und Kompetenzen korrekt und zielorientiert zuordnen zu können und Pflegende kompetenzgerecht einsetzen zu können, ist ein regelmäßiges Kompetenzassessment notwendig. Bereits 2018 wurde im Auftrag der Pflegedirektion des UKF ein Kompetenzerfassungsinstrument entwickelt und mit guten Rückmeldungen in der klinischen Praxis in Teilen des UKF eingesetzt (Naegele et al. 2018). Dieses Instrument wurde in den Jahren 2019–2023 mit freundlicher finanzieller Unterstützung des Bosch Health Campus in enger Zusammenarbeit zwischen UKF und dem Institut für Pflegewissenschaft an der Medizinischen Fakultät der Universität Freiburg neu aufgesetzt und auf seine psychometrischen Eigenschaften getestet, hier laufen zurzeit noch die letzten Berechnungen. Nach deren Abschluss soll das neu entstandene Instrument, wie bereits die Vorgängerversion in der Vergangenheit, in die klinische Praxis implementiert werden.

Literatur zu Kapitel 2.2.3

Arbeitskreis Deutscher Qualifikationsrahmen. (2011). *Deutscher Qualifikationsrahmen für lebenslanges Lernen.* Abgerufen am 05.01.2024 von https://www.dqr.de/dqr/de/der-dqr/dqr-und-eqr/dqr-und-eqr_node.html

Benner, P. (1984). From Novice to Expert. ERIC: *Menlo Park.*

Benner, P. (2004). Using the Dreyfus model of skill acquisition to describe and interpret skill acquisition and clinical judgment in nursing practice and education. *Bulletin of Science, Technology & Society*, 188–199. https://doi.org/10.1177/0270467604265061

Benner, P. (2017). Stufen zur Pflegekompetenz: From novice to expert. Hogrefe AG.

Bryant-Lukosius, D., & DiCenso, A. (2004). A framework for the introduction and evaluation of advanced practice nursing roles. *Journal of Advanced Nursing, 48*(5), 530–540.

Bundesministerium für Bildung und Forschung. (2024). *Der DQR – FAQ.* Deutscher Qualifikationsrahmen. Abgerufen am 03.01.2024 von https://www.dqr.de/dqr/de/der-dqr/faq/deutscher-qualifikationsrahmen-faq.html

DBfK. (2013). Pflegerische Expertise für eine leistungsfähige Gesundheitsversorgung. DBfK.

DBfK, ÖGKV, & SBK. (2013). Advanced Practice Nursing in Deutschland, Österreich und der Schweiz. Eine Positionierung von DBfK, ÖGKV und SBK. DBfK, ÖGKV, SBK.

Dreyfus, S. E., & Dreyfus, H. L. (1980). *A five-Stage model of the mental activities involved in directed skill acquisition:* Defense Technical Information Center. https://doi.org/10.21236/ADA084551

European Higher Education Area. (2018). *European Higher Education Area and Bologna Process.* Abgerufen am 04.01.2024. vonhttps://www.ehea.info/pid34779/qualifications-frameworks-three-cycle-system-2007-2009.html

Feuchtinger, & Weidlich. (2022). Advanced Practice Nursing in der klinischen Pflegepraxis. Kohlhammer.

International Council of Nurses. (2008). Nursing care continuum framework and competencies.

Kultusministerkonferenz. (2017). Qualifikationsrahmen für deutsche Hochschulabschlüsse.

Naegele, M., Hasemann, M., Koller, A., Leppla, L., Mößner, U., & Rebafka, A. (2018). Der Qualifikation auf der Spur. *Die Schwester/Der Pfleger, 12*, 78.

Petek, C., Rottenhofer, I., Rappold, E., Brandstätter, E., Gstettner, I., Hierzer, A., Klampfl-Kenny, M., Koller, W., Kratzer-Toth, I., Kroboth, G., Kulmer, M., Maitz, H., Perhab, F., Petek, C., Pux, C., Raiger, M., Stampfer, N., Steininger, H., Stelzl, E., … Zischmeier-Lux, C. (2011). *Kompetenzmodell für Pflegeberufe in Österreich* Gesundheit Österreich Forschungs- und Planungsgesellschaft. Abgerufen am 03.01.2024 von https://jasmin.goeg.at/209/

Rebafka, A., Hasemann, M., Koller, A., Leppla, L., Mößner, U., & Naegele, M. (2018). Karriere machen in der klinischen Pflege. *Die Schwester/Der Pfleger, 57*(10), 76–80.

Tracy, M. F., & O'Grady, E. T. (2018). Hamric and Hanson's Advanced Practice Nursing: An Integrative Approach (6th Aufl.). Saunders.

Weidner, F., & Schubert, C. (2022). Die erweiterte pflegerische Versorgungspraxis. Abschlussbericht der begleitenden Reflexion zum Förderprogramm »360° Pflege – Qualifikationsmix für Patient:innen in der Praxis«. Abgerufen am 03.01.2024 von https://www.bosch-stiftung.de/de/publikation/die-erweiterte-pflegerische-versorgungspraxis

2.2.4 Integration akademischer Pflegefachkräfte in der Sozialstiftung Bamberg – Pflegeexpertin im wissenschaftlichen Pflegeteam

Laura Hellmuth & Ilona Baumann

Die pflegerische Versorgung in Deutschland befindet sich in einem Veränderungsprozess. Vor allem der demografische Wandel, die Zunahme multimorbider Patient*innen und die Zunahme Pflegebedürftiger stellt das deutsche Gesundheitssystem, sowohl im klinischen als auch ambulanten Setting, vor große Herausforderungen (Statistisches Bundesamt 2024).

Zudem wird der Ruf lauter, dass mehr akademisch ausgebildete Pflegekräfte (APK) eingesetzt werden sollen, um die Qualität in der Patient*innenversorgung zu erhalten bzw. zu verbessern. Der deutsche Wissenschaftsrat empfiehlt eine Quote akademisch ausgebildeter Pflegefachpersonen von 20 % (Wissenschaftsrat 2012). Die Integration von APK in die klinische Praxis ist noch schwer und erfordert ein Umdenken, z. B. strukturierte Integrationsprogramme, den Ausbau pflegebezogener Studiengänge, den Ausbau pflegewissenschaftlicher Fakultäten und eine regelhafte (Bildungs-) Berichterstattung sowie angepasste politische Rahmenbedingungen (Bergjan et al. 2021).

Eine Follow-up Survey von 2021 belegt, dass der derzeitige Anteil an hochschulisch ausgebildeten Pflegefachpersonen bei 3,16 % liegt. Dieser ist leicht angestiegen, jedoch noch sehr niedrig (Bergjan et al. 2021). Die Sozialstiftung Bamberg möchte einen Versuch starten, systematisch die Integration von Bachelorabsolvent*innen voranzutreiben, angelehnt an bereits laufende Programme in anderen deutschen Kliniken sowie pflegetheoretischen Modellen und aktuellen politischen Veränderungen.

Mit dem Pflegestudiumsstärkungsgesetz (Bundesministerium für Gesundheit 2024b), dem Pflegekompetenzgesetz (Bundesministerium für Gesundheit 2024a) und Neuerungen im Pflegeberufegesetz (Bundesministerium für Justiz 2024b) sowie der Pflegeausbildungs- und Prüfungsverordnung (Bundesministerium für Justiz 2024a) finden akademisch ausgebildete Pflegefachkräfte und APNs nun endlich auch gesetzlich erste Regelungen und Rahmenbedingungen vor. Leider befinden sich die Gesetzesvorhaben teils noch im Entwurfstatus und es sind noch nicht alle Details geklärt, doch es tut sich endlich etwas in Deutschland.

In Bamberg möchte man dies aufgreifen. Bachelorabsolvent*innen von Pflegestudiengängen werden gezielt in der klinischen Versorgung eingesetzt und üben neben ihren pflegerischen Tätigkeiten, wissenschaftliche Aufgaben aus. Es hat sich ein wissenschaftliches Pflegeteam (WPT) entwickelt, bestehend aus Masterabsolvent*innen pflegerischer Studiengänge (z. B. Advanced Nursing Practice, Medical Process Management, Community Mental Health Nursing) welches Bachelorabsolvent*innen sehr eng begleitet. Gemeinsam initiieren Bachelor- und Masterabsolvent:innen pflegewissenschaftliche Projekte. Dazu gehören die evidenzbasierte Überarbeitung von internen Pflegestandards, die Schulungen von Pflegenden, Qualitätsmanagement und eine enge Zusammenarbeit mit den Stationsleitungen.

*Zielsetzung für die Zukunft (Bachelorabsolvent*innen):*
Eine 100 % Stelle pro Station (Krankenhaus)/ Team im ambulanten Pflegedienst auf Bachelorniveau (Weidner F., Schubert C. 2022). Wir wünschen uns die feste Integration von Evidenz-basierter Pflege im klinischen Setting. Eine erfolgreiche Integration von pflegewissenschaftlichen Mitarbeitenden im stationären Setting und in der Altenhilfe. Das kontinuierliche Mentoring der Bachelorabsolvent*innen durch das WPT ist bereits in der Umsetzung, eine gezielte und unabhängige Evaluation dieser Begleitung befindet sich in der Planung gemeinsam mit kooperierenden Hochschulen.

*Tätigkeiten von Bachelorabsolventen in der direkten Patient*innenversorgung* (La Cruz et al. 2017; Diakonie Deutschland):

- Mitwirkung bei der evidenzbasierten Überarbeitung von Pflegestandards und Verfahrensanweisungen
- Gezielte Überprüfung von Assessmentinstrumenten
- Mitwirkung bei ethischen Fallbesprechungen, hausinternen Projekten, Kleinprojekten
- Leitung von Arbeitsgruppen auf der eigenen Station
- Interprofessionelle Fortbildungen organisieren und durchführen
- Mitwirkung bei Publikationen (anfangs z. B. Veröffentlichung der Bachelorarbeit/ Masterarbeit, wissenschaftliche Artikel)
- Erweiterte Aufgaben im Pflegeforschungsprojekten
- Steuerung und Gestaltung hochkomplexer Pflegeprozesse

Vor allem die erfolgreiche Implementierung von APNs und neuen Rollen in der Pflege ist eine Kernaufgabe des WPT. Orientiert wird sich hier ganz klar an den Hamric-Kompetenzen (Hamric et al. 2019) und dem PEPPA-Framework (Bryant-Lukosius und Dicenso 2004). Zukünftig auch am PEPPA plus Framework (Bryant-Lukosius et al. 2016).

Die *Tätigkeiten des WPT* sind ebenfalls formuliert worden:

- Evidenzbasierte Überarbeitung von Pflegestandards und Verfahrensanweisungen
- Umsetzung der neusten Leitlinien überprüfen
- Leitung von Arbeitsgruppen
- Begleitung und Betreuung von Bachelorstudierenden und -absolvent*innen Pflege im klinischen Setting
- Unterstützung der Organisation von Veranstaltungen (intern und extern)
- Fortbildungen für Mitarbeiter*innen
- Fachliche Unterstützung der Stationsleitungen
- Unterstützung bei Qualitätsmanagementaufgaben (Auditbegleitung)
- Konzeptualisierung der Integration akademischer Pflegefachkräfte
- Klinisch relevante Fragestellungen bearbeiten
- Förderungswürdige Projekte begleiten und initiieren

Chancen

Wir wollen die Implementierung von EBN mit Hilfe der APK im klinischen Setting vorantreiben. Pflegende aller Bereiche, Stationsleitungen und der ärztliche Dienst sollen sehen, dass nachhaltige und erfolgreiche Kleinprojekte zur Verbesserung der Patient*innenversorgung und zur Verbesserung der Abläufe im Stationsalltag umgesetzt werden können. Die Bindung und Zufriedenheit der APK in der Praxis soll verbessert werden. Und wir möchten darstellen, dass Pflegekompetenzmodelle wie die »Karrierepfade der Sozialstiftung Bamberg« in Bezug auf die Integration von Bachelorabsolvent*innen erfolgreich umgesetzt werden und so auch extern Mitarbeiter*innen gewonnen werden können.

Risiken

Ein Risiko wird die Akzeptanz neuer Aufgabenverteilungen unter allen pflegerischen Mitarbeitenden sein. Erfahrende Pflegende müssen in den Prozess miteingebunden werden und sollen nicht das Gefühl haben jemand »nehme ihnen etwas weg«. APK pflegen nicht »besser« sondern »anders« und werden in die Verantwortung genommen wissenschaftliche Tätigkeiten zu übernehmen. Eine detaillierte Aufgabenbeschreibung ist notwendig, um für alle transparent darzustellen was APK tun, um Sicherheit und Klarheit zu schaffen. Die Frage »Bist du wirklich dafür zuständig?«, sollte nicht aufkommen. Eine weitere Gefahr kann es sein, dass kein Nutzen durch EBN und die APK ersichtlich ist. Zu Beginn eine erfolgreiche Umsetzung von Kleinprojekten, später große Projekte, welche gefördert werden und eine Erleichterung der pflegerischen Arbeit mit sich bringen bzw. aufwendige, unnötige Arbeiten in der Pflege reduzieren und so die eigentliche pflegerische Arbeit in den Vordergrund tritt. Dies sollten Fernziele für APNs und alle an der Pflege Beteiligten sein.

Leider muss man auch immer im Fokus haben, dass die zeitlichen Ressourcen aller Beteiligten begrenzt ist und die Patient*innenversorgung immer Vorrang hat. Wenn APK und APNs »Theorietage« haben, jedoch auf Station der Bär steppt, nimmt man sich heraus und geht der pflegerischen Tätigkeit nach, um alle zu entlasten und die Patient*innen zu versorgen, das ist unter den derzeitigen Verhältnissen einfach nötig und sorgt für Akzeptanz unter den Pflegenden.

Ausblick

Derzeitige sind vier Bachelorabsolvent*innen in den Bereichen Pulmonologie/Thoraxchirurgie, Gefäßchirurgie/Altersmedizin, internistische Wahlleistungsebene und Gynäkologie/Onkologie/Strahlentherapie tätig. Eine Masterabsolventin ist als Koordinatorin des wissenschaftlichen Pflegeteams tätig, eine Masterabsolventin befindet sich im Mutterschutz, ein Bachelorabsolvent in der Psychiatrie befindet sich im Masterstudium Community Health Nursing. In der Sozialstiftung Bamberg wird die Weiterqualifizierung zum Master v.a. Pflegewissenschaft oder APN unterstützt (Finanzierung, Arbeitszeit). Stellenprofile für alle Pflegenden von Pflegehelfer*in bis Doktorand*in werden erstellt. Die Integration von APNs (z.B. Delir, Schmerz, Wunde, Palliative Care, Intensive Care) wird systematisch geplant und mit geeigneten Kandidat*innen umgesetzt. Durch Karrierepfade, Stellen- und Aufgabenprofile sowie der partizipativen Einbindung aller Beteiligten (Praxisanleitung, Stationsleitungen, ärztlichem Dienst, Pflegedirektion etc.) werden akademische Pflegekräfte in Zukunft besser eingebunden werden und die Patient*innenversorgung soll nachhaltig verbessert werden (Eberhardt D. 2017).

Literatur zu Kapitel 2.2.4

Bergjan, Manuela; Tannen, Antje; Mai, Tobias; Feuchtinger, Johanna; Luboeinski, Jennifer; Bauer, Julian et al. (2021): Einbindung von Pflegefachpersonen mit Hochschulabschlüssen an deutschen Universitätskliniken: ein Follow-up-Survey. In: Zeitschrift fur Evidenz, Fortbildung und Qualitat im Gesundheitswesen 163, S. 47–56. DOI: 10.1016/j.zefq.2021.04.001.

Bryant-Lukosius, Denise; Dicenso, Alba (2004): A framework for the introduction and evaluation of advanced practice nursing roles (5). Online verfügbar unter https://www.swissanp.ch/_files/ugd/32c467_d6f2f1b238664a7b89de6bb962e8a960.pdf, zuletzt geprüft am 13.11.24.

Bryant-Lukosius, Denise; Spichiger, Elisabeth; Martin, Jacqueline; Stoll, Hansruedi; Kellerhals, Sabine Degen; Fliedner, Monica et al. (2016): Framework for Evaluating the Impact of Advanced Practice Nursing Roles. In: Journal of nursing scholarship : an official publication of Sigma Theta Tau International Honor Society of Nursing 48 (2), S. 201–209. DOI: 10.1111/jnu.12199.

Bundesministerium für Gesundheit (2024a): Entwurf eines Gesetzes zur Stärkung der Pflegekompetenz. Online verfügbar unter https://www.bundesgesundheitsministerium.de/fileadmin/Dateien/3_Downloads/Gesetze_und_Verordnungen/GuV/P/RefE_Pflegekompetenzgesetz_2024.pdf, zuletzt geprüft am 13.11.2024.

Bundesministerium für Gesundheit (2024b): Pflegestudiumstärkungsgesetz. Gesetzentwurf. Online verfügbar unter https://www.bundesgesundheitsministerium.de/fileadmin/Dateien/3_Downloads/Gesetze_und_Verordnungen/GuV/P/PflStudStG_GE_BReg_Kabinett_240523.pdf, zuletzt geprüft am 13.11.2024.

Bundesministerium für Justiz (2024a): Ausbildungs- und Prüfungsverordnung für die Pflegeberufe (PflAPrV). Online verfügbar unter https://www.gesetze-im-internet.de/pflaprv/BJNR157200018.html, zuletzt geprüft am 13.11.2024.

Bundesministerium für Justiz (2024b): Pflegeberufegesetz (PflBG). Online verfügbar unter https://www.bundesgesundheitsministerium.de/fileadmin/Dateien/3_Downloads/Gesetze_und_Verordnungen/GuV/P/RefE_Pflegekompetenzgesetz_2024.pdf, zuletzt geprüft am 13.11.2024.

Diakonie Deutschland: Aufgabenprofile akademisch qualifizierter Pflegefachpersonen. Unter Mitarbeit von Arbeitsgruppe der Ausbildungsoffensive Pflege. Hg. v. Diakonie Deutschland, zuletzt geprüft am 14.10.2024.

Eberhardt D. (2017): Praxisentwicklung als strategischer Rahmen für die Implementierung akademischer Pflegerollen. In: Klinische Pflegeforschung (3), S. 15–27. DOI: 10.6094/KlinPfleg.3.15.

Hamric, Ann B.; Hanson, Charlene M.; Tracy, Mary Fran; O'Grady, Eileen T. (Hg.) (2019): Advanced practice nursing. An integrative approach. 6. Edition. St. Louis, Missouri: Elsevier. Online verfügbar unter https://www.pna.ie/images/ncnm/CNS%20doc%204ed%20nov08.pdf.

La Cruz, Lorena de; Roes, Martina; Vogt, Birgit; Alpers, Birgit (2017): Das UKE Kompetenzmodell. In: PADUA 12 (2), S. 117–125. DOI: 10.1024/1861–6186/a000366.

Statistisches Bundesamt (2024): Demografischer Wandel in Deutschland: Ursachen und Folgen. Online verfügbar unter https://www.destatis.de/DE/Themen/Querschnitt/Demografischer-Wandel/_inhalt.html, zuletzt geprüft am 13.11.2024.

Weidner F., Schubert C. (2022): Abschlussbericht der begleitenden Reflexion zum Förderprogramm »360° Pflege-Qualifikationsmix für Patient:innen- in der Praxis«, S. 1–105. Online verfügbar unter https://www.bosch-stiftung.de/sites/default/files/publications/pdf/2022-06/Abschlussbericht_360Grad%20Pflege_Qualifikationsmix.pdf, zuletzt geprüft am 16.10.2024.

Wissenschaftsrat (2012): Empfehlungen zu hochschulischen Qualifikationen für das Gesundheitswesen. Köln (Drucksache / Wissenschaftsrat, 2411–12), zuletzt geprüft am 16.10.2024.

2.3 Interprofessionelle Zusammenarbeit

2.3.1 Zusammenarbeit mit onkologischen Fachkrankenpflegekräften aus Sicht von APNs in der Onkologie

Lena Pickan, Timo Gottlieb & Maren Schürmann

Die Behandlung und Betreuung von Menschen mit einer onkologischen Erkrankung erfordern eine hochspezialisierte und multidisziplinäre Herangehensweise. Es stehen Professionalität und fachliche Kompetenz, sowie menschliche Zuwendung und das Verständnis für die veränderte Lebenssituation der Patient*innen und deren An- und Zugehörigen im Vordergrund. In diesem Kontext spielt die Zusammenarbeit zwischen der Advanced Practice Nurse (APN) und der onkologischen Fachkrankenpflege eine entscheidende Rolle, um eine umfassende, patient*innenzentrierte Versorgung sicherzustellen. Die Einführung der APN mit einem Masterabschluss hat die onkologische Pflege um eine entscheidende Dimension erweitert. Dementsprechend ist es in der pflegerischen Versorgung relevant, beide Dimensionen voneinander abzugrenzen und deren Aufgabenbereiche zu definieren, um sich im interprofessionellen Team sinnvoll ergänzen zu können. Auch, wenn beide Dimensionen oftmals in der Praxis einheitlich als onkologische Pflegeexpert*innen bezeichnet werden, gibt es nennenswerte Unterschiede und Spezialisierungen.

Unterschiede zwischen der onkologischen Fachweiterbildung und APNs

Weiterbildung für die Pflege in der Onkologie

Die onkologische Pflegefachperson hat durch ihre spezialisierte Ausbildung und Erfahrung einen geschulten Blick für die Bedürfnisse der Menschen mit einer onkologischen Erkrankung. Im Fokus stehen die Erhaltung und Stärkung der Autonomie der betroffenen Patient*innen sowie die Optimierung der Lebensqualität. Um dies zu erreichen, erfasst die onkologische Pflegefachperson den speziellen und individuellen Pflege- und Beratungsbedarf von onkologischen Patient*innen, z. B. anhand von fachbezogenen Assessments zum Symptom- und Nebenwirkungsmanagement und zur Krisenbewältigung. Daraus können onkologische Pflegevisiten und interprofessionelle Fallbesprechungen resultieren, an welcher die onkologischen Pflegefachperson teilnimmt. Übergeordnete Tätigkeiten, wie die Weiterentwicklung des onkologischen Pflegekonzeptes und das Erstellen von hausinternen Pflegestandards auf der Basis von evidenzbasierten Leitlinien werden, z. B. in der Zusammenarbeit mit dem Qualitätsmanagement durchgeführt. Zusätzlich geben sie ihr onkologisches Fachwissen an Kolleg*innen in Anleitungen oder Fortbildungsveranstaltungen weiter. Die onkologische Fachweiterbildung dauert in der Regel zwei Jahre und bietet neben theoretischer Wissenserweiterung auch mehrere Praxisphasen in unterschiedlichen onkologischen Schwerpunktbereichen (z. B. Hämatoonkologie, Strahlentherapie, Hospiz oder Palliativstation). Zugangsvoraussetzungen für die Fachweiterbildung sind eine abgeschlossene Pflegeausbildung mit Berufserfahrungen, gerne im onkologischen Bereich. Nach bestandenen Abschlussprüfungen im schriftlichen, mündlichen und praxisrelevanten Teilen, besteht die Berechtigung zum Tragen der Berufsbezeichnung. Mögliche Zusatzqualifikationen, wie z. B. »Palliative Care« sind ebenfalls möglich.

Advanced Practice Nurse (APN)

Eine APN ist verantwortlich für die Sicherstellung der evidenzbasierten Pflege. In einem Masterstudiengang wurde Expert*innenwissen erworben, welches dazu befähigt, komplexe Entscheidungen zu treffen. Zudem verfügt eine APN über klinische Kompetenzen für die erweiterte Pflegepraxis. Die APN hat sich auf eine bestimmte Patient*innenpopulation oder ein Setting spezialisiert und legt in ihrer Spezialisierung den Fokus auf die Patient*innen und deren An- und Zugehörige. Zudem begleitet und berät die APN erkrankte Personen und ihre An- und Zugehörigen in teilweise hochkomplexen Situationen. Eine APN agiert im interprofessionellen Team und nimmt Kontakt mit weiteren Fachexpert*innen, welche an der Betreuung der Patient*innen involviert sind, auf. Sie berät sich mit den Fachexpert*innen, um das bestmögliche Outcome für die Patient*innen und deren An- und Zugehörige zu erreichen. Die APN interpretiert Erkenntnisse aus der Forschung und macht diese für eine evidenzbasierte Pflegepraxis nutzbar (Theorie-Praxis-Transfer). Sie hat erweitere Forschungskompetenzen in dem Masterstudium erlernt und kann diese eigenständig anwenden, um aktuelle Forschungsergebnisse anhand von Projekten oder Studien in die Pflegepraxis zu integrieren und im Verlauf zu evaluieren und weiterzuentwickeln. Zudem gestaltet und fördert die APN aktiv die Netzwerkbildung. Voraussetzungen für ein Masterstudium zur APN ist eine Berufserlaubnis in der Gesundheits- und (Kinder-)Kranken- oder Altenpflege sowie ein Abschluss in einem grundständigen Studiengang (Bachelor, Magister oder Diplom) sowie praktische Berufserfahrungen von mindestens einem Jahr. Nach dem Bestehen der Masterthesis besteht die Berechtigung zum Tragen der Berufsbezeichnung.

Einführung und Bedeutung der Zusammenarbeit zwischen APN & Fachweitergebildeten Pflegekräften

Stationäre Patient*innenversorgung

Die größte Schnittmenge von der APN und der Pflegenden mit Fachweiterbildung ist die direkte Patient*innenversorgung. Gerade in diesem Bereich können sich die beiden Disziplinen ausgezeichnet ergänzen und wie ein Tandem fungieren. Zu beachten ist hierbei die klare Rollen- und Aufgabenverteilung. So könnte sich im Arbeitsalltag, in der direkten Patient*innenversorgung, die APN auf komplexere klinische Aufgaben und Behandlungspläne konzentrieren, während die Fachweitergebildete Pflegekraft die Umsetzung der Pflegepläne und die direkte Patient*innenversorgung übernimmt. Die APN formuliert die Behandlungspläne nach den neusten Forschungsergebnissen und übernimmt die Bewertung hochkomplexer Pflegesituationen. Die Fachkrankenpflege kann durch ihre Weiterbildung und ihr vertieftes Fachwissen die Patient*innen mit einer Tumorerkrankung hinsichtlich der möglichen Nebenwirkungen und Symptome beraten. Durch die gemeinsame Teilnahme an Fallbesprechungen können verschiedene Perspektiven und Expertisen in die Besprechung und die Entscheidungen über das weitere Vorgehen mit einfließen. So wird sichergestellt, dass alle Aspekte der Patient*innenversorgung abgedeckt sind. Durch die Fusion von Forschungsgrundlagen, Fachwissen und das Einbeziehen der Patient*innen mit ihren individuellen Bedürfnissen, schaffen es die APN und die onkologische Fachkrankenpflege eine zielgerichtete und dadurch ressourcenschonende Patient*innenversorgung auf höchstem Niveau anzubieten und durchzuführen.

Interdisziplinär Zusammenarbeit

Die APN und die Fachkrankenpflege sind nicht nur bei der Teilnahme von Fallbesprechungen und anderen interdisziplinären Zusammenkünften gefragt, sondern auch in dem Leiten und initiieren von Fallbesprechungen und Pflegevisiten. Die APN ist in der Lage durch ihr erweitertes klinisches Fachwissen hochkomplexe Pflegesituation zu erkennen und hierfür eine Pflegevisite/Fallbesprechung vorzubereiten und durchzuführen. Dabei übernimmt die APN auch die Verantwortung für die Umsetzung der Maßnahmen, die aus den Fallbesprechungen hervorgehen. Da eine Tumorerkrankung mit einer langwierigen und aufwendigen Therapie verbunden ist, sind viele weitere Fachdisziplinen bei der Behandlung und Unterstützung der Therapie miteingebunden. Die APN und die onkologische Fachpflegekraft stellen hier ein wichtiges Bindeglied zwischen Patient*innen und den weiteren Akteur*innen dar. Da sie im engen Kontakt mit den Patient*innen und deren Angehörige stehen, können sie die Bedürfnisse der Patient*innen vermitteln und anwaltschaftlich vertreten.

Schulungen von Personal

APNs und onkologische Fachpflegekräfte nehmen in der Schulung des Krankenhauspersonals vielfältige und bedeutende Rollen ein. Sie fungieren als Lehrer*innen, Mentor*innen, Berater*innen und Evaluator*innen, um das Fachwissen und die praktische Fähigkeiten des Personals kontinuierlich zu verbessern. Durch ihre Expertise und Erfahrung tragen sie wesentlich zur Qualitätssicherung, zur Förderung der evidenzbasierten Praxis und zur interdisziplinären Zusammenarbeit bei, was letztlich zu einer besseren Patient*innenversorgung führt. Die APN kann durch das erweiterte Fachwissen Schulungen für das Pflegepersonal, Patient*innen und deren Angehörige bereitstellen. Gleichzeitig bietet die Fachkrankenpflege auf der Grundlage ihres spezialisierten Wissens eine kontinuierliche Unterstützung für die Patient*innen, um deren Verständnis der Erkrankung und Bewältigung Strategien zu fördern.

Forschung

Durch die Zusammenarbeit können APNs und Fachkrankenpflegekräfte an Forschungsprojekte teilnehmen, evidenzbasierte Praktiken fördern und die kontinuierliche Verbesserung der onkologischen Pflege vorantreiben. Konkret identifiziert die APN relevante Forschungsthemen, führt dazu die Literaturrecherche durch und entwickelt Forschungsfragen, Hypothesen sowie methodische Ansätze. Die APN ist für die Projektplanung und -entwicklung verantwortlich. Die onkologische Fachpflegekraft liefert praktische Einblicke, identifiziert spezifische Pflegeprobleme und unterstützt bei der Entwicklung und der praktischen Umsetzung.

Bedarfe »Zukünftige Zusammenarbeit APN Onko und Fachweiterbildung«

Eine wesentliche Rahmenbedingung, die die Synergien zwischen APN und Fachweiterbildung beeinflusst, ist die Akademisierung der Pflege in den kommenden Jahren. Aufgrund des zunehmenden Angebots von Studiengängen in Deutschland betreten jährlich eine wachsende Zahl von Absolvent*innen den Arbeitsmarkt, deren Stellenprofile geschärft und definiert werden müssen. Zugleich hat sich in jüngster Zeit gezeigt, durch akademisch ausgebildete Pflegende die Qualität der Pflege verbessern können. Es ist jedoch festzustellen, dass die derzeitigen Studiengänge nur zu etwa 40–60 % ausgelastet sind (Meng et al. 2023). Es bleibt also das vorrangige Ziel, effektive Synergien zu entwickeln und nicht »nur« auf die Fachweiterbildung, aber auch nicht »nur« auf die Akademisierung zu setzen. Stattdessen sollte beiden Qualifikationen ein klar definierter Platz eingeräumt, ihre Aufgaben verknüpft und klare Abgrenzungsbereiche geschaffen werden.

Die bereits bestehende Unterscheidung zwischen hochkomplexen und weniger komplexen onkologischen Patient*innen, die mit den verschiedenen Qualifikationen einhergeht, kann weiter ausgebaut werden. Es lässt sich in Erwägung ziehen, ob innovative Ansätze in der Verteilung der zu versorgenden Patient*innen im Stationsdienst möglich sind, wobei Qualifikationen und Kompetenzen analog dem Skill and Grade Mix eine entscheidende Rolle spielen. Das derzeitige Einsatzmodell für APNs sieht vor, dass diese zu einem bestimmten Anteil auf einer festen Station im Schichtdienst eingesetzt werden. Der Anteil an Stationsdiensten für Pflegende mit Fachweiterbildung liegt in der Regel bei knapp 100 %. In einigen Ausnahmefällen existieren Karrieremodelle, die Pflegenden mit Fachweiterbildung in anders definierten Arbeitszeiten bereits erweiterte Aufgaben ermöglichen. Neben dem Modell der direkten Integration in die stationäre Pflege besteht parallel die Möglichkeit, diese erweiterten Kompetenzen als Ressource für die konsiliarische Begleitung zu nutzen. In diesem Ansatz können Pflegende mit Fachweiterbildung einen ersten Überblick verschaffen, gegebenenfalls erste Interventionen einleiten und Gespräche mit den Patient*innen führen. Sollte sich herausstellen, dass eine erweiterte Pflegepraxis notwendig ist, oder es sich um einen sehr komplexen Fall handelt, wird die APN hinzugezogen. In solchen Fällen werden die Patient*innen gemeinsam visitiert und mit dem Behandlungsteam besprochen. Insgesamt spiegelt die internationale Studienlage den Trend wider, dass APNs eine koordinierende und steuernde Rolle einnehmen. Daher könnte auch die Möglichkeit in Betracht gezogen werden, dass Pflegende mit Fachweiterbildung einen größeren Anteil an direkter praktischer Zeit mit den Patient*innen verbringen und die APNs für koordinative Aufgaben hinzuziehen.

Wissenschaftliche Arbeit

Eine Schlüsselkompetenz des APN-Studiums im Vergleich zur Fachweiterbildung liegt in den Fähigkeiten im wissenschaftlichen Arbeiten. Da die Ausübung der Tätigkeit als APN einen Master-Abschluss erfordert, bringen Absolvent*innen bereits fortgeschrittene Kenntnisse im wissenschaftlichen Arbeiten und in eigenständiger Literaturrecherche mit. Diese Aspekte können im Rahmen einer Fachweiterbildung, solange sie nicht eigenständig als Studium organisiert ist, nicht in dem gleichen Umfang vermittelt werden. In der Zukunft besteht die Möglichkeit, dass die Fachweiterbildung auf Bachelor-Niveau angeboten wird oder ein erleichterter Übergang in ein Studium ermöglicht wird. Bis zu einer solchen Entwicklung können durch Implementierungsmaßnahmen dennoch vertiefte Synergien geschaffen werden. In diesem

Zusammenhang übernimmt die APN die Verantwortung für wissenschaftliche Recherche und Ausarbeitung. Pflegende mit Fachweiterbildung können die APN bei der Recherche und Identifikation von Problemen unterstützen. Darüber hinaus können sie als Multiplikator*innen fungieren und in der direkten Anwendung und Schulung eine Vorbildfunktion übernehmen. Auf diese Weise können neue Strukturen oder Assessments zeitnah implementiert werden, nicht nur in einem bestimmten Bereich, sondern auf dem gesamten Klinikgelände. Bei der Einführung neuer Assessments oder Versorgungsstrukturen ist es von entscheidender Bedeutung, Herausforderungen rasch zu erkennen und zu bewältigen, auf auftretende Probleme zu reagieren und Barrieren zeitnah abzubauen. Ein reibungsloser Implementierungsprozess sollte sichergestellt werden, und potenzielle Schwierigkeiten sollten frühzeitig adressiert und gelöst werden. Diese Ansätze können effektiv von einem Tandem aus APNs und Pflegenden mit Fachweiterbildung umgesetzt werden. Eine weitere zentrale Aufgabe in der onkologischen Pflege besteht darin, schriftliche Patient*inneninformationen, Schulungsmaterialien und Leitlinien für die Pflegepraxis zu erstellen und zu überarbeiten. Auch hier lassen sich ähnliche Synergien zwischen APNs und Pflegenden mit Fachweiterbildung erkennen. Durch die Entwicklung einer gemeinsamen Strategie zur Implementierung von Maßnahmen und die Erstellung eines gemeinsamen Dokuments, das von allen Beteiligten getragen wird, kann eine entsprechende Veränderung oder Anpassung erfolgen. Es ist zu erwarten, dass in Zukunft politische Entscheidungen oder Pflegemanagement-Initiativen Lösungsansätze entwickeln, um beiden Berufsgruppen die Möglichkeit zu geben, sowohl die theoretische Erarbeitung als auch die praktische Umsetzung gemeinsam zu gestalten.

Klare Definition von Rollen und Verantwortlichkeiten

Für eine erfolgreiche zukünftige Zusammenarbeit und den weiteren Ausbau der Fachkompetenz in onkologischen Kliniken wird es essenziell sein, die Rollen der einzelnen Personen klar zu definieren und die Verantwortlichkeiten eindeutig abzugrenzen. Wie zuvor beschrieben, ist es ebenso wichtig, gemeinsame Prozesse zu etablieren. Die Ausgestaltung dieser Strukturen wird eine gemeinsame Aufgabe der Politik und der Berufsverbände sein, die gemeinsam ein national anwendbares Konzept entwickeln können, an dem sich jede Klinik orientieren kann. Aufgrund der vielfältigen und heterogenen Krankenhauslandschaft in Deutschland ist es offensichtlich, dass es keine Universallösung für jedes Krankenhaus geben kann. Hierbei wird der Zusammenschluss der onkologischen Fachpflege im Rahmen eines Netzwerkes und einer Interessenvertretung unverzichtbar sein. Die bereits bestehenden Netzwerke, die im Kontext der Deutschen Krebsgesellschaft entstanden sind, spielen eine Vorreiterrolle bei der Entwicklung solcher Konzepte. Sie könnten beispielsweise FAQ-Sammlungen erstellen, um den Kliniken einen Leitfaden für die Integration von Pflegenden mit Fachweiterbildung und onkologischen APNs im Krankenhaus zu bieten.

Zertifizierung als Herausforderung und Chance in der Onkologie

Die bundesweit geltenden Zertifizierungskriterien, welche im Rahmen des »Onko-Zert«-Prüfverfahrens entwickelt wurden, fungieren gegenwärtig als der Minimalstandard, den jedes Zentrum oder jede Klinik zu erfüllen bereit ist. Das Aufgabenfeld der APNs und der Pflegenden mit Fachweiterbildung wird zwar explizit benannt, im Rahmen des Prüfverfahrens jedoch gleichgesetzt und nicht differenziert. Das immense

Potenzial in diesem Prozess liegt in der Möglichkeit, die Zertifizierungskriterien anzupassen. Wenn in diesen auch spezifische Aufgabenfelder oder Tätigkeiten detailliert definiert oder sogar Anforderungen an die einzelnen Berufsfelder gestellt werden, eröffnet dies viele Potenziale für neue Positionen und vereinfacht den Prozess zur Erstellung von Stellenbeschreibungen erheblich. In den bestehenden Zertifizierungen finden sich Kernvorgaben wie das Erstgespräch mit den Patient*innen, die Durchführung einer relevanten Anzahl von Pflegevisiten, Assessments zur Einschätzung des Pflegezustands der Patient*innen sowie die Dokumentation von Qualifikationen und Kompetenzen. Des Weiteren werden von den Zertifizierungen eine Fortbildungsplanung und regelmäßige Fortbildungen gefordert, wobei dieser Bereich insbesondere von den APNs abgedeckt werden kann.

Förderung der interprofessionellen und interdisziplinären Kommunikation

Die Kommunikationswege, sowohl im interprofessionellen Austausch innerhalb der Pflege als auch auf interdisziplinärer Ebene zwischen verschiedenen Berufsgruppen, spielen eine entscheidende Rolle für den Erfolg der gemeinsamen beruflichen Weiterentwicklung sowie für die Versorgungsqualität der Patient*innen. In Zukunft wird es von großer Bedeutung sein, effektive Kommunikationskanäle zu etablieren, die Pflegenden mehr Gelegenheiten für einen konstruktiven Austausch untereinander bieten. Darüber hinaus sollte die Pflege, unterstützt durch APNs und/oder fachweitergebildete Pflegende, vermehrt in Qualitätszirkeln, Konferenzen und anderen interdisziplinären Arbeitsgruppen vertreten sein. Hier besteht die Chance, dass Pflegende mit unterschiedlichen Qualifikationen gemeinsam an relevanten Themen arbeiten und einen Vertreter oder eine Vertreterin als »Sprecher*in« für die eigene Profession in diese Gremien entsenden. Obwohl dieser Prozess in einzelnen Kliniken bereits individuell praktiziert wird, ist er im Gesundheitswesen in Deutschland noch nicht flächendeckend standardisiert. Die weitere Professionalisierung durch Akademisierung und Weiterbildung bietet somit eine herausragende Gelegenheit, die Bedürfnisse der onkologischen Pflege zu vertreten, wissenschaftliche Erkenntnisse zu stärken und praxisnah umzusetzen.

Zusammenfassender Ausblick

Für die zukünftige Entwicklung ist es von entscheidender Bedeutung, dass Pflegende mit Fachweiterbildung und APNs Hand in Hand arbeiten. Dabei sollte stets betont werden, dass keine Konkurrenz untereinander besteht, sondern dass ein gemeinsames Ziel verfolgt wird: die höchstmögliche Versorgungsqualität für alle onkologischen Patient*innen. Es bietet sich eine bedeutende Chance, aktiv Best-Practice-Beispiele zu entwickeln und zu veröffentlichen, um eine Vorbild- und Pilotfunktion im nationalen Kontext einzunehmen. Neue Berufsfelder und Kombinationen von Berufsgruppen ermöglichen oft die Gestaltung von Strukturen, die zuvor nicht vorhanden waren. Eine koordinierte Zusammenarbeit ist anzustreben, wobei klare Verantwortungsbereiche abgegrenzt und alle Synergien gefunden werden sollten, die sowohl Gemeinsamkeiten als auch Unterschiede deutlich machen. Die Akademisierung eröffnet schließlich die Möglichkeit, deutlich mehr Evidenz in die tägliche Praxis zu integrieren, wofür die Ressourcen bislang oft zu gering waren. Eine Orientierung an internationalen Vorbildern wie den USA und Skandinavien ist hier notwendig, wo die Aufgabenbereiche der APNs klar definiert sind und jede Person, die sich für einen Berufsweg in der Pflege entschieden hat, eine feste Position und klare Verantwortungsbereiche innehat.

Durch diese Weiterentwicklung der Zusammenarbeit und entsprechende Öffentlichkeitsarbeit könnte auch das Interesse, einen solchen Karriereweg einzuschlagen, insbesondere in der onkologischen Pflege, erheblich gesteigert werden.

Literatur zu Kapitel 2.3.1

Meng, M.; Hofrath, C. ; Peters, M; Hamel, L.; Klein, B.; Dorin, L. (2023). Primärqualifizierende Pflegestudiengänge im Überblick- Deskriptive Analysen einer Vollerhebung und Rapid Review des patientenbezogenen Mehrwertes akademisierter Pflegender in A. Schwinger et al. (Hrsg.), Pflege-Report 2023, https://doi.org/10.1007/978-3-662-67669-1_14

2.3.2 Schnittmengen und Abgrenzung zu onkologischen Fachkrankenpflegekräften

Julia Häfner

In nachfolgendem Kapitel wird das Berufsbild der onkologischen Fachkrankenpflege in Deutschland beschrieben. Es werden Aufbau und Struktur der Fachweiterbildung für Onkologie und Palliativpflege geschildert. Zudem wird ein typischer Berufsalltag exemplarisch dargestellt. Zuletzt wird differenziert, inwieweit Überschneidungen oder Abgrenzungen zur APN Onkologie vorliegen.

Berufsbild der onkologischen Fachkrankenpflege

Geschichtliche Anfänge zur Weiterbildung in der Onkologie lassen sich auf das Jahr 1987 in Heidelberg datieren. Aus der Kampagne »Europa gegen Krebs«, welche sich auf einen Aktionsplan der Europäischen Gemeinschaft (EG) zurückführen lässt, entstand mit der Förderung des Bundesministeriums für Arbeit und Sozialordnung erstmals ein einjähriger berufsbegleitender Kurs für Pflegende in der Onkologie (Wecht 2007). Ein erstes Curriculum erschien durch die European Oncology Nursing Society (EONS) 1991. Dieses befindet sich mittlerweile in der dritten Auflage (Faithfull 2005).

Ziele und Aufgaben der Weiterbildung für Pflegende in der Onkologie wurden 1998 von der Deutschen Krankenhausgesellschaft (DKG) definiert. Niedergeschrieben findet man diese im »Muster für eine landesrechtliche Ordnung der Weiterbildung und Prüfung zu Krankenschwestern, Krankenpflegern, Kinderkrankenschwestern und Kinderkrankenpflegern für die Pflege in der Onkologie (»DKG-Empfehlung zur Weiterbildung von Krankenpflegepersonen für die Pflege in der Onkologie«, o.J.)

Ziele der Weiterbildung (§ 1 Absatz 1)

- Befähigung, krebskranke Menschen jeglichen Alters in allen Phasen ihrer Krankheit unter Berücksichtigung individueller Bedürfnisse und Interessen zu pflegen. Die aktuellen wissenschaftlichen Erkenntnisse werden mit einbezogen.
- Reflexion von berufsspezifischen Problemen, Ängsten und Bedürfnissen
- Kennenlernen von Möglichkeiten der Konfliktlösung und Selbstpflege

Ausgewählte Aufgaben onkologischer Pflegefachpersonen (§1 Absatz 2)

- Gestaltung des Pflegeprozesses krebskranker Menschen
- Mitarbeit in allen Bereichen der Versorgungssettings der Patient*innen (ambulanter Bereich, voll-, teil-, vor- und nachstationärer Bereich) sowie Rehabilitation und Prävention
- Assistenz und Unterstützung bei fachspezifischen therapeutischen Maßnahmen

- Zusammenarbeit mit allen beteiligten Berufsgruppen
- Wahrnehmung der eigenen beruflichen Belastung, Anwendung von Bewältigungsstrategien
- Mitarbeit bei der Qualitätssicherung

Seit den 1990er Jahren wird die Weiterbildung für Pflegende in der Onkologie zweijährig angeboten (Wecht, 2007).

Aufbau und Struktur der Fachweiterbildung

Aufbau und Struktur der Weiterbildung richten sich in Deutschland entweder nach der Empfehlung der DKG oder nach länderrechtlichen Regelungen (Maiwald 2008; Wecht 2007). Nachfolgend wird die Weiterbildung nach DKG-Empfehlung (DKG 2023a, § 4–8) genauer beleuchtet.

Zur Weiterbildung befähigt sind alle examinierten Pflegefachpersonen der Kranken- und Altenpflege, die bereits mindestens sechs Monate in Vollzeit im Bereich der Onkologie tätig waren. Die modular gestaltete Weiterbildung dauert berufsbegleitend zwei Jahre und beinhaltet theoretische und praktische Anteile. Die verschiedenen Module werden mit Prüfungsleistungen abgeschlossen. Der theoretische Anteil der Weiterbildung umfasst mindestens 720 Stunden und wird wiederum unterteilt in Basis- und Fachmodule. Die genauen Inhalte sind auf der DKG-Homepage einsehbar.

Der Fokus der Fachmodule liegt vor allem auf die Spezialisierung und Erweiterung des fachpraktischen Wissens. Exemplarisch seien hier Nebenwirkungsmanagement, Umgang mit Gefahrstoffen, Mitwirkung bei therapeutischen oder diagnostischen Maßnahmen im internistischen, chirurgischen und strahlentherapeutischen Bereich sowie Beratungs- und Kommunikationstechniken genannt. Ein besonderer Schwerpunkt wird ebenso auf die Pflege im palliativen Setting gelegt. Die Basismodule geben Einblicke in die Pflegewissenschaft, Projektmanagement und in pflegepädagogische Inhalte (DKG 2023c).

Der praktische Anteil umfasst mindestens 1800 Stunden. Die Pflichteinsatzbereiche (1500 Stunden) sind in den Bereichen internistische und chirurgische Onkologie sowie Strahlentherapie abzuleisten. Hinzu kommt ein Einsatz im palliativen Setting, beispielsweise Palliativstation oder Hospiz. Die verbleibenden 300 Stunden können wahlweise in Bereichen abgeleistet werden, die eine spezialisierte onkologische Versorgung sicherstellen, wie z. B. Psychoonkologie, Wundmanagement, Krebsberatungsstellen oder onkologische Rehabilitation (DKG 2023b).

Die Abschlussprüfung gliedert sich in einen mündlichen und praktischen Teil. Nach erfolgreich absolvierten Abschlussprüfungen erhält die Pflegefachperson eine Urkunde, welche das Führen der gesetzlich geschützten Weiterbildungsbezeichnung bestätigt (DKG 2023a, §15–23).

Laut Wecht (2007) sind die erworbenen Abschlüsse in den verschiedenen Bundesländern gleichwertig und werden anerkannt. Es existiert jedoch keine einheitliche Weiterbildungsbezeichnung. »Krankenschwester/-pfleger für die Pflege in der Onkologie« ist die Weiterbildungsbezeichnung der DKG.

Die Weiterbildung nach DKG-Empfehlung erfüllt ebenso die Vorgaben des Basiscurriculums Palliative Care der Bundesarbeitsgemeinschaft Hospiz und der Deutschen Gesellschaft für Palliativmedizin. Dies entsprechen 160 Stunden Theorieanteil kombiniert mit praktischen Anteilen (Wecht 2007).

Die Versorgung onkologischer Patient*innen stellt eine Herausforderung dar: Durch die stetige Weiterentwicklung der Therapien und verändern sich auch die Anforderungen an onkologisch fachweitergebildete Pflegepersonen. Um auf dem neuesten Stand der medizinisch-pflegerischen Kenntnisse zu bleiben, ist es daher erforderlich, das Wissen kontinuierlich zu aktualisieren. Der Betreuungs- und Beratungsbedarf der Patient*innen liegt v. a. im Bereich Symptom- und Nebenwirkungsmanagement und psychosozialer Unterstützung. Des Weiteren wirken onkologische Pflegefachpersonen bei der Zertifizierung von onkologischen Kompetenzzentren maßgeblich mit (Maiwald 2008). Die Relevanz onkologisch weitergebildeter Pflegepersonen wird aus diesen Gründen besonders deutlich.

Die Onkologische Fachkrankenpflege am Beispiel der Sozialstiftung Bamberg

Der nachfolgende Abschnitt soll die Arbeit der onkologisch fachweitergebildeten Pflegefachperson exemplarisch, so wie es an der Sozialstiftung Bamberg (SSB) praktiziert wird, darstellen.

Die Sozialstiftung Bamberg ist ein Krankenhaus der Maximalversorgung mit 1136 Betten (*Deutsches Krankenhaus Verzeichnis* 2023). Derzeit gibt es fünf onkologische Zentren, welche nach DKG-Richtlinien zertifiziert sind. Dazu gehören das Brustzentrum, das gynäkologische Tumorzentrum, das viszeralonkologische Zentrum, das Prostatazentrum und das Zentrum für hämatologische Neoplasien. Alle Zentren stehen unter der Leitung des Onkologischen Zentrums (*Onkologisches Zentrum am Klinikum Bamberg | Sozialstiftung Bamberg* 2023).

Für das gesamte Onkologische Zentrum sind drei zentrale, freigestellte onkologische Pflegefachpersonen stationsübergreifend tätig. Die Hauptaufgabe dieser Pflegefachpersonen ist die onkologische Pflegeberatung.

Pflegekonzept

Die Grundlage des onkologischen sowie auch allgemeinen Pflegekonzeptes an der SSB bildet das Selbstpflegedefizitmodell nach Orem (Orem 1997). Im Vordergrund steht die Fähigkeit des Menschen, die eigene Gesundheit aufrecht zu erhalten. Wird diese Fähigkeit, z. B. durch eine als kritisch eingestufte Situation wie eine Krebserkrankung, beeinträchtigt, so ist es die Aufgabe der onkologischen Pflegeberatung, dieses Ungleichgewicht wieder auszugleichen. Dies kann durch individuelle, bedürfnisgerechte Beratung und Anleitung erfolgen. Um Wissensdefizite im Umgang mit der onkologischen Erkrankung zu beseitigen, werden den Patient*innen zusätzlich zur Beratung Broschüren zur Verfügung gestellt. Des Weiteren erhebt die onkologische Pflegefachperson an der SSB unter Einbezug des Distress-Thermometers[1] den Bedarf an psychoonkologischer Beratung und leitet dies an entsprechende Stelle weiter. Im Sinne eines Case Managements koordiniert und überprüft sie weitere fallbezogene Anforderungen, z. B. Pflegeüberleitung, Ernährungsberatung oder Sozialdienst (Sozialstiftung Bamberg 2023).

Übergeordnetes Ziel ist, dass Patient*innen krankheitsbezogene Defizite kompensieren können und eine Adhärenz zu den Therapiezielen entsteht. Patient*innen sollen sich als gleichberechtigtes Mitglied im Behandlungsteam sehen und selbstwirksam aufkommenden Nebenwirkungen der Therapie begegnen können (Sozialstiftung Bamberg 2023).

---

1 NCCN® (National Comprehensive Cancer Network) (2021). Clinical Practice Guidelines in Oncology, Distress Management. Guidelines for Patients (nccn.org) oder Mehnert, A., Müller, D., Lehmann, C., & Koch, U. (2006). Die deutsche version des NCCN distress-thermometers: Empirische Prüfung eines screening-instruments zur erfassung psychosozialer belastung bei krebspatienten. *Zeitschrift für Psychiatrie, Psychologie und Psychotherapie*, *54*(3), 213–223.

Aufgabenbereiche der onkologischen Pflegeberatung/Fachkrankenpflege

Die betreuende Pflegefachperson fordert konsiliarisch die onkologische Pflegeberatung an. Die zentrale, freigestellte onkologische Pflegefachperson erhält über das Krankenhausinformationssystem eine Benachrichtigung zu den zu beratenden Patient*innen und kann auf die jeweiligen Daten zugreifen. Patient*innen mit einer onkologischen Erkrankung sollten mindestens einmal durch die onkologische Pflegeberatung visitiert werden. Der Betreuungs- und Beratungsbedarf richtet sich dann individuell an den Bedürfnissen der zu Pflegenden aus. Bei Bedarf kann die Beratung auch bei Zugehörigen erfolgen und/oder mit Broschüren gearbeitet werden. Auch der Kontakt zu Selbsthilfegruppen kann hergestellt werden. Beratungsinhalte betreffen v. a. Krankheitsbewältigung, Nebenwirkungsmanagement und psychosoziale Unterstützung. Schnittstellenmanagement des interdisziplinären Teams (Sozialdienst, Seelsorge, Ernährungsberatung, etc.) gehört ebenfalls zu den patient*innenbezogenen Aufgaben. Entlassene Patient*innen mit Beratungsbedarf können sich telefonisch oder per E-Mail bei der onkologischen Pflegeberatung melden. Die verantwortlichen Berufsgruppen werden zeitnah über neue Pflegeprobleme oder Bedürfnisse der Patient*innen informiert. Situationsbezogen nimmt die onkologische Pflegefachperson an Aufklärungsgesprächen zwischen Arzt/Ärztin und Patient*in teil (Sozialstiftung Bamberg 2023).

Zu den mitarbeitendenbezogenen Aufgaben gehören die Praxisanleitung und -begleitung sowie Abnahme von Prüfungen der Fachweiterbildungsteilnehmer*innen. Des Weiteren werden in Zusammenarbeit mit der APN Onkologie onkologische Fortbildungsveranstaltungen für Pflegefachpersonen geplant und durchgeführt (Sozialstiftung Bamberg 2023).

Die onkologische Pflegeberatung erfüllt auch organisatorische Aufgaben. Dazu gehören die Teilnahme an Qualitätszirkeln, Veranstaltungen und Audits der onkologischen Zentren. Um die Zertifizierungsvorgaben zu erfüllen, führt die onkologische Pflegefachperson Pflegevisiten und Fallbesprechungen in allen onkologischen Zentren durch. Patient*innenflyer und -broschüren sowie Pflegestandards werden in regelmäßigen Abständen aktualisiert (Sozialstiftung Bamberg 2023). Dies erfolgt in enger Zusammenarbeit mit der APN Onkologie.

Die onkologische Pflegefachperson ist dazu angehalten, sich regelmäßig fortzubilden. Dies wird in einem Fortbildungsplan festgehalten (Sozialstiftung Bamberg 2023).

Schnittmengen und Abgrenzungen Pflegefachpersonen und APNs

Im letzten Abschnitt sollen nun noch einmal die Gemeinsamkeiten und Unterschiede von onkologisch fachweitergebildeten Pflegefachpersonen und APNs dargestellt werden.

Aus ▸ Tab. 2.1 ist ersichtlich, dass es bei den Aufgabengebieten der beiden Berufsgruppen ähnliche Inhalte und Überschneidungen gibt. In ihrer Tätigkeit lassen sich jedoch unterschiedliche Schwerpunkte erkennen. Während bei den onkologisch fachweitergebildeten Pflegenden das fachpraktische Handeln, Beziehungsgestaltung mit den Patient*innen und Beratung im Vordergrund stehen, sticht die APN vor allem mit ihrem fundierten wissenschaftlichen Hintergrund und dem Vorantreiben der Forschung heraus. Formal gesehen besteht der größte Unterschied in der Qualifikation und in der Art der Ausbildung. Die berufliche Ausbildung hat wesentlich höhere praxisnahe Anteile, der akademische Masterstudiengang beinhaltet viele forschungs- und wissenschaftsbezogene theoretische Inhalte. Beide Berufsgruppen haben

Tab. 2.1: Schnittmengen und Abgrenzungen von Merkmalen der Pflegefachpersonen und APNs (angelehnt am ANP-Modell nach Hamric & Hanson aus Naegele 2019).

Onkologische Fachkrankenpflege	Merkmale (Naegele 2019)	APN Onkologie (Naegele 2019)
Zweijährige berufliche Weiterbildung als examinierte Pflegefachperson oder Altenpfleger*in (DKG 2023a, § 4 Abs. 1, 2023a, § 8 Abs. 1)	Ausbildung	Akademische Ausbildung: Masterabschluss (Ullmann et al. 2011)
Medizinischer Teilbereich, Setting z. B. onkologisches Zentrum	Fachliche Spezialisierung	Bestimmtes Krankheitsbild, Symptom oder Setting
Direkter Patient*innenbezug in allen Versorgungssettings ambulant, vor-, teil-, voll- und nachstationäres sowie rehabilitatives Setting (»DKG-Empfehlung zur Weiterbildung von Krankenpflegepersonen für die Pflege in der Onkologie«, o. J., §1 Abs. 2)	Einsatzort	Direkter Patient*innenbezug mind. 50 %
Mind. 6 Monate vor Beginn der Weiterbildung (DKG 2023a, § 4 Abs. 1c)	Berufserfahrung	Mind. 2 Jahre im zu zertifizierenden Bereich
Pädagogisch-didaktische Kompetenz, Beratungskompetenz (BAGL 2005, S. 2) (Bundesarbeitsgruppe der Leitungen der Weiterbildungsstätten für die Pflege des krebskranken, chronisch kranken Menschen [BAGL])	Guidance & Coaching	Förderung der Selbstmanagementfähigkeiten
Kollegiale Beratung für Mitarbeiter*innen betroffener Stationen (Sozialstiftung Bamberg 2023)	Consultation	Konsultation der APN im multidisziplinären Team bei pflegerischen Fragestellungen
Fachpraktisches Handeln auf Grundlage wissenschaftlicher Erkenntnisse Grundlagen im Bereich Forschungskompetenz, Mitarbeit in Forschungsprojekten (BAGL, 2005, S. 5)	Evidence Based Practice	Transfer wissenschaftlicher Evidenz in die Praxis, wissenschaftliches Arbeiten, Erforschung des eigenen Berufsbildes
professionell: Fachvorträge, Publikationen *systemisch:* berufspolitische Mitarbeit (BAGL 2005, S. 5)	Leadership	*klinisch:* fachliche Führung *professionell:* Publikationen, Dozententätigkeiten *systemisch:* Mitarbeit in Verbänden
Beratung von Mitarbeiter*innen (BAGL 2005,) Koordination von fallbezogenen Leistungen, Unterstützung bei Leitungsaufgaben (BAGL 2005, S. 4)	Collaboration	Zusammenarbeit auf Augenhöhe mit allen anderen Berufsgruppen, z. B. multidisziplinäre Fallbesprechungen oder Projekte
Rechtliche, ethische Kompetenz: Wahrnehmung von Patient*innenbedürfnissen, Stärkung der Patient*innenrechte (BAGL 2005)	Ethical decision making	Initiierung und Moderation von ethischen Fallbesprechungen, Wahrnehmung von ethischen Problemstellungen

jedoch das übergeordnete Ziel, die Versorgung von onkologisch erkrankten Personen zu verbessern und leisten somit ihren Beitrag zur Professionalisierung der Pflege.

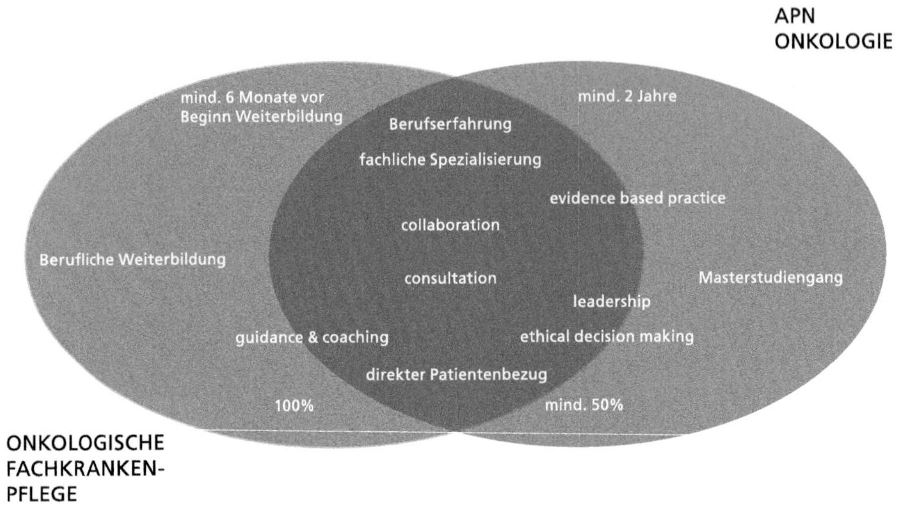

Abb. 2.3: Schnittmengen und Abgrenzungen von onkologischer Fachkrankenpflege und der APN Onkologie an der Sozialstiftung Bamberg (eigene Darstellung).

Die Schnittmengen und Abgrenzungen von onkologischer Fachkrankenpflege und der APN Onkologie an der Sozialstiftung Bamberg werden zusammenfassend in ► Abb. 2.3 noch einmal visualisiert.

Literatur zu Kapitel 2.3.2

BAGL. (2005). *Aufgabenprofil Pflegender mit vertiefter Kompetenz in der Pflege krebskranker Menschen.* https://www.kok-krebsgesellschaft.de/arbeitsgruppen/bagl/

Deutsches Krankenhaus Verzeichnis. (o. J.). Abgerufen 7. Oktober 2023, von https://www.deutsches-krankenhaus-verzeichnis.de/app/portrait/398a81683bad22cb/start

DKG. (2023a). *DKG-Empfehlung zur pflegerischen Fachweiterbildung.* https://www.dkgev.de/fileadmin/default/Mediapool/2_Themen/2.5._Personal_und_Weiterbildung/2.5.11._Aus-_und_Weiterbildung_von_Pflegeberufen/Pflegerische_Weiterbildung/Downloads_ab_04.07.2023/DKG-Empfehlung_pfleg._Fachweiterbildungen.pdf

DKG. (2023b). *Praktische Weiterbildung.* https://www.dkgev.de/fileadmin/default/Mediapool/2_Themen/2.5._Personal_und_Weiterbildung/2.5.11._Aus-_und_Weiterbildung_von_Pflegeberufen/Pflege_in_der_Onkologie/Downloads_ab_04.07.2023/Gegenueberstellung_Praxis_Landesverordnung.pdf

DKG. (2023c). *Theoretische Weiterbildung.* https://www.dkgev.de/fileadmin/default/Mediapool/2_Themen/2.5._Personal_und_Weiterbildung/2.5.11._Aus-_und_Weiterbildung_von_Pflegeberufen/Pflege_in_der_Onkologie/Downloads_ab_04.07.2023/Gegenueberstellung_Theorie_Landesverordnung.pdf

DKG-Empfehlung zur Weiterbildung von Krankenpflegepersonen für die Pflege in der Onkologie. (o. J.). *Weiterbildung Onkologie.* https://www.kok-krebsgesellschaft.de/wp-content/uploads/2015/07/dkg_empfehlungen_onkologie.pdf

Faithfull, S. (Hrsg.). (2005). *Aufbau-Lehrplan für Pflegekräfte in der Onkologie von EONS* (3. Aufl.). https://www.kok-krebsgesellschaft.de/wp-content/uploads/2015/07/eons_aufbau_lehrplan.pdf

Maiwald, A. (2008). Weiterbildung Pflege in der Onkologie. In R. Bäumer & A. Maiwald (Hrsg.), *Thiemes onkologische Pflege: 56 Tabellen; [mit 49 Filmen auf DVD]* (S. 4–6). Thieme.

Naegele. (2019). Woran erkenne ich eine Advanced Practice Nurse? *Onkologische Pflege*, *9*(1), 44–48. https://doi.org/10.4486/j.op.2019.01.06

Onkologisches Zentrum am Klinikum Bamberg | Sozialstiftung Bamberg. (o. J.). Abgerufen 7. Oktober 2023, von https://www.sozialstiftung-bamberg.de/klinikum-bamberg/kliniken-und-experten/onkologisches-zentrum/

Orem, D. E. (1997). *Strukturkonzepte der Pflegepraxis.* Ullstein Mosby.

Sozialstiftung Bamberg. (2023). *Pflegekonzept der Onkologischen Fachpflege* [Internes Dokument].

Ullmann, P., Thissen, K., Ullmann, B., Schwerdt, R., Haynert, H., Grissom, B., Keogh, J., Lehwaldt, D., Schmitte, H., Merki, D., Haider, A. Z., Platt, P., Williams, D., Maier, R., & Holzknecht, A. (2011). *Positionspapier Deutschland. »Die kopernikanische Wende« Advanced Practice Nursing Advanced Nursing Practice Advanced Practice Nurse.* https://dnapn.de/wp-content/uploads/2023/02/Positionspapier-Deutschland.pdf

Wecht, D. (2007). Fachweiterbildung für Pflegekräfte in der Onkologie. 5, 62–63.

3 APN Onkologie aus Sicht der Pflegewissenschaft

3.1 ANP-Studiengänge in Deutschland – Entwicklung, Herausforderungen und Perspektiven

Annette Meussling-Sentpali

In diesem Beitrag soll die Geschichte von ANP-Studiengängen nachgezeichnet, das derzeitige Studienangebot beschrieben und die Entwicklung in Deutschland kritisch hinterfragt werden. Es kann als bekannt vorausgesetzt werden, dass die Entwicklung der Pflegewissenschaft und die Akademisierung in Deutschland vergleichsweise spät eingesetzt hat. Liest man bspw. die Würdigungen der kürzlich verstorbenen ersten Professorin für Pflegewissenschaft Ruth Schröck, wird noch einmal deutlich, wie langsam und zögerlich und nur durch das hohe Engagement einzelner Pionierinnen hierzulande Studienangebote und Forschungsstrukturen entstanden. Während in den Vereinigten Staaten die erste Professorin für Pflege 1907 berufen wurde, gab es in der Bundesrepublik den ersten Studiengang 1991 und 1995 wurde das erste universitäre pflegewissenschaftliche Institut gegründet (Bartholomeyczik 2014). Nur an der Humboldt-Universität Berlin und der Martin-Luther-Universität Halle gab es bereits lange vor der Wiedervereinigung Studiengänge für Medizinpädagogik und in Berlin war es möglich, den Abschluss »Diplom-Krankenschwester (univ.)« zu erwerben. Als Vorreiter*innen in den alten Bundesländern, bzw. in Deutschland sind neben der FH Osnabrück die privaten Hochschulen in kirchlicher Trägerschaft und die Universität Witten-Herdecke zu nennen. Allerdings waren diese Pflegestudiengänge überwiegend an Fachhochschulen angesiedelt und qualifizierten zunächst hauptsächlich für das Pflegemanagement, später auch in Pflegepädagogik. Bemerkenswert ist insbesondere, dass sich diese ersten Akademisierungsmöglichkeiten an erfahrene Pflegekräfte richteten, die sich über einen oft berufsbegleitenden weiterbildenden Studiengang für das Management qualifizierten. Vermutlich liegt hier eine der Ursachen dafür, dass noch heute häufig unterstellt wird, ein Pflegestudium befähige automatisch zu Führungsaufgaben und dies sei die einzige Möglichkeit für einen beruflichen Aufstieg in der Pflege. Sabine Bartholomeyczik beschreibt 2014, dass Pflegewissenschaftler*innen »Überzeugungsarbeit gegenüber der Praxis leisten müssen« und »insbesondere in der Anfangszeit der Etablierung von Pflegewissenschaft und -forschung in der Praxis eine Abwehrhaltung existierte« (Bartholomeyczik 2014). Diese Abwehrhaltung – oder zumindest Zurückhaltung – der (Pflege-) Praxis gegenüber einer akademischen Pflegeausbildung, die die pflegerische Versorgung fokussiert, existiert nach wie vor und beeinfluss m. E. auch die Etablierung von Masterstudiengängen in klinischer Pflege.

Insgesamt hat die Zahl der Pflegestudiengänge seitdem einen enormen Zuwachs erfahren und es kann mit sehr unterschiedlichen Schwerpunktsetzungen und Formaten studiert werden. Wegen der Heterogenität in Ausrichtung und Benennung der Studiengänge ist es fast unmöglich, einen Überblick über alle Pflege- oder pflegeverwandten Studiengänge zu gewinnen. Friesacher unterscheidet zwischen pädagogisch ausgerichteten, die sowohl an Universitäten wie auch Fachhochschulen angesiedelt sind, Managementstudiengängen, die sich fast ausschließlich an Fachhochschulen finden und (wenigen) Studiengängen, die explizit auf Pflegewissenschaft und Pflegeforschung ausgerichtet sind (Friesacher 2014). Durch die Unterrepräsentanz von universitären Angeboten wird noch immer eine umfassende Akademisierung erschwert, es fehlt an Wissenschaftsentwicklung, einer Forschungsinfrastruktur und der Förderung von wissenschaftlichem Nachwuchs z.B. durch Promotionsmöglichkeiten (Friesacher 2014).

Selbst durch die Bologna-Reform bleibt diese Struktur weitgehend erhalten und verändert sich nur sehr langsam hin zu einem für die Akademisierung ausreichenden universitären Angebot von Forschungsinstituten und Promotionsmöglichkeiten. Ein Rückschlag für die Entwicklung der Pflegewissenschaft in Deutschland war die Schließung der ersten pflegewissenschaftlichen Fakultät an der Philosophisch-theologischen Hochschule Vallendar (jetzt Vinzenz Pallotti University).

Mit dem beginnenden Bologna-Prozess zeichnete sich ab, dass die international in der Pflege üblichen Bachelor- und Masterabschlüsse auch in Deutschland umgesetzt und entsprechende Studiengänge entwickelt werden müssen. Die Diplomstudiengänge wurden eingestellt und es entstanden ausbildungsintegrierende, ausbildungsbegleitende, berufsbegleitende und seit einigen Jahren auch primärqualifizierende Bachelorstudiengänge in Pflege.

Bereits 2006 forderten Stemmer und Dorschner in einem Positionspapier der Deutschen Gesellschaft für Pflegewissenschaft (DGP), den Bachelor als ersten berufsqualifizierenden Abschluss einzusetzen und mit ihm gleichzeitig die Erlaubnis zur Führung der Berufsbezeichnung zu erwerben (Stemmer & Dorschner 2006). Für Studiengänge auf Masterniveau wurde es als zwingend notwendig angesehen, das Angebot pflegewissenschaftlicher Studiengänge deutlich zu erweitern und insbesondere klinische Pflege-Spezialist*innen auf Masterniveau auszubilden (Stemmer & Dorschner 2006). Diese hochqualifizierten Pflegepersonen mit Wissenschafts- und Forschungsexpertise haben ihre Aufgabenfelder in der direkten pflegerischen Versorgung der verschiedenen Settings analog zu den im angelsächsischen Raum bereits etablierten Advanced Practice Nurses (APNs), bzw. Nurse Practicioners oder Clinical Nurses Specialists. Das zugrunde liegende Konzept Advanced Nursing Practice (APN) wurde in Deutschland rezipiert und auf der Basis von internationalen Erfahrungen und Forschungsergebnissen auf Masterebene verortet. Zwar lassen sich auch einzelne ANP-Studiengänge auf Bachelorniveau finden, was allerdings der Systematik einer Akademisierung für die direkte pflegerische Patient*innenversorgung widerspricht. Die im Deutschen Netzwerk APN & ANP g. e.V. (DNAPN) mitarbeitenden Hochschulen antizipierten die aktuellen Gesundheitsanforderungen und orientierten sich bei der Studiengangentwicklung an der international etablierten Definition von ANP als erweiterter und vertiefter Pflege auf Masterniveau und den für diese Rolle zu erwerbenden Kompetenzen. Es entstanden die ersten Studiengänge 2007 an der Ernst-Abbe-Fachhochschule Jena und 2010 an der University of Applied Sciences in Frankfurt am Main (Katholischer Pflegeverband e.V. 2013).

Inzwischen stehen Absolvent*innen von Bachelorstudiengängen eine Vielzahl von Masterangeboten zur Verfügung. Als grobes Raster bietet es sich auch hier an, zwischen Masterstudiengängen in Pädagogik (bzw. Lehramt), in Gesundheits- und Pflegemanagement, in Gesundheitswissenschaften wie bspw. Public Health oder Gesundheitsförderung und pflegewissenschaftlichen Masterstudiengängen zu unterscheiden. Im Folgenden wird sich auf die pflegewissenschaftlich angelegten Studiengänge fokussiert und hierbei werden die ANP-Studiengänge als pflegewissenschaftlich, bezogen auf eine erweiterte klinische Praxis, verstanden.

Diese Studiengänge qualifizieren zur Tätigkeit als Pflegeexpert*innen M. Sc. Mit pflegewissenschaftlicher und klinischer Expertise, die über Forschungskompetenzen verfügen und für die im Anschluss eine Promotion (bestenfalls in Pflegewissenschaft) möglich ist. Als konsekutives Angebot ist das die folgerichtige Weiterführung der akademischen Bildung nach dem grundständigen (bzw. ausbildungsintegrierenden oder berufsbegleitenden) Bachelorstudium. Aufbauend auf den Pflege-Bachelor ist ein Lehramtsstudium oder ein Master of Business Administration prinzipiell ebenfalls möglich, wäre allerdings nicht die konsekutive Fortführung des Studiums, sondern ein Weg, der in die berufsschulische Lehre oder das Management einmündet und nicht für eine erweiterte klinische Pflege qualifiziert.

Um die Professionalisierung der Pflege voranzutreiben, ist eine Akademisierung von Pflegepersonen in der direkten pflegerischen Praxis unabdingbar; die große Heterogenität an Studiengängen mit einem mehr oder weniger starken Bezug zur Pflege stellt allerdings eher ein Hemmnis dar. Ebenso kritisch zu sehen sind Studiengänge, die eine (scheinbare) Aufwertung der Pflege intendieren, indem eine medizinische oder betriebswirtschaftliche Ausrichtung »aus der Pflegepraxis heraus« zu »Hilfsärzt*innen« oder »Krankenhausbetriebswirt*innen« führt. Einen möglichen Orientierungsrahmen für pflegewissenschaftlich/pflegepraktisch qualifizierende Studiengänge kann das von der DGP entwickelte Kerncurriculum Pflegewissenschaft geben (Hülsken-Giesler et al. 2010). Das Kerncurriculum hat mit der Formulierung eines »Minimum[s] an inhaltlichen Essentials« (ebd. S. 218) und seinem Empfehlungscharakter allerdings die Funktion, nur einen Rahmen zu bieten; die inhaltliche Ausrichtung muss bei der Entwicklung der Studiengänge präzisiert werden. Für ANP-Masterstudiengänge ergeben sich deshalb grundlegende Fragestellungen, die z. T. kontrovers diskutiert werden und einer weiteren Auseinandersetzung bedürfen.

Was unterscheidet einen Master in Pflegewissenschaft von einem ANP-Master?

Im APN-Kompetenzmodell von Hamric und Hanson, das als Blaupause für das Verständnis von ANP anzusehen ist, steht im Vordergrund die direkte klinische Praxis. Coaching und Beratung, Führung, Konsultation und Forschung stellen weitere Kernkompetenz von APN dar (Tracy et al. 2023). Die in der Akademischen Fachgesellschaft (AFG) Süd des DNAPN verorteten Hochschulen München, Regensburg und Nürnberg orientieren sich in ihren Masterstudiengängen bei Qualifizierung der Studierenden zur APN an Hamric und Hanson und der Definition des ICN:

> *»An Advanced Practice Nurse (APN) is a generalist or specialised nurse who has acquired, through additional graduate education (minimum of a master's degree), the expert knowledge base, complex decision-making skills and clinical competencies for Advanced Nursing Practice, the characteristics of which are shaped by the context in which they are credentialed to practice (adapted from ICN, 2008). The two most commonly identified APN roles are CNS and NP.«*
> (International Council of Nurses 2020).

Der Deutsche Berufsverband für Pflegeberufe (DBfK) bezieht sich in seinem Positionspapier ebenfalls auf den ICN und formuliert Kennzeichen von ANP in Bezug auf die Ausbildung, die Pflegepraxis und die Regulationsmechanismen (Deutscher Berufsverband für Pflegeberufe [DBfK] 2013). Beispielhaft greife ich einige dieser Kennzeichen heraus:

> *»Forschung, Studium und klinisches Management werden verbunden, Case Management, anerkannte und ausgeprägte klinische Kompetenzen, Anerkennung als erste Anlaufstelle im Gesundheitswesen, ein formales Lizensierungs-Registrierungs-Zertifizierungs- oder Anerkennungsprogramm, das Recht, eine Diagnose zu stellen, Medikamente und Behandlung zu verordnen, Einweisungen und Überweisungen zu veranlassen, Titelschutz, eine spezifische, die APN betreffende Gesetzgebung«* (Deutscher Berufsverband für Pflegeberufe [DBfK] 2013).

Diese Kompetenzen von APN sind der (erweiterten) Pflegepraxis zuzuordnen und determinieren die Inhalte des ANP-Studiums. Die Ausrichtung auf die klinische Pflege und ein starker Praxisbezug unterscheiden ANP-Studiengänge somit von Studiengängen in Pflegewissenschaft, die auf wissenschaftliche Tätigkeiten ohne das Ziel der Patient*innenversorgung abzielen. Auch wenn die ANP-Rollen international unterschiedlich ausgestaltet werden, lassen sich aus dem Anforderungsprofil die Charakteristika von ANP-Studiengängen ableiten. Gleichzeitig werden für die Ausgestaltung in Deutschland weitere Fragen aufgeworfen.

Sollte ein Masterstudium auf spezifische Problemlagen, Diagnosen oder Settings ausgerichtet sein und werden dadurch die Fachweiterbildungen ersetzt?

Eine APN wird meist als »spezialisiert« charakterisiert, was für eine autonome, eigenverantwortliche Tätigkeit mit Expert*innenwissen für spezifische Problemlagen oder Versorgungsbereiche Voraussetzung ist. Die bayerischen Hochschulen führten zunächst eine Bedarfsanalyse durch und entschieden sich für Ausrichtungen, die in Deutschland noch nicht angeboten wurden und sowohl vertiefte pflegewissenschaftliche Inhalte integrieren, wie auch für ein konkretes Setting qualifizieren. In München wurde sich auf der Basis einer breit angelegten Vorstudie für einen ANP-Master Rehabilitation und Prävention von Pflegebedürftigkeit entschieden (Boldt et al. 2017). Der gemeinsame Studiengang der Ostbayerischen Hochschule Regensburg und der Evangelischen Hochschule Nürnberg startete aufgrund der Bedarfe in Kliniken der Region mit den Schwerpunkten Akutpflege und Psychiatrische Pflege. Der Schwerpunkt Psychiatrische Pflege wurde, anders als erwartet, von Beginn an nur wenig nachgefragt, während der in Nürnberg angebotene Akutpflege-Schwerpunkt sehr gut angenommen wurde. Aufgrund dessen und in Anbetracht aktueller gesellschaftlicher und gesundheitspolitischer Herausforderungen können seit 2024 in diesem Studiengang Wahlpflichtmodule zu Akutpflege, Community Health Nursing und Pädiatrischer Pflege gewählt werden, psychiatrische Pflege wird nicht mehr angeboten.

Die Fachweiterbildungen erachten wir im derzeitigen Pflegebildungssystem als unverzichtbar, sie stellen weder eine Konkurrenz noch einen Ersatz für die Masterqualifikation dar. Die Erfahrung zeigte, dass besonders in den ersten Jahrgängen ein hoher Anteil der Masterstudierenden bereits über eine Fachweiterbildung verfügte. Vermutlich werden weniger dieser Pflegepersonen das Studium beginnen, je mehr Bachelor-Absolvent*innen aus den primärqualifizierenden Pflege-Studiengängen direkt ein Masterstudium anschließen.

Als problematisch ist zu sehen, dass ein klinisch ausgerichteter Pflege-Masterstudiengang nach derzeit geltendem Recht für die Ausübung heilkundlicher Aufgaben nach SGB V § 64 unzureichend ist und eine Zusatzqualifikation zu erwerben ist. Anrechnungsmöglichkeiten sind bisher nicht vorgesehen und akademisch ausgebildete Pflegeexpert*innen müssen zusätzliche Kompetenzen erwerben, wie sie in den Modulen nach § 14 PflBG beschrieben werden[2] (Bundesinstitut für Berufsbildung 2022).

Der Pflege-Master als weiterbildendes und gebührenpflichtiges Studium – Ist-Stand und Perspektiven

Das Angebot an ANP-Studiengängen mit den o. g. Charakteristika ist im deutschsprachigen Raum bisher recht übersichtlich. Ohne Anspruch auf Vollständigkeit und aufgrund einer oberflächlichen Recherche nach explizit als ANP-Master ausgewiesenen oder am ANP-Modell orientierten Studiengängen ergibt sich für Deutschland folgendes Bild:

Es werden ca. 10 berufsbegleitende Masterstudiengänge von Hochschulen für angewandte Wissenschaften angeboten (Hochschule für Angewandte Wissenschaften (HAW) Hamburg, Ernst-Abbe-Hochschule Jena, Hochschule Bielefeld, Hochschule für Gesundheit (HSG) Bochum, Akkon Hochschule Berlin, Hochschule München (konsekutiv berufsbegleitend), Duale Hochschule Baden-Württemberg, Evangelische Hochschule Dresden (Community Health Nursing), Katholische Stiftungshochschule München (Community Health Nursing)).

Konsekutiv und in Vollzeit kann ein ANP-Master an der University of Applied Sciences (UAS) Frankfurt a. Main, den Universitäten Freiburg, Universität Witten Herdecke (Community Health Nursing[3]) und der OTH Regensburg und EvHN Nürnberg (in Kooperation) studiert werden.

An der Universität Oldenburg (gefördert vom BMBF) und der Hochschule Münster befinden sich Studiengänge in Erprobung, bzw. Entwicklung.

Weitere Studienangebote sind in Österreich und der Schweiz vorhanden.

Obwohl die meisten deutschen Studiengänge von staatlichen Hochschulen angeboten werden, kann von den genannten nur in Jena, Frankfurt a. Main und Regensburg/Nürnberg ohne Studiengebühren studiert werden. Zwar lässt sich dieser Befund auf das Hochschulrecht der einzelnen Bundesländer zurückführen, das Studiengänge mit hohen Praxisanteilen nur berufsbegleitend und gebührenpflichtig zulässt. Trotzdem scheint in der Pflege noch immer kein »normaler« akademischer Werdegang analog zu anderen Disziplinen üblich oder möglich zu sein. In den Geistes- oder Ingenieurwissenschaften ist es selbstverständlich, an den Bachelor einen staatlich finanzierten Master anzuschließen. Wenn wir einerseits einen massiven quantitativen und qualitativen Personalmangel in der Pflege haben, andererseits die Bachelorstudierenden sich bis vor kurzem über BAFöG, Studienkredite oder Stipendien finanzieren mussten und ein Masterstudium in der Pflege gebührenpflichtig ist, während die Studierenden in der Pflegepraxis arbeiten, muss das als skandalös bezeichnet werden. Die Forderung der Deutschen Gesellschaft für Pflegewissenschaft, klinische Pflege-Spezialisten auf Masterniveau auszubilden, ist also nach fast 20 Jahren nur ansatzweise eingelöst. Politik, Pflegewissenschaft, Berufsvertreter*innen und Hochschulvertreter*innen sollten im Sinne der Patient*innenversorgung und ihrer gesellschaftlichen Verantwortung beharrlich weiter daran arbeiten, dass die akademische Ausbildung auf allen Qualifikationsebenen vorangetrieben und letztendlich zum »Normalfall« wird.

2 Vgl. hierzu ausführlich Büscher (2023).
3 Alle drei Studiengänge CHN werden gefördert von der Robert-Bosch-Stiftung, dem DBfK und der Agnes-Karll-Gesellschaft.

Literatur zu Kap. 3.1.

Bartholomeyczik, S. (2014). Pflegeforschung: Entwicklung, Themenstellungen und Perspektiven. In D. Schaeffer & K. Wingenfeld (Hrsg.), Handbuch Pflegewissenschaft: Studienausgabe (S. 67–94). Beltz.

Boldt, C., Büker, C. & Fraunhofer, A. (2017). Gesundheitsanforderungen antizipieren. In S. Pohlmann, G. Vierzigmann & T. Doyé (Hrsg.), Weiter denken durch wissenschaftliche Weiterbildung (S. 241–277). Springer Fachmedien Wiesbaden. https://doi.org/10.1007/978-3-658-15470-7_7

Bundesinstitut für Berufsbildung (Hrsg.). (2022). Standardisierte Module zum Erwerb erweiterter Kompetenzen zur Ausübung heilkundlicher Aufgaben.

Büscher, A. (2023). Heilkundeübertragung nach § 64d SGB V. Pflege und Gesellschaft, 28(2), 181–186.

Deutscher Berufsverband für Pflegeberufe (Hrsg.). (2013). Advanced Nursing Practice: Pflegerische Expertise für eine leistungsfähige Gesundheitsversorgung.

Friesacher, H. (2014). Studienmöglichkeiten in der Pflege. Im OP, 4(01), 34–44. https://doi.org/10.1055/s-0033-1363323

Hülsken-Giesler, M., Brinker-Meyendriesch, E., Keogh, J., Muths, S., Sieger, M., Stemmer, R., Stöcker, G. & Walter, A. (2010). Kerncuricculum Pflegewissenschaft für pflegebezogene Studiengänge – eine Initiative zur Weiterentwicklung der hocschulischen Pflegebildung in Deutschland. Pflege und Gesellschaft, 15(3).

International Council of Nurses. (2020). GUIDELINES ON ADVANCED PRACTICE NURSING. https://www.icn.ch/who-we-are/npapn-network

Katholischer Pflegeverband e.V. (2013). Stellungnahme zu »Advanced Nursing Practice in Deutschland, Ötsrreich und der Schweiz. Eine Positionierung von DBfK, ÖGKV und SBK (2012)«.

Stemmer, R. & Dorschner, S. (2006). Positionspapier der Deutschen Gesellschaft für Pflegewissenschaft zu ausgewählten Aspekten der Umstrukturierung von pflegebezogenen Studiengängen zu Bachelor- und Masterstudienangeboten aus pflegewissenschaftlicher Sicht. Deutsche Gesellschaft für Pflegewissenschaft. Sektion Hochschullehre.

Tracy, M. F., O'Grady, E. T. & Phillips, S. J. (2023). Hamric & Hanson's advanced practice nursing: An integrative approach (edition 7). Elsevier.

3.2 APN-Studiengänge,-Verbände und -Netzwerkarbeit in Österreich

Irmela Gnass & Nadja Nestler

Wie in vielen Staaten weltweit steigt die Anzahl älterer Menschen und der Personen mit chronischen Erkrankungen und Multimorbidität auch in Österreich. Rund 92 % der Todesfälle sind hier durch chronische Erkrankungen bedingt (Weltgesundheitsorganisation, 2018), wobei im Jahr 2019 die ischämische Herzerkrankung die führende Todesursache darstellte. Zudem waren 40 % aller Todesfälle verhaltensbedingt (OECD/European Observatory on Health Systems and Policies 2019). Insbesondere sind hier ein über dem Durchschnitt der EU befindlicher Tabak- wie Alkoholkonsum zu nennen (OECD/European Observatory on Health Systems and Policies 2019). Zudem belegen auch die Daten zur Gesundheitskompetenz, dass Menschen mit geringem sozialen Status, niedrigem Bildungsabschluss, chronischer Erkrankung und ältere Menschen Probleme haben gesundheitsrelevante Informationen zu finden, diese zu verstehen sowie daraus für sie relevante Gesundheitsentscheidungen abzuleiten (Greibler et al. 2021). Es ist eine Zunahme von Menschen mit langfristig erhöhtem Unterstützungsbedarf zu beobachten, welche auch in Österreich einem sich abzeichnenden Defizit einer medizinischen Primärversorgung, durch einem Mangel an Allgemeinärzt*innen gegenüberstehen. Zwar liegt die Rate der Ärzt*innen insgesamt in Österreich über dem EU Durchschnitt, jedoch ist der Anteil der Allgemeinmediziner*innen in den letzten Jahren kontinuierlich gesunken und stellt mit 14% einen der niedrigsten Anteile in der EU dar (OECD/European Observatory on Health Systems and Policies 2019). Gleichzeitig besteht auch zunehmend ein Mangel an Pflegepersonen, da immer weniger Menschen den Beruf unter den gegebenen Bedingungen ausüben möchten. Ca. 42.000 Personen werden zudem aufgrund von Pensionierungen bis zum Jahr 2030 nicht mehr zur Verfügung stehen. Das Bundesministerium Soziales, Gesundheit, Pflege und Konsumentenschutz (BMSGPK 2024a) geht von insgesamt 76.000 fehlenden diplomierten Gesundheits- und Krankenpflegepersonen bis zum Jahr 2030 aus. Daher wird auch in Österreich ein Umbau des Gesundheitssystems mit Um- bzw. Neuverteilung der Aufgaben zwischen den Berufsgruppen gefordert, um nicht zuletzt eine Attraktivitätssteigerung des Pflegeberufes zu schaffen und die Versorgung der Bevölkerung in Zukunft sicherstellen zu können (Leonie-Scheiber & Neumann-Ponesch 2024). Dies kann nur gelingen, wenn die einzelnen Berufsgruppen Aufgaben entsprechend ihrer Kompetenzen übernehmen, sodass eine möglichst effektive und effiziente und vor allem sichere Patient*innenversorgung erfolgen kann sowie Präventionsaufgaben zur Vermeidung von Krankheit und Pflegebedürftigkeit sinnvoll stattfinden. Hierzu wird ein entsprechender Anteil akademisch qualifizierter Pflegepersonen gefordert, da internationale Untersuchungen zeigen, dass die Patient*innensicherheit steigt, je höher der Anteil akademisch qualifizierter Pflegepersonen ist (Leonie-Scheiber 2020).

Eine entscheidende Veränderung ist in Österreich durch eine Novelle des Krankenpflegegesetzes 2016 erfolgt, durch welche die grundständige Ausbildung von diplomierten Gesundheits- und Krankenpflegenden auf Bachelorniveau an Fachhochschulen beschlossen wurde. Diese akademische Ausbildung von Pflegefachpersonen gilt verbindlich seit 2024 (GuKG 2024). Damit wurde ein erster Schritt hin zu einer Attraktivitätssteigerung sowie ein Angleich an internationale Ausbildungen geschaffen und die Basis für weitergehende Ausbildungen von pflegerischen Expert*innen auf Masterniveau ermöglicht.

ANP in Österreich

Seit ca. 15 Jahren sind auch in Österreich Aktivitäten von unterschiedlichen pflegerischen Expert*innen zu verzeichnen, die sich um eine Etablierung von APNs bemühen. 2013 wurde das erste Mal in einer gemeinsamen Position des Deutschen Berufsverbandes für Pflegeberufe (DBfK) e.V., dem Österreichischen Gesundheits- und Krankenpflegeverband (ÖGKV) und dem Schweizer Berufsverband für Pflegefachpersonal (SBK) herausgegeben, in der APN als pflegerische Expert*innen mit »Expertenwissen, Fähigkeiten zur Entscheidungsfindung bei komplexen Sachverhalten und klinische(n) Kompetenzen für eine erweiterte pflegerische Praxis« (DBfK e.V., ÖGKV, SBK 2013, S. 2) beschrieben wurden. Dabei wird ein absolviertes konsekutives Masterstudium als Grundlage betrachtet (DBfK e.V., ÖGKV, SBK 2013). In Österreich erschien 2014 die zweite Auflage des Advanced Nursing Practice (ANP)- Positionspapiers Österreich in Anlehnung an den International Council of Nurses (ICN), in dem die Charakteristika einer APN beschrieben sind. Diese sind ausgewiesen als Spezialisierung, Erweiterung und Fortschritt, wobei die vertiefte klinische Praxiskompetenz im Sinne einer Spezialisierung auf eine Krankheit, einer

Altersgruppe sowie ein Phänomen und ein Setting verstanden wurde (Neumann-Ponisch & Leonie-Scheiber 2019). In Österreich wie auch international orientierte man sich an Hamrics Modell zum Advanced Practice Nursing (Leoni-Scheiber & Neumann-Ponesch 2024), welches zentral die Kernkompetenzen von APNs beschreibt und sie als diejenigen ausweist, die Patient*innen betreuen, die einen speziellen Pflege- und Versorgungsbedarf aufweisen (Glarcher & Eßl-Maurer 2023).

APNs werden bisher zumeist in Kliniken in Expert*innenfunktionen, bezogen auf unterschiedliche Pflegephänomene oder Krankheitsbilder, eingesetzt. Insbesondere ist ihre Aufgabe die Begleitung von akut wie auch chronisch erkrankten Menschen oder die Verminderung des Auftretens bestimmter Pflegephänomene wie einem Delir, einer chronischen Wunde oder auch einem Sturzereignis. In der stationären Langzeitpflege sind APNs bisher lediglich vereinzelt anzutreffen. Eine weitere Verortung im ambulanten bzw. extramuralen Raum ist unklar. Gleichwohl gibt es ein bundesweites Projekt »Community Nursing«, das in 116 Gemeinden verortet ist (BMSGPK 2024b). Das Ziel ist ein niederschwelliges, bedarfsorientiertes und bevölkerungsnahes Angebot auf Gemeindeebene. Hierbei werden präventive Hausbesuche für Menschen ab einem Alter von 75 Jahren umgesetzt. Vereinzelt sind in diesem Projekt APNs eingesetzt, zumeist sind aber Diplomierte Gesundheits- und Krankenpflegende in dem Projekt verortet, die eine fachschulische oder Bachelorausbildung absolviert haben (BMSGPK 2024b).

Studiengänge zu ANP in Österreich

In Österreich gibt es bisher keine einheitliche rechtliche Regelung zur Ausbildung von APNs.

Grundlegend soll eine solche Ausbildung auf Hochschulniveau erfolgen, wobei auf Empfehlung des APN Forums in Österreich das APN Studium mindestens 90 ECTS aufweisen soll und 40% der Ausbildung in einem »klinischen Fach« im Sinne der Spezialisierung erfolgen sollen (Neumann-Ponisch & Leonie-Scheiber 2019). Dabei wird hier eine Spezialisierung über Populationsschwerpunkte präferiert, um eine ausreichende Spezialisierung zu erreichen (Neumann-Ponisch & Leonie-Scheiber 2019). In der Vergangenheit gab es das Angebot sogenannter Weiterbildungsmasterstudiengänge, die in der Regel 90 ECTS umfassten und auch von Personen absolviert werden konnten, die keine vorherige Bachelorausbildung durchlaufen haben. Ein Bachelorstudium mit 180 ECTS ist mittlerweile Voraussetzung für ein Masterstudium ANP.

Zurzeit werden sechs Masterstudiengänge ANP in Österreich angeboten, die an Fachhochschulen oder Universitäten verortet sind und berufsbegleitend stattfinden (studieren.at). Der Studienumfang beträgt dabei vier Semester. Fünf Standorte bieten Studiengänge mit 120 ECTS an, ein Studiengang einer Fachhochschule umfasst 90 ECTS (▶ Tab. 3.1). Dieser 90 ECTS umfassende Master setzt als einziger nicht zwingend ein abgeschlossenes Bachelorstudium voraus und wird weiterhin als Weiterbildungsmaster angebiten.

Alle Studiengänge werden als Präsenz- oder als Kombination aus Fern- und Präsenzstudium angeboten (▶ Tab. 3.1). Damit liegt der Umfang der meisten Angebote 30 ECTS über dem erst 2019 geforderten Umfang von 90 ECTS, was auf die Etablierung konsekutiver Masterstudiengänge zurückzuführen ist.

Auffallend ist eine unterschiedliche Schwerpunktsetzung aller Studiengänge, wobei die erweiterte pflegerische Handlungskompetenz allen gemein ist (▶ Tab. 3.1). Die Studiengänge variieren in Bezug auf den Umfang der einzelnen Anteile, insbesondere hinsichtlich der Vermittlung von wissenschaftlicher Methodik, wie aus den Informationen der Hochschulen hervorgeht (IMC Krems University of Applied Science 2024; Paracelsus Medizinische Privatuniversität 2024; Tiroler Privatuniversität UMIT TIROL 2024; FH Campus Wien 2024). Auch gibt es in drei Angeboten der Fachhochschulen eine eindeutige Ausrichtung auf die Primärversorgung an der IMC Krems und der FH Kärnten sowie dem Schwerpunkt Pflegemanagement an der Fachhochschule Campus Wien (IMC Krems University of Applied Science 2024; FH Campus Wien 2024).

Eine Ausrichtung auf die Versorgung von Menschen mit Tumorerkrankungen ist aus den Darstellungen der Hochschulen nicht zu erkennen. Jedoch lässt sich dies aufgrund der Vermittlung spezieller Kompetenzen für unterschiedliche Pflegesettings vermuten.

Verbände und Netzwerkarbeit in Österreich

In Österreich wurde 2012 die Austrian Association of Advanced Nursing Practice (AAANP) gegründet, um die Einführung und die weitere Entwicklung der APN Rolle zu fördern (Glarcher & Lex 2020). Diese ist inzwischen in die Bundesarbeitsgemeinschaft (BAG) Advanced Practice Nurses des Österreichischen Gesundheits- und Krankenpflegeverbandes (ÖGKV), dem Pflegeberufsverband, übergegangen (ÖGKV 2024). Die BAG hat das Ziel der Entwicklung und Unterstützung berufsrechtlicher Grundlagen für APNs in Österreich, die es bisher nicht gibt, so dass APNs lediglich auf der Grundlage des Gesundheits- und Krankenpflegegesetztes (GuGK) agieren können. Damit sind erweiterte Handlungskompetenzen nicht oder nicht ausreichend abgebildet. Es gilt also aus Sicht der BAG die Interessen der APNs in Österreich zu vertreten und als Anlaufstelle für diese zu fungieren, da sie weiterhin in einer Pionierinnenrolle erlebt werden. Auch soll eine Evidence-Grundlage für Argumentationen zur Etablierung passender Rahmenbedingungen für APNs in Österreich geschaffen werden (ÖGKV 2024). Damit einher gehen drei zentrale Themenbereiche, die bearbeitet werden:

- Förderung der Spezialisierung professionaler Pflege in Österreich
- Vernetzung und Austausch von APNs
- Wissensvermittlung und (Weiter)-entwicklung von ANP in Österreich (ÖGKV 2024)

Auffallend bei der Betrachtung der Mitglieder der BAG ist eine Zusammensetzung der Gruppe aus Master- als auch Bachelorabsolvent*innen. Es handelt sich um Personen, die Expert*innen für unterschiedliche Pflegephänomene sind, allerdings zeigt die heterogene Ausbildungsstruktur, und dass nur teilweise Masterabsolvent*innen als APNs praktizieren, dass sich APN in Österreich noch in der Aufbauphase befindet. Bisher konnten nicht alle APN Funktionen auch mit auf Masterniveau ausgebildeten Pflegepersonen besetzt werden.

Ein weiteres Netzwerk stellt das ANP Forum dar, das unterschiedliche Veranstaltungen, Newsletter etc. sowie in Kooperation mit der Fachhochschule Oberösterreich einen ANP Award Austria ausrichtet um die Rollenentwicklung der APN zu fördern.

Fazit und Ausblick

Auch in Österreich sind vor dem Hintergrund der gesundheitlichen und pflegerischen Versorgungsnotwendigkeiten relevante Schritte zur Entwicklung von Studiengängen und Netzwerken zur Förderung der APN Rolle erfolgt. Es wird deutlich, dass es in der rechtlichen Regelung, den Rollenverortungen und der interprofessionellen Abstimmung weiteren Entwicklungsbedarf gibt, der durch eine gezielte Ausbildung mittels konsekutiver Masterstudiengänge und den Nachweis der Wirksamkeit von

Tab. 3.1: Studiengänge ANP in Österreich (studieren.at 2024, Homepages der Hochschulen).

	IMC Krems University of Applied Science	Paracelsus Medizinische Universität	Tiroler Privatuniversität UMIT TIROL	FH Campus Wien	FH Kärnten	FH Oberösterreich
Abschluss	Advanced Nursing Practice	Advanced Nursing Practice	Advanced Nursing Practice	Advanced Nursing Practice – Schwerpunkt Pflegemanagement	Advanced Nursing Practice	Advanced Nursing Practice
Umfang	Vier Semester, 120 ECTS	Vier Semester, 120 ECTS	Vier Semester, 120 ECTS	Vier Semester, 120 ECTS	Vier Semester, 120 ECTS	4 Semester, 90 ECTS (Weiterbildungsmaster)
Angebotsform	Berufsbegleitendes Präsenzstudium	Berufsbegleitendes Fern- und Präsenzstudium	Berufsbegleitendes Präsenzstudium	Berufsbegleitendes Präsenzstudium	Berufsbegleitend, Online und blended learning Einheiten	Berufsbegleitend, blended learning (Präsenzveranstaltungen, präsenzfreie Studienzeit)
Schwerpunkt setzung	Eigenverantwortlich leitende Tätigkeiten, mit besonderem Fokus auf Primärversorgung	Handlungskompetenz und Methodensicherheit, Kompetenzen zur kritischen Reflexion, zum Selbststudium und zur Theorie-Praxis Verknüpfung	Veränderte Handlungskompetenzen in klinischen und mobilen Settings und verstärkte pflegerische Autonomie	Vertiefung fachlicher und wissenschaftlicher Expertise für komplexe Pflegesituationen und Erwerb umfangreicher Management-kompetenzen	Optimierung des Gesundheitssystems auf Ebene von Gemeinde, Land und Bund	Anwendung erweitertes, vertieftes und spezialisiertes Pflegewissen

APNs in Österreich vorangetrieben werden muss.

Literatur zu Kapitel 3.2

Bundesministerium Soziales, Gesundheit, Pflege und Konsumentenschutz (2024a). Studie zum Pflegepersonalbedarf. https://www.sozialministerium.at/Themen/Pflege/Pflegepersonal.html

Bundesministerium Soziales, Gesundheit, Pflege und Konsumentenschutz (2024b). Community Nursing. *https://www.sozialministerium.at/Themen/Pflege/Community-Nursing.html*

Deutscher Berufsverband für Pflegeberufe (DBfK) e.V., Österreichischer Gesundheits- und Krankenpflegeverband (ÖGKV), Schweizer Berufsverband für Pflegefachpersonal (SBK) (2013). Advanced Nursing Practice in Deutschland, Österreich und der Schweiz.

*FH Campus Wien (2024). **Advanced Nursing Practice – Schwerpunkt Pflegemanagement** https://www.fh-campuswien.ac.at/studium-weiterbildung/studien-und-lehrgangsangebot/advanced-nursing-practice-schwerpunkt-pflegemanagement.html*

FH Kärnten (2024). Advenced Nursing Practice – Masterstudium. *https://www.fh-kaernten.at/studium/gesundheit-soziales/master/advanced-nursing-practice*

FH Oberösterreich (2024). Advenced Nursing Practice. *https://fh-ooe.at/weiterbildung/master-lehrgaenge/advanced-nursing-practice*

Glarcher, M.& Lex, K. (2020). Advanced Nursing Practice in Austria under consideration of outcome measurement. Zeitschrift für Evidenz, Fortbildung und Qualität im Gesundheitswesen. 155: 11–16

Glarcher, M. & Eßl-Maurer, R. (2023). The NP Role in Austria. In: Thomas, S.L. & Rowles, J.S. (Editors). Nurses Practitioners and Nurse Anesthetists: The Evolution of the Global Roles. Springer Nature Switzerland

Griebler, Robert; Straßmayr, Christa; Mikšová, Dominika; Link, Thomas; Nowak, Peter und die Arbeitsgruppe Gesundheitskompetenz-Messung der ÖPGK (2021): Gesundheitskompetenz in Österreich: Ergebnisse der österreichischen Gesundheitskompetenzerhebung HLS19-AT. Bundesministerium für Soziales, Gesundheit, Pflege und Konsumentenschutz, Wien

GuKG. Gesundheits- und Krankenpflegegesetz, BGBl. I Nr. 108/1997. https://www.google.com/url?sa=t&rct=j&q=&esrc=s&source=web&cd=&ved=2ahUKEwjPvoPl_NiEAxUQ4gIHHWmtC_8QFnoECBAQAQ&url=https%3 A%2F%2Fwww.ris.bka.gv.at%2FDokumente%2FBgblAuth%2FBGBLA_2016_I_75%2FBGBLA_2016_I_75.pdfsig&usg=AOvVaw1e-Qi8q5i_YtM9N0hmmzQg&opi=89978449

IMC Krems University of Applied Science (2024). Master-Studiengang Advanced Nursing Practice. *https://www.fh-krems.ac.at/studium/master/berufsbegleitend/advanced-nursing-practice/#ueberblick*

Leonie-Scheiber, C. (2020). Der Bedarf an Advanced Practice Nurses in Österreich. In: Bauer, K. (Hg.). Advanced Nursing Practice in Österreich. Anforderungen und Möglichkeiten für eine Etablierung.Wien

Leoni-Scheiber, C., & Neumann-Ponesch, S. (2024). ANP-Rahmenkonzept Österreich. Der Werkzeug-koffer für Advanced Nursing Practice. Forum ANP Austria.

OECD/European Observatory on Health Systems and Policies (2019), Österreich: Länderprofil Gesundheit 2019,

State of Health in the EU, OECD Publishing, Paris/European Observatory on Health Systems and Policies, Brussels.

Österreichischer Gesundheits- und Krankenpflegeverband [ÖGKV] (2024).Advanced Practice Nurses. https://oegkv.at/berufsverband/bundesarbeitsgemeinschaften/advanced-practice-nurses/

Paracelsus Medizinische Privatuniversität (2024). Masterstudium Advanced Nursing Pratice https://www.pmu.ac.at/master-anp.html

Studieren.at (2024). Finde ein Studium, das zu dir past. https://www.studieren.at/hochschulen-finden/?tx_drshochschulen_hochschulen%5Babschluss%5D=Master&tx_drshochschulen_hochschulen%5Bstudiengang%5D=Advanced%20Nursing%20Practice&tx_drshochschulen_hochschulen%5Baction%5D=search&tx_drshochschulen_hochschulen%5Bcontroller%5D=Hochschule&cHash=4e82ce3ecf4ac6f60139fdace1f2266f

Tiroler Privatuniversität UMIT TIROL (2024). Advanced Nursing Practice, MScN. Das Master-Studium Advanced Nursing Practice. *https://www.umit-tirol.at/page.cfm?vpath=studien/magistermaster/advanced-nursing-practice*

3.3 Entwicklung der gesetzlichen Regelungen zu APN in der Schweiz und IG swiss ANP

Claudia LeCoultre

Der erste Studiengang für ANP in der Schweiz wurde im Jahr 2000 an der Universität Basel eingerichtet. Mit der Regulierung des Bachelor-Abschlusses (B. Sc.) im Gesundheitsberufegesetz (GesBG) wurde 16 Jahre später dann die gesetzliche Grundlage für die Akkreditierung von Studiengängen an Universitäten und Fachhochschulen geschaffen. Dieser Schritt ermöglichte die Regelung des Berufsrechts und die Schaffung eines Registers für alle Pflegefachpersonen.

Trotz der großen Mobilisierung vieler Interessenvertreter*innen war es bislang nicht möglich, die APN-Rollen auf Masterniveau (M. Sc.) im GesBG zu verankern. Die Entwicklung und Regulierung von APN in der Schweiz wird daher auch von verschiedenen Vereinen vorangetrieben. Der erste nationale Verein wurde 2010 von APNs und dem Schweizer Berufsverband der Pflegefachfrauen und Pflegefachmänner (SBK) gegründet.
Die Interessensgruppe IG swiss ANP hat folgende Ziele:

- Vernetzung von APNs, Gesundheitsinstitutionen und Interessensvertreter*innen aus allen Settings
- Unterstützung von politischen Aktivitäten auf kantonaler bzw. nationaler Ebene und Einbringen von klinischen Anliegen der APNs , wie z.B. Finanzierung von APN-Leistungen
- Förderung der internationalen Zusammenarbeit zwischen Interessenvertreten von APN

Die fehlendenden gesetzlichen Grundlagen erschweren eine einheitliche Definition von Tätigkeiten und APN-Rollen. Aus diesem Grund gründeten fünf schweizerische Organisationen (SBK, Swiss Nurse Leaders, Verein für Pflegewissenschaft, IG SwissANP, Stiftung Lindenhof) den Verein APN-CH gegründet. Dessen Ziele sind:

- Reglementierung der Pflegeexpert*innen APN
- Definition der Anforderungen für die Registrierung und Aufrechterhaltung der Registrierung
- Weiterentwicklung des APN-Rollenprofils
- Förderung den der Kooperation mit internationalen Berufsverbänden mit Fokus APN

Die verschiedenen Organe sind die Trägerorganisation, der Vorstand, die Expert*innenkommission, die die Registrierungsanträge analysiert und den Titel vergibt und der wissenschaftliche Beirat, in dem die Entwicklungen diskutiert werden.

Diese Organisationen arbeiten für beide APN-Rollen: clinical nurse specialist (CNS) und nurse practitioner (NP) die in allen Arbeitsfeldern tätig sind.

3.4 Deutsches Netzwerk APN & ANP

Sabrina Pelz

Ein Netzwerk für APNs im deutschsprachigen Raum. Das war zunächst ein Ziel von Studierenden des ersten APN-Studiengangs aus Jena im Jahr 2008. Zunächst entwickelte sich ein informelles Netzwerk von APNs zum Austausch, Wissensvermittlung und Vernetzung zu APN und ANP. Im Jahr 2010 folgte die Vereinsgründung des Deutschen Netzwerk Advanced Practice Nursing und Advanced Nursing Practice g. e. V. (DN APN & ANP g. e.V.) (Ullmann, Thissen, Ullmann, et al. 2015). Das Netzwerk präsentiert sich als eine neutrale, unabhängige und gemeinnützige Vereinigung.

Das deutschsprachige Netzwerk verfolgt folgende Ziele:

1. die Vernetzung von APNs
2. Empfehlungen für Rahmenbedingungen auf Mikro-, Meso- und Makroebene zu geben
3. Förderung von Forschungskompetenzen von ANP
4. die Implementierung und Legitimierung von ANP als erweiterte und vertiefte Pflegepraxis (Satzung/Reglement 2010)

Das DN APN &ANP g. e.V. ist Ansprechorgan für Fragestellungen und Anliegen aus der Gesundheitspolitik, Krankenkassen, Versicherungen, (Pflege-) Wissenschaft, Fachgesellschaften, Management und Betroffenen. Der Vorstand, der wissenschaftliche Beirat und die Akademischen Fachgesellschaften Advanced Practice Nursing bringen im konstruktiven Dialog ihre (wissenschaftliche) Expertise in die gesundheitspolitischen Anliegen, fachpraktischen Fragestellungen, Forschungsvorhaben und Diskussion ein.

Der Inhalt von APN und ANP sind bedeutsam für die Vernetzung, Öffentlichkeitsarbeit und Umsetzung aller Beteiligten des Gesundheitswesens. Eine konstruktive Netzwerkarbeit von Hochschulen, klinischen Einrichtungen aller Sektoren und Einzelpersonen mit ANP-Ausrichtung im Sinne des DN APN & ANP g. e.V. beschleunigt das Voranbringen der Versorgungspraxis. Dieser Vorgang schärft die detailliertere Rollenentwicklung und das Selbstverständnis von APNs, unterstützt die Bildung, den Fachdiskurs sowie die Etablierung einer Forschungskultur. Ein bedeutender Faktor stellt die Bedarfsgerechtigkeit für die Entwicklung von ANP dar. Einhergehend mit der These, dass die Entwicklung der professionellen pflegerischen Versorgung immer in Verbindung steht mit einer bedarfs- und bedürfnisorientierten Versorgung von Klient*innen. Aktuelle Erfordernisse in der erweiterten und vertieften pflegerischen Versorgungspraxis stellen die Profilbildung einer APN in den Mittelpunkt. Der Schutz der beruflichen Bezeichnung als APN erfordert gesetzliche Rahmenbedingungen, die Regulierung der Ausbildung und Anwendung ethischer Kompetenzen auf ANP-Niveau. Die Finanzierung für die Etablierung von APN Stellen und die Eingruppierung ins das Tarifsystem sind weitere bedeutende zu berücksichtigende Aspekte.

Weitere bedeutungsvolle Schwerpunkte sind die interaktive Vernetzung und Zusammenarbeit von Hochschulen, klinischen Einrichtungen aus allen Sektoren sowie der Einzelpersonen mit ANP-Ausrichtung in allen Phasen der professionellen pflegerischen und Gesundheits-Versorgung. Um unterschiedliche Handlungsfelder abbilden zu können, bedarf es eigenständiger sektorale Zugehörigkeiten, wie ambulant, stationär oder teilstationär.

Gerade in den Bereichen der Hochschulen und Universitäten ist ein weiterer Faktor die APNs zu vernetzten. Gerade in dem Bereich des Übergangs ist es wichtig die regionale Rollenentwicklung zu unterstützen und dient dem produktiven Austausch, Implementierung und Legitimierung von ANP auf regionaler Ebene.

Der Vorstand des Deutschen Netzwerks APN & ANP

Bei Anliegen jeglicher Art, die das Netzwerk betreffen, ist der Vorstand Ansprechpartner*in für Personen und Institutionen. Der aktuell gewählte Vorstand besteht aus fünf Personen. Die Positionen teilen sich auf in: Präsidenten*in, Vizepräsident*in. Diese bilden den geschäftsführenden Vorstand. Weitere Positionen sind Schatzmeister*in, Schriftführer*in und die Pressesprecher*in. Ergänzt wird die Arbeit des Vorstandes durch die Mitglieder des erweiterten Vorstandes, den Präsident*innen der Akademischen Fachgesellschaften APN. Der Vorstand tauscht sich regelmäßig in monatlichen Online-Sitzungen zu aktuellen Themen, Kongressplanungen und Veröffentlichungen aus. Aktuelle Fragestellungen werden von den Mitgliedern des Vorstandes und den Akademischen Fachgesellschaften APN diskutiert und Entscheidungen protokolliert. Jährlich hält der Vorstand eine Mitgliederversammlung ab.

Der wissenschaftliche Beirat des Deutschen Netzwerks APN & ANP

Der wissenschaftliche Beirat setzt sich zusammen aus der*m Vorsitzenden, den Professor*innen, Doktorand*innen der Pflegewissenschaft sowie APNs aus Deutschland, Österreich und der Schweiz. Eine Aufgabe des wissenschaftlichen Beirats ist es auf spezifische Anfragen der professionellen pflegerischen Versorgung auf Master-Niveau im deutschsprachigen Raum zu informieren und zu beraten. Die Hauptaufgabe des wissenschaftlichen Beirats ist die Beurteilung der eingebrachten Arbeiten zur Verleihung des Phenomenon-Awards im Rahmen des internationalen APN & ANP g. e.V. Kongresses. Die Vernetzung zu weiteren Fachgesellschaften wird unterstützt.

Die (regionalen) akademischen Fachgesellschaften Advanced Practice Nursing des DN APN & ANP g. e.V.

Innerhalb des DN APN & ANP g. e.V. gibt es zurzeit sieben akademische Fachgesellschaften, die sich auf ein Fachgebiet spezialisiert haben oder eine regional vernetzt sind:

- Akademische Fachgesellschaft APN Mental Health Care (AFG APN-MHC)
- Akademische Fachgesellschaft APN Critical Care (AFG APN-CC)
- Akademische Fachgesellschaft APN Paediatric Nursing & Caring (AFG APN-PNC)
- Akademische Fachgesellschaft APN Vaskuläre Neurologie (AFG APN-VN)
- Akademische Fachgesellschaft APN International (AFG APN-International)
- Akademische Fachgesellschaft APN regional Nord (rAFG APN-Nord)
- Akademische Fachgesellschaft APN regional Mitte-West (rAFG APN Mitte-West)
- Akademische Fachgesellschaft APN regional Süd (rAFG Süd)

Die Gründung einer Akademischen Fachgesellschaft APN Onkologie, Palliative Care und Nephrologie werden derzeit diskutiert. Interessierte APNs können sich bei der Schriftführerin Sabrina Pelz (s.pelz@dnapn.de) melden. Sie ist ebenfalls zuständig für nationale Projekte und Neugründungen von AFGs. Weiterer AFGs mit anderen Themenbereichen sind in Planung.

Aufgrund der nationalen und internationalen Verteilungen werden die Treffen überwiegend online organisiert. Der Austausch der Mitglieder auf nationalen als auch internationaler Ebene ist somit gesichert. Für konkrete Anliegen können die Präsident*-innen ein Treffen auch in Präsenz stattfinden lassen und Zustimmung der Mitglieder.

3.4.1 Ziele

Die Akademischen Fachgesellschaften APN haben sich zum Ziel gesetzt, eine optimale und personenorientierte Gesundheits- und professionelle pflegerische Versorgung, sowie eine erweiterte und vertiefte, wissenschaftlich verankerte Pflegepraxis zu fördern und weiterzuentwickeln. Die Gremienarbeit der Pflegewissenschaftler*innen dient hierbei dem Austausch. Rahmenbedingungen für den spezifischen Themenbereich bzw. Regionalität der Akademischen Fachgesellschaften APN können dabei aufgezeigt und abgegrenzt werden. Des Weiteren fördern die AFGs die Pflegeforschung durch Projekte, für eine erweiterte, qualitativ hochwertige, wirksame, kompetente und bedarfsgerechte Pflegepraxis. Fachliche Fragestellungen können somit in den AFGs erläutert und bearbeitet werden.

Jede AFG APN Präsident*in definiert in ihrer Amtszeit Ziele, die durch die AFG APN Mitglieder beschlossen und protokolliert werden.

Exemplarische Ziele sind:

- interaktive Vernetzung und Zusammenarbeit von Hochschulen, klinischen Einrichtungen aus allen Sektoren (stationär, teilstationär und ambulant) und Einzelpersonen mit ANP–Ausrichtung in allen Phasen der Gesundheits- und Pflegeversorgung
- Schärfung des bedarfsorientierten APN-Profils (Kompetenzen, Rollen, Selbstverständnis und Aufgaben)
- Schärfung der ethischen Kompetenzen von APNs
- Öffentlichkeitsarbeit
- Entwicklung und Etablierung einer Forschungskultur
- Bildung und Fachdiskurs

Beispiele für die inhaltlichen Ziele können z. B. Publikationen in (wissenschaftlichen) Fachzeitschriften des jeweiligen Fachgebietes sein, Stellungnahmen zu Gesetzesvorlagen, Vorbereitungen von Kongressteilnahmen in Form von Workshops, Präsentationen, Podiumsdiskussionen, Postern oder die Vorbereitung des Expert*innenworkshops. Häufige Themenfelder betreffen die Verbesserung der evidenzbasierten Patient*innenversorgung z. B. zu Akzeptanzansätzen oder Implementierungsstrategien in der stationären bzw. ambulanten Versorgung. Bereits publizierte Themen sind der Einsatz zum Schutz der beruflichen Bezeichnung APN, die Handlungsautonomie, die Rollenentwicklungen, Stellenbeschreibungen, Mitwirkung bei Positionspapieren und vieles mehr. Die inhaltliche Vernetzung zu anderen AFGs und weiteren APNs ist ein bedeutungsvoller Aspekt. So können für schwierige Fragestellungen, oder Herausforderungen schneller Lösungswege gefunden werden. Denkschablonen durch die Perspektivwechsel lösen sich dadurch häufig auf. Derzeit wird mittels Online-Surveys eine nationale Untersuchung durchgeführt zur ersten Statusmeldung von APNs in Deutschland im stationären Handlungsfeld.

Die regionale AFG APN-Nord führt diese Untersuchung durch wird die Ergebnisse veröffentlichen.

3.4.2 Förderprogramm

Die monetäre Förderung von APNs und Implementierungsprojekten von ANP möchte der DN APN & ANP g. e. V besonders unterstützen. Jährlich wird eine Summe zur Förderung zur Verfügung gestellt durch den DN APN und ANP g. e. V.

Förderungswürdig sind:

- Praxisarbeiten
- Projekte
- Auslandspraktika
- Forschungsarbeiten zur Implementierung und Umsetzung von APN im deutschsprachigen Raum.

Voraussetzungen

Als Voraussetzung gilt eine Mitgliedschaft im Deutschen Netzwerk APN & ANP g. e. V. Der Bezug zu APN muss bei Vorlage der Beantragung klar erkennbar sein. Die Praxisarbeit, das Projekt oder die Forschung muss bis Ende des geförderten Kalenderjahres abgeschlossen sein. Die Zustimmung einer Veröffentlichung über das Deutsche Netzwerk APN & ANP g. e. V. wird vorgelegt im Rahmen der Beantragung. Außerdem muss ein Vortrag am Internationalen APN & ANP Kongress und ein Artikel im APN Magazin erfolgen bzw. eingereicht werden. Die Bewerbungsinhalte umfassen einem Projektmanagementplan, die erwarteten Ergebnisse in Bezug auf APN/ANP und die verpflichtende Angabe weiterer Förderungen bzw. Beantragungen.

Internationaler APN & ANP Kongress

Seit 2011 organisiert das DN APN & ANP g. e. V. den internationalen APN & ANP Kongress. Dieser wird zweijährig ausgerichtet. Bisherige Veranstaltungsorte waren Essen, Berlin, München, Freiburg, Frankfurt und Hamburg. Während der Covid-19 Pandemie wurde der internationale APN & ANP Kongress digital über den Veranstaltungsort Hamburg abgehalten. Auf allen Kongressen überwogen die Themenfelder der Rollenentwicklung der APNs, ihre Aufgaben und Kompetenzen. Internationale Vorträge und Workshops bereicherten den Internationalen Kongress mit etablierten Rollenprofilen, Praxisbeispielen und Reglementierungsinhalten. Nationale und internationale Keynote Speaker umrahmten durch ihre wichtigen Beiträge die verbesserte Versorgung von Patient*innen in einzelnen Handlungsfeldern von APNs, gaben Impulse und Motivation. Die Gestaltung durch Vorträge, Posterpräsentationen und Workshops bereichern die Impulse, Ideen und Entwicklungen der Umsetzungen rund um die Themen APN und ANP.

Der Phenomenon Award

Die Verleihung des APN Innovationspreis Phenomenon Award erfolgt zweijährig auf dem internationalen APN & ANP Kongress. Das Ziel des Phenomenon Award des Deutschen Netzwerk APN & ANP g. e. V. ist es APN, welches auf wissenschaftlich fundiertem sowie hohem praktischem Niveau in der Praxis stattfindet, eine öffentliche Würdigung zukommen zu lassen. Das Deutsche Netzwerk APN & ANP g. e. V. erkennt den APN Innovationspreis Phenomenon für besonders herausragende Leistungen in den folgenden drei Kategorien an:

- APN Konzepte in den deutschsprachigen Ländern
- ANP Handlungsfelder oder APN Rollen in den deutschsprachigen Ländern
- Internationale APN Konzepte, ANP Handlungsfelder oder APN Rollen in den nicht deutschsprachigen Ländern

Expert*innenworkshops

Die Expert*innenworkshops finden zweijährig entgegengesetzt zum Internationalen APN & ANP Kongress statt. Die Organisation übernehmen die AFGs im wechselseitigen Rhythmus. Dabei wechseln die Orte und Länder. Bisher waren Austragungsländer: Österreich, Deutschland, Schweiz und Irland. Durch die besonderen Bedingungen in 2021 während der Covid-19 Pandemie fand der Expert*innenworkshop das erste Mal online statt, mit dem Thema »Advanced Nursing Practice und die Auswirkungen der Corona Pandemie auf das Berufsbild der Advanced Practice Nurse – nationale und internationale Einblicke«. Methodisch organisiert durch Vorträge und Diskussionsrunden. Dadurch konnten mehr Mitglieder teilnehmen. Themenbereiche wurden diskutiert, wie z. B. die Herausforderungen von Bachelor Pflege Studierenden mit dem neuen Pflegeberufereformgesetz, ANP-Praxisbeispiele und der starke Einfluss der Covid-19-Pandemie. Digital nahmen Teilnehmende aus Praxis, Bildung, Management und der akademischen Fachgesellschaft des DN APN & ANP teil. Die Diskussionen beinhalten die Herausforderungen in der Covid-19 Pandemie und Einblicke aus dem praktischen Alltag der APNs aus Großbritannien, Kanada, Schweiz, Deutschland, Irland und Neuseeland. Strategien aus England für die Versorgung rückten in den Blickwinkel. Der internationale Austausch wurde durch die digitale Form verstärkt. Vernetzung und gemeinsames Erleben untermauern die Ziele und Visionen des DN APN & ANP g. e. V (Freyer et al. 2018).

APN Magazin

Seit 2015 erschienen sechs Ausgaben des APN Magazins. Die aktuelle sechste Ausgabe bildet das Programm und die Beiträge des internationalen APN & APN Kongresses 2023 ab. Das APN Magazin ist ausgerichtet an APN und ANP Interessierte im deutschsprachigen Raum. Zur Zielgruppe gehören die Netzwerkmitglieder, Studierende und Lehrende der Pflegewissenschaft, APNs, Personen aus dem Pflegemanagement. Das Magazin stellt für APNs eine Möglichkeit dar, Praxisprojekte niederschwellig zu publizieren und dient als Sprachrohr des DN APN & ANP g. e. V., zum Erfahrungsaustausch und zur Weiterentwicklungen des Netzwerkes (Ullmann, Schmitt, Freyer et al. 2018). Seit 2021 wurden im Rahmen des Magazins zwei Kongressbände veröffentlicht.

> Bei Interesse und weiterführenden Informationen können Sie über die Homepage: www.dnapn.de Kontakt mit dem Vorstand und den AFGs APN aufnehmen.

Literatur zu Kapitel 3.4

Freyer, S.; Schmitt,A.; Pelz, S.; Keienburg, C.; (2018). APN goes forward – Development and Implementation 4. Expertenworkshop DN APN & ANP g.e.V. 2018. In: Advanced Nursing Practice Magazin, S. 48–51.

Ullmann, P.; Thissen, K.; Ullmann, B.; Schwerdt, R.; Haynert, H.; Grissom, B. et al. (2011). Positionspapier Advanced Practice Nursing, Advanced Nursing Practice, Advanced Practice Nurse – die kopernikanische Wende

Ullmann, P.; Schmitt, A.; Freyer, S.; Thissen, K.; Pelz, S. & Ullmann, B. (2018): Strategiepapier 2018–2025. Vorstand & erweiterter Vorstand des Deutschen Netzwerkes APN & ANP g.e.V. In: APN Magazin. Cinical Leadership Verantwortung ist keine Option, S. 84–95

4 Derzeitige und zukünftige APN-Rollen in der Onkologie im deutschsprachigen Raum

4.1 Deutschland

4.1.1 APN Onkologie Israelitisches Krankenhaus Hamburg

Fenna Leentje Ranft

Dieser Abschnitt stellt die derzeitige Tätigkeit und die Rahmenbedingungen einer Advanced Practice Nurse (APN) in der onkologischen Versorgung des Israelitischen Krankenhauses (IK) Hamburg vor. Eingangs wird die Klinik und der übliche Weg von Tumorpatient*innen in die Klinik dargestellt. Darauf aufbauend wird die aktuelle APN-Rolle beschrieben und schließlich ein Ausblick auf zukünftige Entwicklungsmöglichkeiten gegeben.

Vorstellung des IK und dem Viszeralonkologischen Zentrum

Im Norden der Stadt Hamburg findet man das IK. Mit dem Leitbild »Menschenliebe ist die Krone aller Tugenden« steht es für eine professionelle Behandlung aller Patient*innen unabhängig ihrer Konfession, Kultur oder Nationalität (Israelitisches Krankenhaus 2023).

Das Viszeral-medizinische Zentrum verfügt über rund 180 Betten und versorgt pro Jahr circa 9000 Patient*innen stationär und 7000 ambulant. Der Behandlungsschwerpunkt der Klinik liegt bei den Erkrankungen der Verdauungsorgane, insbesondere bei Tumorerkrankungen. Von den 400 Mitarbeiter*innen sind ca. 60 Ärzt*innen und 175 Pflegende (Israelitisches Krankenhaus, o. J.). Ebenso sind aktuell zwei Advanced Practice Nurses (APNs) hier tätig, die innerklinisch als »Pflegeexpertinnen APN« bezeichnet werden. Eine Pflegeexpertin APN ist seit einigen Jahren im Team der Intensivstation fest etabliert. Daher ist dieses Berufsbild im IK nicht neu. Bei den Rahmenbedingungen, beispielsweise einer entsprechenden Vergütung, einem festen PC-Arbeitsplatz oder der telefonischen Erreichbarkeit, hat sie bereits viel Pionier*innenarbeit geleistet.

Seit Juni 2021 hat sich ein interdisziplinäres Team etabliert, welches dafür zuständig ist, dass die Anforderungen für die Zertifizierung zum Viszeralonkologischen Zentrum durch die Deutsche Krebsgesellschaft (DKG) eingehalten werden. Federführend sind hier die Chirurgin Dr. Nina Kschowak und der Gastroenterologe Dr. Ulrich Rosien. Neben der ärztlichen Leitung und Koordination, gehören medizinische Dokumentationsassistentinnen und eine Pflegeexpertin APN zum Team. Sie arbeiten eng mit regional angesiedelten Kooperationspartner*innen zusammen, wie z. B. der Strahlenmedizin der Universitätsklinik Hamburg Eppendorf (Israelitisches Krankenhaus 2023b).

Tumor- und Zweitmeinungssprechstunde am IK

In der Regel stellen sich am IK Personen mit Tumorerkrankungen in der Sprechstunde Tumor-Organisation-und-Chirurgie (TOUCH) vor (Israelitisches Krankenhaus 2024). Hier wird noch fehlende Diagnostik durchgeführt bzw. diese terminlich mit den Patient*innen koordiniert und es findet ein erstes Gespräch zu den bisherigen Befunden statt. Ebenso erfolgt hier bereits die Einschätzung des Ernährungszustandes und der aktuellen physischen du psychischen Belastung. Dies erfolgt mit teils standardisierten Fragebögen. Bei Bedarf können die Betroffenen und ihre Angehörigen nach dem ärztlichen Erstgespräch eine Beratung durch die zuständige Pflegeexpertin APN erhalten.

Nach dem Termin in der Sprechstunde wird in der interdisziplinären Tumorkonferenz das weitere Prozedere besprochen und den Patient*innen dann mitgeteilt (Israelitisches Krankenhaus 2024). Wird den Tumorpatient*innen eine System- oder Strahlentherapie empfohlen, führen sie diese in der Regel ambulant durch. Hierfür arbeitet das IK eng mit regionalen Kliniken und Facharztpraxen zusammen. Diese Kooperationspartner*innen sind ebenfalls in der zweimal wöchentlich stattfindenden Tumorkonferenz vertreten (Israelitisches Krankenhaus 2023b). Für die operative Behandlung und teilweise auch für die Diagnostik, werden die Patient*innen stationär aufgenommen. Erfahrungsgemäß haben sie hier den ersten oder zweiten Kontakt zur »Pflegeexpertin APN für onkologisch-pflegerische Versorgungsbedarfe«.

Ansprechbar sein über den gesamten Krankheitsverlauf

Der folgende Abschnitt gibt einen Einblick in die derzeitige Rolle der Pflegeexpertin APN für onkologisch-pflegerische Versorgungsbedarfe am IK. Hierfür ist wichtig zu wissen, dass sie während ihres Masterstudiums bereits über drei Jahre in der Intensivpflege am IK tätig war und ihr die Institution dementsprechend vertraut ist.Stationäre onkologische Pflegeberatung im Sinne der erweiterten Pflegepraxis Advanced Nursing Practice

Das Einarbeitungskonzept orientiert sich an dem Advanced Nursing Practice (ANP)-Modell nach Hamric und Hanson (Tracy & O'Grady 2019). Die Pfleexpertin APN hat es eigenständig erstellt und innerhalb von sechs Monaten mit Unterstützung der Zentrumsleitung umgesetzt. Darin ist explizit beschrieben, wie die APN die sieben Rollen von ANP nach Schober et al. (2020) in ihrer Tätigkeit ausübt. Während der Einarbeitung lernt sie die Bereiche kennen, die ihre zukünftigen viszeralonkologischen Patient*innen betreffen: Onkologische Praxen, Endoskopie, Operationsbereich, Normalstationen sowie die palliative Versorgung. Parallel erstellt sie ein onkologisches Pflegekonzept, welches sich an den Anforderungen für die Zertifizierung der DKG orientiert. Dieses Konzept beinhaltet Leitfäden für die Durchführung von stationären und poststationären (telefonisch stattfindenden) Beratungsgesprächen. Die Intention und der Ablauf dieser Beratungsgespräche sind das Resultat von gemeinschaftlichen Überlegungen der Zentrumsleitung,-koordination und der Pflegeexpertin APN. Sowohl die stationär stattfindende onkologische Pflegeberatung als auch die post-stationären, telefonischen Gespräche zur Nachsorge, werden in der digitalen Patient*innenakte dokumentiert. Hierfür hat die Pflegeexpertin APN gemeinsam mit einem Kollegen, der Qualitätsmanagementbeauftragter für die Pflege ist, geeignete Dokumentationsfelder entwickelt. Alle Tumorpatient*innen werden vorab in der TOUCH Sprechstunde zu dem Beratungsangebot informiert und können sich jederzeit für oder gegen die Inanspruchnahme entscheiden.

Damit sie innerklinisch auf allen Stationen die onkologischen Patient*innen betreuen kann, ist sie nicht im Schichtdienst tätig oder einem Stationsteam untergeordnet. Ihre Kolleg*innen können sie per Telefon und per E-Mail für ein Konsil anfordern. Für die stetige Weiterentwicklung und Qualitätssicherung erstattet sie quartalsweise Bericht an die Zentrumsleitung.

Üblicherweise sucht die Pflegeexpertin APN die Patient*innen in ihren Zimmern auf. Zu Beginn erhebt die APN anhand einer Kurzanamnese und ggf. einer körperlichen Untersuchung und weiteren klinischen Einschätzungsinstrumenten den Beratungsbedarf der Patient*innen. Dann folgt die Erhebung der individuellen Belastung anhand des Distress Screenings[4], falls diese noch nicht vorher erfolgt ist. Je nach Score und Wunsch der Patient*innen wird dann ein(e) Psychoonkolog*in hinzugezogen.

Häufige Themen der Gespräche sind der übliche Verlauf der Behandlung im Krankenhaus inklusive Fragen zur Diagnostik, dem operativen Verfahren und dem pathologischen Befund, Informationen zur humangenetischen Beratung, Fragen zu supportiven Therapien bei unerwünschten Nebenwirkungen und zu Kontakten zu Selbsthilfeangeboten und ambulanten psychoonkologischen Beratungsstellen. Häufige Symptome, die Patient*innen angeben, sind Polyneuropathien und Kältemissempfindungen durch platinhaltige Chemotherapie, sowie Hautauffälligkeiten, Erbrechen, Durchfall und sexuelle Veränderungen. Insbesondere die Patient*innen mit Tumorerkrankungen des Ösophagus, Magens, Pankreas, Kolon und Rektums zeigen einen hohen Bedarf an Beratung zur Ernährung, Stuhlkontinenz und genetischen Beratung. Je nach Bedarf verteilt die Pflegeexpertin APN Informationsmaterial, vermittelt an ambulante Unterstützungsangebote und bespricht mit den Patient*innen Interventionen gegen die unerwünschten Nebenwirkungen. Die jeweiligen Interventionen werden ebenso mit der zuständigen Pflegekraft sowie den Ärzt*innen abgesprochen und zeitnah evaluiert. Zudem ist sie im stetigen Austausch mit weiteren Berufsgruppen, die an der Behandlung beteiligt sind, wie den Stomatherapeut*innen, der Ernährungsberatung und den Psycholog*innen.

Zusammenarbeit mit dem Palliativdienst

Die Pflegeexpertin APN arbeitet eng mit den Pflegfachkräften des Palliativdienstes zusammen und leitet beispielsweise ein Erstgespräch mit ihnen ein, sobald klar ist, dass Tumorpatient*innen sich in einer palliativen Situation befinden. Darüber hinaus nimmt sie an den wöchentlichen Teambesprechungen und dem Supervisionsangebot teil. Seit dem Jahr 2023 gibt sie gemeinsam mit den Pflegefachkräften des Palliativdienstes innerbetriebliche Fortbildungen.

Post-stationäre onkologische Pflegeberatung und Nachsorge

Die medikamentöse Krebstherapie und Strahlentherapie werden wie eingangs erwähnt ambulant durchgeführt. Nach der Behandlung folgt dann die Krebsnachsorge, die ebenfalls ambulant in onkologischen oder hausärztlichen Praxen stattfindet. Trotz der Tatsache, dass Krebspatient*innen während ihrer gesamten Behandlung im Durchschnitt vier Klinikaufenthalte haben (Bruns et al. 2019), findet der überwiegende Prozess der Krankheitsbewältigung erfah-

4 Deutsche Gesellschaft für Palliativmedizin (2022). Palliativmedizinisches Basisassessment. Verfügbar unter: https://www.dgpalliativmedizin.de/images/DGP_Palliativmedizinisches_Basisassessment_2016_%C3%84nd_2022.pdf (zuletzt aufgerufen am 18.08.2025).

rungsgemäß im häuslichen Umfeld statt. Aus diesem Grund hat die Pflegeexpertin APN gemeinsam mit dem Team des Viszeralonkologischen Zentrums die post-stationäre onkologische Pflegeberatung eingeführt.

Nach dem stationären Aufenthalt ruft die Pflegexpertin APN jährlich die Zentrumspatient*innen an und erkundigt sich nach dem Allgemeinzustand, ob es zu Komplikationen oder unerwünschten Nebenwirkungen kam, ob empfohlene Therapien sowie die Nachsorge Untersuchungen durchgeführt werden und es weiteren Unterstützungsbedarf gibt.

Ausblick

Das Angebot der Sektoren übergreifenden Beratung hat einen innovativen Charakter und ist der Versuch ein schlüssiges Konzept und eine feste Ansprechbarkeit für die onkologischen Patient*innen des IK zu bieten. Offen ist derzeit, inwieweit dadurch die langfristige Lebensqualität der Betroffenen positiv beeinflusst werden kann. Es gilt nun, diese Auswirkungen zeitnah wissenschaftlich und in ihrer Wirtschaftlichkeit zu untersuchen.

Literatur zu Kapitel 4.1.1

Bruns, J., Arning, A., & Fuhrmann, P. (2019). *Stationär gegen ambulant? 9.* Auflage

Bundesministerium für Gesundheit. (2023). *Kurzpapier: Vorläufige Eckpunkte Pflegekompetenzgesetz.* https://www.bundesgesundheitsministerium.de/fileadmin/Dateien/3_Downloads/P/Pflegekompetenzreform/Kurzpapier_Vorlaeufige_Eckpunkte_PflegekompetenzG.pdf

Israelitisches Krankenhaus. (o.J.). Zahlen und Fakten zum Israelitischen Krankenhaus. *Israelitisches Krankenhaus Hamburg.* Abgerufen 5. Februar 2024, von https://www.ik-h.de/ueber-uns/zahlen-fakten-rund-um-unsere-klinik/

Israelitisches Krankenhaus. (2023a). *Willkommen im Israelitischen Krankenhaus Hamburg.* Israelitisches Krankenhaus Hamburg. https://www.ik-h.de/

Israelitisches Krankenhaus. (2023b). *Zentrum für Viszeralmedizin und Viszeralonkologie—Israelitisches Krankenhaus Hamburg.* https://www.ik-h.de/leistungsspektrum/zentrum-fuer-viszeralmedizin-und-viszeralonkologie/

Israelitisches Krankenhaus. (2024). TOUCH-Was uns berührt, das fassen wir an: Tumor- und Zweitmeinungssprechstunde am Israelitischen Krankenhaus. *Israelitisches Krankenhaus Hamburg.* https://www.ik-h.de/aktuelles-2/

Schober, M., Lehwaldt, D., Rogers, M., Steinke, M., Turale, S., Pulcini, J., Roussel, J., & Stewart, D. (2020). *Guidelines on Advanced Practice Nursing* (International Council of Nurses, Hrsg.). ICN.

Tracy, M. F., & O'Grady, E. T. (2019). *Advanced Practice Nursing. An integrative Approach.* (6. Aufl.). Elsevier Inc.

4.1.2 Advanced Practice Nursing in der Palliativmedizin

Sarah Haderlein

Das folgende Kapitel soll Möglichkeiten zur Implementierung von APN im Bereich der Palliativmedizin in Deutschland beleuchten.

Palliativmedizin in der Onkologie

Obwohl die Zahl der nicht-onkologischen palliativbetreuten Patient*innen stetig steigt, stellen Tumorpatient*innen immer noch die größte Behandlungsgruppe in der Palliativmedizin dar (Radbruch et al. 2014). Zahlreiche Studien belegen die Verbesserung der Lebensqualität durch die frühzeitige Einbindung palliativer Betreuung in die onkologische Versorgung (Wedding & Alt-Epping 2021).

Ziel der palliativen Betreuung ist die Verbesserung und Erhaltung der Lebensqualität trotz unheilbarer, schwerer Erkrankung. Die multidimensionale Versorgung schwerstkranker und sterbender Menschen, die Komplexität und die hohen und sensiblen Behandlungsanforderungen stehen hierbei im Vordergrund (WHO 2002).

Organisationsformen Palliativmedizin

Palliativmedizinische Versorgung kann in unterschiedlichen Settings angeboten werden. Wichtige Unterscheidungen liegen hierbei zwischen der allgemeinen Palliativversorgung (APV) und der spezialisierten Palliativversorgung (SPV), sowie den verschiedenen Angeboten im stationären und im ambulanten Bereich. Je nach Bedarf und Komplexität wird der Umfang an Palliativversorgung festgelegt.

Die allgemeine Palliativversorgung umfasst im stationären Bereich die medizinische und pflegerische Versorgung auf allen Stationen im Krankenhaus, außerhalb der Palliativstation. Im ambulanten Setting wird die allgemeine Palliativversorgung durch Haus- und Fachärzt*innen, Sozialstationen und Pflegeheime angeboten (van Oorschot 2022).

Die spezialisierte Palliativversorgung kommt dann in Frage, wenn es sich um komplexe Symptomgeschehen handelt oder andere belastende Faktoren spezielle Interventionen verlangen (van Oorschot 2022). Im stationären Setting wird die spezialisierte Palliativversorgung auf Palliativstationen angeboten. Das dafür speziell weitergebildete multiprofessionelle Team betreut die Betroffenen und ihre Angehörigen in allen Dimensionen (physisch, psychisch, sozial, spirituell) (DGP 2023).

Des Weiteren gibt es Palliativdienste im Krankenhaus, die eine palliative Betreuung außerhalb der Palliativstation anbieten. Dieses Angebot umfasst die kontinuierliche und frühzeitige palliativmedizinische Beratung, als auch die ergänzende Mitbehandlung schwerer und belastender Symptome und Bedürfnisse. Die konsiliarischen Palliativmediziner*innen und Palliativfachpflegekräfte unterstützen die Erkrankten und ihre Angehörigen, sowie das behandelnde medizinische und pflegerische Personal auf den betreffenden Stationen (DGP 2023). Zusätzlich gibt es an einigen Kliniken spezialisierte Palliativambulanzen und Tageskliniken (Apolinarski et al. 2021).

Ein stationäres Hospiz ist eine eigene Einrichtung, in dem Menschen mit einer unheilbaren, schweren Erkrankung ihre letzte Lebenszeit verbringen können. Die spezialisierte Palliativversorgung wird durch haupt- und ehrenamtliche Mitarbeiter*innen des Hospizes gemeinsam mit palliativmedizinischen (Haus-) Ärzt*innen gewährleistet (DGP 2023).

Im ambulanten Setting gibt es spezialisierte ambulante Palliativteams, die die Betroffenen bis zum Lebensende zu Hause, in einer stationären Pflegeeinrichtung oder in einem Hospiz begleiten. Wichtige Anforderungen an die Arbeit solcher Teams sind unter anderem die 24-Stunden-Rufbereitschaft, regelmäßige Hausbesuche und vernetzende Tätigkeiten. Hinzu kommen unterstützende ambulante Hospizdienste (DGP 2023) und in einigen Städten mittlerweile Tageshospize (Apolinarski et al. 2021).

APN Palliative Care im internationalen Vergleich

Die palliativmedizinischen Strukturen in Deutschland sind weitgehend ähnlich, sowohl in Bezug auf den Aufbau, als auch den Ablauf der Arbeit im palliativmedizinischen Dienst, auf den Palliativstationen und in den ambulanten Teams. Unterschiede gibt es natürlich je nach Region und Klinik, vor allem was die Versorgungsangebote angeht. Verglichen mit anderen Ländern, wie beispielsweise der Schweiz, den Niederlanden oder auch den vereinigten Staaten gibt es große strukturelle Unterschiede.

Um eine APN Rolle innerhalb der Palliativmedizin zu implementieren, müssen verschiedene Punkte berücksichtigt werden.

Der Vergleich mit anderen Ländern kann hierbei Ideen und Anregungen bieten.

Schweiz

In der Schweiz ist die APN für Palliative Care hauptsächlich beratend im palliativmedizinischen Dienst tätig. Innerhalb dieser Gespräche liegt der Themenschwerpunkt der APN bei den belastenden Symptomen, dem unterstützenden Netzwerk und welchen Support auch dieses Netzwerk benötigt, um funktionieren zu können. Darüber hinaus werden noch palliative Sprechstunden durch die APN angeboten. Zudem ist die Pflegeforschung in Bereich Palliative Care und die Wissensweitergabe eine essenzielle Aufgabe der APN (Teigeler, 2023).

Wenn man die Struktur des palliativmedizinischen Dienstes in der Schweiz mit der in Deutschland vergleicht, fällt auf, dass in Deutschland Palliativfachpflegekräfte eine feste und unverzichtbare Rolle in diesem Konsildienst spielen, während das in der Schweiz nicht vorgesehen ist. Dabei ist ihre Aufgabe, die pflegerische Expertise miteinzubringen und den versorgenden Pflegefachkräften beratend zur Seite zu stehen. Eine mögliche Aufgabe der APN in Deutschland wäre auch hier wieder, die Wissensweitergabe und fachliche Begleitung der versorgenden Pflegefachkräfte auf den peripheren Stationen und erweiternd die Koordinierung der Palliativfachpflegekräfte im palliativmedizinischen Dienst. Eine Sprechstunde zur Beratung und Anleitung von pflegenden Angehörigen und/oder Patient*innen wäre ebenso eine mögliche Aufgabe einer APN in der palliativen Pflege.

Niederlande

In den Niederlanden gibt es eine APN für Palliative Care, welche auf den Intensivstationen tätig ist. Dabei geht es um die Optimierung der Versorgung von chronisch kritisch-kranken Patient*innen. Die Erkrankten, welche die akute Phase auf der Intensivstation überstanden haben, sind weiterhin intensivpflegebedürftig (Wagener 2023), leiden unter schweren Symptomen (Rosenthal et al. 2018) und haben ein erhöhtes Risiko zu versterben (Moitra et al. 2016). Die APN für Palliative Care führt bei diesen Patient*innen eine ausführliche Anamnese durch, strukturiert die individuelle Pflegeplanung, bearbeitet auch gemeinsam mit den Angehörigen einen Advanced-Care-Plan und dient als kontinuierlicher Ansprechpartner*in für das Behandlungsteam (Wagener 2023).

Die Integration von Palliativmedizin in die Intensivmedizin gibt es in Deutschland in unterschiedlichen Modellen. Es gibt das integrierte Modell, bei dem ein/eine Palliativmediziner*in fester Bestandteil des Intensivteams ist oder das konservative Modell, bei dem Palliativmedizin durch den Konsildienst beratend hinzugezogen wird. Damit die rechtzeitige Einbindung von Palliativmedizin in die Intensivmedizin gewährleistet werden kann, müssen bestimmte personelle und strukturelle Voraussetzungen gegeben sein.

Das Intensivteam muss dementsprechend geschult sein. Vorurteile und unzureichendes Fachwissen gegenüber der Palliativmedizin stellen hierbei enorme Hürden dar (Lenz & Hofmann-Bichler 2014). Ob es sich bei einer*einem Intensivpatient*in um eine*einen Palliativpatient*in handelt, ist eine ärztliche Entscheidung. Das Einbeziehen des Palliativdienstes könnte jedoch eine Teamentscheidung sein. Die eigene Erfahrung zeigt, dass das Palliativteam oft gar nicht oder erst sehr spät hinzugezogen wird und die Intensivpflegekräfte schon früher die Palliativmedizin in die Behandlung miteinbeziehen würden. Eine APN Palliative Care zur Unterstützung der Intensivpflegekräfte und zur Betreuung von Intensivpatient*innen kann ein interessanter und erforderlicher Versorgungsbereich in Deutschland werden. Dieser Prozess bringt viele Herausforderungen und strukturelle Veränderungen mit sich.

USA

In den USA ist die APN für Palliative Care ein fester Bestandteil des Palliative Care Teams. Im Rahmen der *early Integration* konsultiert die APN die Betroffenen und legt die Bedarfe fest. Der*die Expert*in koordiniert anschließend die Versorgung der Palliativpatient*innen und, vor allem, die an der Versorgung beteiligten Akteur*innen. Die APN besucht die Patient*innen zu Hause und im Krankenhaus. Sie haben aufgrund des Studiums einen sehr umfassenden selbstständigen Handlungsspielraum. Teilweise ist die APN innerhalb des Palliative Care Teams auf bestimmte Erkrankungen spezialisiert. Eine weitere wichtige Aufgabe ist die Pflegeforschung in dem Bereich und die Weitergabe der Erkenntnisse an alle Beteiligten (George 2016).

Ein weiterer Aufgabenschwerpunkt einer APN Palliative Care in Deutschland könnte die Koordination der Versorgung bzw. das Schnittstellenmanagement sein. Dabei wäre auch die Spezialisierung auf eine bestimmte Erkrankung oder einen bestimmten Bereich denkbar. Je nach Struktur und Setting muss der Handlungsspielraum dementsprechend angepasst werden. Die Pflegeforschung und Weitergabe an Fertigkeiten und Wissen im Bereich Palliative Care ist auch im deutschsprachigen Raum von großer Bedeutung und eine Kernkompetenz nach Hamric (Hamric et al. 2005).

Die Rolle der Pflege in der Palliativversorgung

Besonders in der Versorgung schwerstkranker und sterbender Menschen nehmen die verantwortlichen, an der Pflege beteiligten Pflegefachkräfte, eine entscheidende Rolle ein. In der Palliativversorgung ist häufig zu beobachten, dass sich das medizinische Personal zurückzieht und die Pflegefachkräfte mit palliativpflegerischen Möglichkeiten mehr Raum bekommen. Um eine solche Versorgung gewährleisten zu können, benötigt es viel Fachkompetenz, Erfahrung, sowie reflektiertes, empathisches und professionelles Handeln (Sekse et al. 2018).

Die Anforderungen an die versorgenden Pflegefachkräfte spielt in Bezug auf die Implementierung einer APN im Bereich Palliative Care eine wichtige Rolle. Im Vergleich mit den Rollen aus anderen Ländern werden die Wissensweitergabe, Forschung und Förderung/Unterstützung von Pflegenden immer wieder genannt.

Palliativfachpflegekräfte, die in der spezialisierten Palliativversorgung arbeiten, unabhängig vom stationären oder ambulanten Setting, verfügen über eine spezielle Palliative Care Weiterbildung von 160 h. Durch ihre Arbeit in dem speziellen Bereich, können sie jeden Tag ihr theoretisches Wissen sowie ihre Erfahrung und Intuition anwenden.

Die Mehrheit sterbender Menschen werden im Rahmen der allgemeinen Palliativversorgung (APV) durch Pflegefachkräfte in ambulanten Pflegediensten, in Pflegeheimen und allen Allgemein- und Intensivstationen im Krankenhaus betreut. Vergleichsweise wenig schwerstkranke und sterbende Menschen werden in spezialisierten Einrichtungen, wie einer Palliativstation oder durch ambulante spezialisierte Palliativteams betreut. Die Forschung in dem Bereich konzentriert sich eher auf letztere (Diehl et al. 2021).

Der Bedarf an palliativer Versorgung wird in Hinblick auf den demographischen Wandel, die Zunahme an Multimorbidität und damit verbundener Komplexität weiter steigen. Das bedeutet im Umkehrschluss, dass überall, egal ob im Krankenhaus, in den Pflegeheimen, in Langzeitpflegeeinrichtungen, im ambulanten Bereich, palliative Patient*innen versorgt werden müssen und alle

Beteiligten entsprechendes Know-how und/oder qualifizierte Ansprechpartner*innen benötigen (Eiche et al. 2021).

ANP Palliative Care in Deutschland

Aufgaben bzw. mögliche Handlungsfelder, die sich aus der Recherche gezeigt haben, beziehen sich auf die Pflegeforschung im Bereich Palliative Care, die Beratung und Unterstützung der versorgenden Pflegekräfte und die Koordination und Unterstützung der Versorgung von Palliativpatient*innen in unterschiedlichen Bereichen und durch unterschiedliche Angebote.

In meiner Arbeit als APN für Palliative Care habe ich angefangen, mich mit den Bedürfnissen der verantwortlichen Pflegekräfte auseinanderzusetzen und bin dabei auf viele Fragen gestoßen. Was benötigen diese Pflegefachkräfte, um die palliativ pflegerische Versorgung sicherer und bedürfnisorientierter gestalten zu können? Ist es nur der Zeit- und Personalmangel, die fehlende Sensibilität, die Angst und Unsicherheit aufgrund fehlenden Fachwissens oder sind es Schwierigkeiten in der interprofessionellen Zusammenarbeit, ein fehlender klinischer Blick oder das teilweise stark begrenzte Handlungsfeld, was hindert und blockiert? Wo genau sind die Defizite, die Hürden, Herausforderungen und Schwierigkeiten? Welche Maßnahmen sind geeignet, die Mitarbeitenden nachhaltig zu unterstützen, den Blick und ihre innere Haltung zur palliativen Versorgung zu erweitern und die Versorgung dadurch langfristig zu optimieren? Sind es Fortbildungen und Schulungen oder ist es eine pflegerische konsiliarische Unterstützung, die eine nachhaltige Verbesserung und Professionalisierung mit sich bringen? Welches Format müssen solche Angebote konkret haben, dass sie angenommen werden und erfolgreich sind? All diese Fragen müssen in Zukunft näher und differenziert erörtert und aufgearbeitet werden.

Fazit

Wie jede APN Rolle, ist auch die Entwicklung und Implementierung einer APN im Bereich Palliative Care ein individueller und dem jeweiligen Bedarf angepasster Prozess. Die Forschung und Evidenz zu APN in der Palliative Care muss in Deutschland noch stark ausgebaut werden und erst noch mehr Erfahrung hinsichtlich des praktischen Einsatzes gewonnen werden. Es gibt hierzu noch viele wichtige, nicht beantwortete Fragen, welche aber gute Anhaltspunkte zur Implementierung bieten können. Dass aber der Einsatz von ANP in Bereichen der Palliative Care in Deutschland ein vielversprechender und zukunftsweisender Ansatz sein kann, lässt sich heute schon annehmen.

Literatur zu Kapitel 4.1.2

Apolinarski, B.; Herbst, F. A.; Röwer, H. A. A.; Schneider, N.; Stiel, S. (2021): Status quo palliativmedizinischer Tageskliniken und Tageshospize in Deutschland: Ergebnisse einer gemischt-methodischen Studie. In: Zeitschrift für Palliativmedizin 22 (4), S. 215–224.

Deutsche Gesellschaft für Palliativmedizin (DGP) (2023): Hospiz- und Palliativversorgung im Überblick: wer bietet was wo? Online verfügbar unter https://www.dgpalliativmedizin.de/neuigkeiten/informationen-fuer-patienten-und-angehoerige.html. Letzter Zugriff am 07.01.2024.

Diehl, E.; Rieger, S.; Letzel, S.; Schablon, A.; Nienhaus, A.; Pinzon, L. C. E.; Dietz, P. (2021): Arbeitsbedingungen von Pflegekräften in der allgemeinen Palliativversorgung in Deutschland. Eine Querschnittbefragung. In: *Pflege* 34 (2). S. 80–91.

Eiche, Jürgen; Klimes, Marcel; Schlöcker, Jürgen; Moczarski, Carsten; Häfner, Carolin; Wehner, Susanne; Bernschneider, Yvonne (2021): Bedarf für Palliativversorgung wächst. In: *Schmerzmedizin* 37 (1), S. 36–39. DOI: 10.1007/s00940-020-3015-z.

George, T. (2016): Role of the advanced practice nurse in palliative care. In: *International Journal of Palliative Nursing* 22 (3), S. 137–140.

Hamric, A. B.; Spross, J. A.; Hanson, C. M. (2005): Advanced Practice Nursing. An Integrative Approach. St. Louis: Elsevier Saunders.

Lenz, K.; Hofmann-Bichler, B. (2014): Palliative Care auf der Intensivstation. In: *Intensiv* 22 (1), S. 39–42.

Moitra, V. K.; Guerra, C.; Linde-Zwirble, W. T.; Wunsch, H. (2016): Relationship Between ICU Length of Stay and Long-Term Mortality for Elderly ICU Survivors. In: *Critical Care Medicin* 44 (4), S. 655–662.

Radbruch, L.; Ostgathe, C.; Neuwöhner, K.; Montag, T.; Schneider, W.; Hanke, R.; Lindena, G. (2014): Nationales Hospiz- und Palliativregister NHPR Bedeutung und aktueller Stand. In: *Zeitschrift für Palliativmedizin* 15 (6), S. 47. DOI: 10.1055/s-0034-1374110.

Rosenthal, M. D.; Kamel, A. Y.; Rosenthal, C. M.; Brakenridge, S.; Croft, C. A.; Moore, F. A. (2018): Chronic Critical Illness: Application of What We Know. In: *Nutr Clin Pract* 33 (1), S. 39–45.

Sekse, R. J. T.; Hunskar, I.; Ellingsen, S. (2018): The nurse's role in palliative care: A qualitative meta-synthesis. In: *Journal of clinical nursing* 1–2 (27), S. 21–38.

Teigeler, B. (2023): Schwierige Entscheidungen muss man miteinander treffen. Advanced Practice Nursing (APN) in der Palliative Care. In: *pflegen: palliativ* (60), S. 38–39.

van Oorschot, B. (2022): Palliativmedizin. In: *Forum* (37), S. 452–457.

Wagener, S. (2023): Begleiten, beteiligen, Wünsche erfüllen. Palliative Care auf der Intensivstation – ein Blick in die Niederlande. In: *pflegen: palliativ* (60), S. 36–37.

Wedding, U.; Alt-Epping, B. (2021): Prinzipien der Palliativmedizin in der Onkologie. In: *Kompendium Internistische Onkologie: Standards in Diagnostik und Therapie*, S. 1–14.

World Health Organization (WHO) (2002): Definition Palliative Care.

4.1.3 APN Gynäkologie am Universitätsklinikum Ulm

Lea Ecke

Die Pflegeexpertin APN für die Gynäkologie ist am Universitätsklinikum Ulm (UKU) die erste APN Rolle innerhalb des UKUs und wird seit Mai 2023 in der Klinik für Frauenheilkunde und Geburtshilfe implementiert. Zuvor hat eine intensive pflegerische Einarbeitung in den Stationsablauf der gynäkologischen Stationen stattgefunden. Neben der Einarbeitung in den Stationsablauf wurde die APN Rolle über zweieinhalb Jahre konzeptionell, während einer geringfügigen Freistellung, entwickelt.

Die Pflegeexpertin APN ist Teil des Stationsteams und in einem Umfang von 100 % tätig. Sie hat ein abgeschlossenes Masterstudium in Advanced Nursing Practice (ANP), fünf Jahre Berufserfahrung und arbeitet werktags im Tagdienst auf den gynäkologischen Stationen. Dort hat sie ein Büro, welches für Patient*innengespräche oder theoretische Arbeit genutzt wird. Als Teil des Stationsteams arbeitet sie derzeit noch an ca. einem Tag in der Woche in der regulären Patient*innenversorgung der gynäkologischen Stationen.

Zielgruppe und Zielsetzung der Pflegeexpertin APN Gynäkologie

Die Zielgruppe der Pflegeexpertin APN wurde in ihrer Masterarbeit definiert (Ecke 2021). Vorwiegend werden palliative, gynäkologisch-onkologische Patientinnen mit einem Ovarial-Karzinom, Cervix-Karzinom, Endometrium-Karzinom, Corpus-Karzinom oder Vulva Karzinom durch die Pflegeexpertin APN betreut. Sie verfügt zusätzlich über eine Palliative Care Ausbildung, außerdem hat sie eine Wundexperten ICW® Weiterbildung und ist als Ethikberaterin im Gesundheitswesen qualifiziert.

Bei der Zielgruppe zeigt sich, dass sich gynäkologisch-onkologische Patientinnen weniger gut über verschiedene Aspekte ihrer Erkrankung informiert fühlen. Dies betrifft vor allen die psychologische Unterstützung. Ebenfalls berichten sie über ein unbefriedigtes Informationsbedürfnis, eine geringere Lebensqualität und eine geringere emotionale Leistungsfähigkeit als Brustkrebspatientinnen (Faller et al. 2017). Die gynäkologisch-onkologischen Patientinnen haben hohe Lernbedarfe, die sich auf die Steigerung der Lebensqualität, die Verwendung von Medikamenten, Vermeidung von Komplikationen während der Behandlung, das Schmerzmanagement und unterstützende Pflegesysteme beziehen (Akkuzu et al. 2018). Sowohl jüngere als auch ältere Patientinnen zeigen Pflegebedarfe in Bezug auf das Wissensdefizit, das unwirksame Coping, den unwirksamen Selbstschutz, die Angst und/oder Trauer, die soziale Isolation, das hohe Risiko der Einsamkeit, den veränderten Familienprozess, die Störung des Körperbildes oder zum Beispiel eine beeinträchtigte Sexualität. Jüngere Patientinnen beschäftigen zudem die Auswirkungen der behandlungsbedingten Menopause (Lopez et al. 2019). Um eine qualitativ hochwertige Versorgung der unheilbar erkrankten Patientinnen zu gewährleisten, ist es von entscheidender Bedeutung, eine palliative Betreuung frühzeitig in die Behandlung einzubeziehen (Society of Gynecologic Oncology 2010). Da im gynäkologischen Bereich häufig palliative Strukturen fehlen (Baumann et al. 2018), fordert das Leitlinienprogramm Onkologie der Deutschen Krebsgesellschaft, Deutschen Krebshilfe und der Arbeitsgemeinschaft der Wissenschaftlichen Medizinischen Fachgesellschaften e. V. (2020) in ihrer erweiterten S3-Leitlinie zur Palliativmedizin für Patienten mit einer nicht-heilbaren Krebserkrankung die Entwicklung von Palliativangeboten in der Regelversorgung. Dies soll in der Klinik für Frauenheilkunde durch die Pflegeexpertin APN initiiert werden. Die Pflegeexpertin APN führt eine erweiterte Anamnese und ein palliatives Basis-Assessment, welches unter anderem den MIDOS Fragebogen und das Distress-Thermometer enthält (DGP 2022), mit den Patientinnen durch. Im Anschluss wird das interdisziplinäre Team in den Behandlungsablauf involviert und bei Bedarf eine interdisziplinäre palliative Fallbesprechung einberufen und durchgeführt. Der weitere Behandlungsablauf wird hierbei an den Bedürfnissen der Patientin ausgerichtet und daran angepasst.

Die Mamma-Karzinom Patientinnen werden in der Klinik für Frauenheilkunde und Geburtshilfe am UKU von einer Breast Care Nurse betreut, weshalb diese aus der primären Zielgruppe ausgeschlossen wurden. Es finden aber enge Absprachen zwischen der Breast Care Nurse und der Pflegeexpertin APN statt.

Das Ziel der Pflegeexpertin APN ist es, eine optimale Betreuung und kontinuierliche Begleitung der palliativ-onkologischen Patientinnen aufzubauen und den Einbezug des interdisziplinären Teams zu organisieren. Hierdurch soll eine schnellstmögliche Verlegung zurück in die eigene Häuslichkeit ermöglicht werden oder eine Versorgung in weiterversorgenden Einrichtungen wie z. B. Palliativstationen oder Hospize initiiert werden. Im Zuge der weiteren APN-Rollenentwicklung soll für ambulante gynäkologisch-onkologische Patientinnen eine APN-Sprechstunde aufgebaut werden. Ebenfalls wird eine enge Verzahnung mit der Stabstelle Pflegewissenschaft und Pflegeentwicklung der Pflegedirektion angestrebt. Eine Vernetzung mit weiteren Pflegeexpertinnen APN des UKU ist derzeit in Planung. Ebenfalls wird ein regelmäßiger Austausch mit Pflegeexpertinnen APN aus anderen Krankenhäusern, die auch in der Gynäkologie arbeiten, angestrebt.

Stakeholder der APN Rolle

Für die Implementierung der APN Rolle war es zunächst sehr wichtig, Rückhalt vom Pflegemanagement, also der Pflegedirektion, der Pflegedienstleitung und der Bereichs- und Stationsleitung zu erhalten. Diese haben der Pflegeexpertin APN in der Entwicklungsphase Zeit für die konzeptionelle Entwicklung der APN Rolle gegeben. Auch in der Implementierungsphase ist eine enge Zusammenarbeit und stetiger Austausch von hoher Bedeutung.

Des Weiteren ist eine enge Zusammenarbeit mit dem Stationsteam wichtig. Die wichtigsten Stakeholder sind die Kolleg*innen der eigenen Berufsgruppe. Enge Absprachen mit den Pflegenden über die Patientinnen und die Pflegemaßnahmen erleichtern die Zusammenarbeit. Auch das interdisziplinäre Team wird durch direkte Absprachen, Konsile und in Fallbesprechungen einbezogen. Hierzu zählen das Ärzteteam, der Sozialdienst, die Physiotherapeut*innen, die Kolleg*innen aus der Psychosomatik, die Seelsorgenden der Klinik für Frauenheilkunde und Geburtshilfe und zum Beispiel die Ernährungsberatung. Des Weiteren sind externe Versorgungsdienstleister wichtige Stakeholder, um die Häusliche Versorgung der Patient*innen zu koordinieren. Hierzu zählen die Brückenpflege des Comprehensive Cancer Center Ulm (CCCU) bzw. Spezialisierte Ambulante Palliativversorgung (SAPV). Anbieter der Region und ggf. weitere ambulanten Versorgungsanbieter.

Aufgaben der Pflegeexpertin APN Gynäkologie

Nach der konzeptionellen Entwicklung der Rolle wird nun, in Anlehnung an die Kernkompetenzen einer APN, ein Aufgabenprofil für die Pflegeexpertin APN getestet und kontinuierlich angepasst. Anfang des Jahres 2024 wurden folgende Tätigkeiten von der Pflegeexpertin APN durchgeführt:

Mit komplexen Patientinnen werden ausführliche Pflegeanamnesen und zielgerichtete Assessments, wie zum Beispiel das Distress Thermometer oder ein palliatives Basis-Assessment, durchgeführt. Hierdurch werden individuelle Unterstützungsbedarfe identifiziert und eine Pflegeplanung konzipiert. Im Anschluss werden Konsile für das interdisziplinäre Team angemeldet, um schnellstmöglich die nötigen Stakeholder in die Patientinnenbetreuung einzubeziehen. Dies findet in engem Austausch mit den Stationsärzt*innen und den Bereichspflegenden statt. Ebenso werden Absprachen getroffen, welche Patientinnen in der wöchentlichen palliativ-onkologischen Fallbesprechung vorgestellt werden sollen. Die Koordination, Vorbereitung und Nachbereitung der Patient*innenfälle für die Fallbesprechung übernimmt die Pflegeexpertin APN. Bei Gesprächen mit den Patientinnen und/oder deren Angehörigen, wie zum Beispiel bei einer Therapiezieländerung, steht die Pflegeexpertin APN dem Stationsteam begleitend zur Verfügung und unterstützt die Patientinnen und ihre Angehörigen bei der Bewältigung. Sie schult sowohl Patientinnen als auch deren Angehörige, um pflegerische Kompetenzen zu vermitteln und damit die Selbstpflege- bzw. Dependenzpflegekompetenzen zu steigern. Außerdem sichert sie eine kontinuierliche Betreuung und Begleitung der hochkomplexen Patientinnen und steht hierfür im engen Dialog mit den Bereichspflegenden.

Die Pflegeexpertin APN berät das Stationsteam bei komplexen Fragestellungen, versucht schnelle Lösungen zu finden und übernimmt die fachliche Führungsrolle inklusive fachlicher Weisungsbefugnis im Rahmen der Pflegeexpertise. Ebenso entwirft sie, zusammen mit dem Pflegemanagement, einen allgemeinen Fortbildungskalenders für die Mitarbeitenden der gynäkologischen Stationen. Die Pflegeexpertin organisiert Schulungen für das Pflegeteam. Sie unterstützt, begleitet und berät das Pflegeteam sowie die Bereichs- und Stationsleitung bei der Umsetzung eines patient*innenorientierten Pflegesystems im Sinne der Pflegetheorie nach Dorothea Orem (2001). Dabei evaluiert sie pflegerische Interventionen und Arbeitsorganisation zur möglichen Optimierung von Versorgungprozessen. Ebenfalls betreut sie die Studierenden des Bachelors Pflege der Station bei der Implementierung ihrer Expertisen in die Pflegepraxis.

Die Pflegeexpertin APN leitet eine bereichsübergreifende Arbeitsgruppe zur patient*innenzentrieten Pflegeübergabe und nimmt an weiteren Arbeitsgruppen des UKUs teil (z. B. dem Qualitätszirkel Pflege). Auch in klinikübergreifenden Netzwerken ist sie aktiv. Um kontinuierlich ihre Pflegefachexpertise weiterzuentwickeln, werden regelmäßig Kongresse sowie Fort- und Weiterbildungen besucht. Ebenfalls gibt sie ihr Fachwissen Pflegestudierenden weiter, indem sie Unterricht hält und Praxisarbeiten betreut.

Versorgungsmodell der gynäkologischen Stationen mit APN

Die Pflegeexpertin APN ist in das Versorgungsmodell der gynäkologischen Stationen der Klinik für Frauenheilkunde und Geburtshilfe integriert. Sie arbeitet dort eng mit der Breast Care Nurse, den onkologischen Fachpflegenden, der integrativen Pflege und natürlich den Bereichspflegenden zusammen. Es finden täglich enge Absprachen über die aktuellen Patientinnen statt, um gemeinsam die hochkomplexen Patientinnen bestmöglich zu versorgen. Die Pflegeexpertin APN ist jederzeit bei pflegefachlichen Fragestellungen für das Stationsteam verfügbar und kann in die Versorgung integriert werden. Die Nähe ihres Büros zu den Stationen stellt hier einen großen Vorteil dar.

Auch die Ambulanzen fordern die Pflegeexpertin APN gelegentlich konsiliarisch an, um komplexe Versorgungslagen zu besprechen und einen Versorgungsplan aufzustellen. In Zukunft ist geplant, eine pflegerisch-onkologische Sprechstunde für die im Text benannte Zielgruppe anzubieten, analog zur Sprechstunde der BCN, um die Kontinuität der Betreuung über den stationären Aufenthalt zu erweitern.

Tab. 4.1: SWOT-Analyse der APN Rollenimplementierung in der Gynäkologie (eigene Darstellung).

Stärken – strength	**Schwächen – weakness**
• Onkologische Fachpflege und Breast Care nurse vor APN Implementierung bereits implementiert • M. Sc. APN & Berufserfahrung vorhanden • Büro der APN auf Station, telefonische Erreichbarkeit, Einsatz im Tagdienst	• Unterscheid Betreuung Brustkrebs Patientinnen und gynäkologisch-onkologische Patientinnen in der Ambulanz, da nur Breast Care Nurse Sprechstunde implementiert ist • Krankheits-/Urlaubsvertretung fehlt • Eigene APN Dokumentation fehlt noch • Wenig spezifische gynäkologische Assessments implementiert • Onkologische Pflegevisite und Palliativ Fallbesprechungen fallen bei Personalmangel oft aus
Chancen – opportunities	**Risiken – threats**
• Versorgungskontinuität und -qualität der Patientinnen verbessern • Risikopflegediagnosen durch Anamnese und Screening frühzeitig erkennen • Möglichkeiten der Integration von akademischen Pflegenden am Universitätsklinikum Ulm aufzuzeigen • Shared decision making zusammen mit dem Pflegemanagement und der Pflegepädagogik	• ANP wird in die Bereichspflege bei Personalmangel abgezogen • Pilot, erste APN-Rolle im Universitätsklinikum Ulm, internes APN Netzwerk fehlt, Mentoring fehlt

Stärken-Schwächen-Analyse der APN Rollenimplementierung

Mittles einer SWOT[5]-Analyse werden in der ▶ Tab. 4.1 die Stärken und Schwächen unter Berücksichtigung der Chancen und Risiken der APN Rollenimplementierung dargestellt. Durch eine kontinuierliche Evaluation der APN Rolle können die Stärken der Rolle ausgebaut werden und mit Veränderungen der Rolle Schwächen reduziert werden. Hierfür ist ein stätiges kritisches Hinterfragen der eigenen Tätigkeiten und eine enge Zusammenarbeit mit den Stakeholdern notwendig.

Literatur zu Kapitel 4.1.3

Akkuzu, G., Kurt, G., Guvenc, G., Kok, G., Simsek, S., Dogrusoy, S., Ayhan, A. (2018). Learning needs of Gynecologic cancer survivors. *Journal of Cancer Education*, *33*, 544–550. https://doi.org/10.1007/s13187-016-1118-y

Baumann, N., Pasquinelli, V., Fringer, A. (2018). Palliative Care in der gynäkologischen Onkologie. In Senn, B. & Mayer, H. (Hrsg.). *Gynäkologisch-onkologische Pflege. Bedürfnisse der Patientinnen und interprofessionelle Praxis.* (1. Auflage. S. 281–295). Hogrefe Verlag.

Deutsche Gesellschaft für Palliativmedizin (2022). Palliativmedizinisches Basisassessment. Verfügbar unter: https://www.dgpalliativmedizin.de/images/DGP_Palliativmedizinisches_Basisassessment_2016_%C3%84nd_2022.pdf (zuletzt aufgerufen am 18.08.2025)

Ecke, L. (2021). Beschreibung des aktuellen Versorgungsmodells von Patientinnen mit nicht-heilbaren Tumorerkrankungen in der Gynäkologie der Universitätsklinik Ulm [unveröffentlichte Masterarbeit]. Ulm.

Faller, H., Brähler, E., Härter, M., Keller, M., Schulz, H., Wegscheider, K., Weis, J., Boehncke, A., Reuter, K., Richard, M., Sehner, s., Koch, U., Mehnert, A. (2017). Unmet needs for information and psychosocial support in relation to quality of life and emotional distress: A comparison between gynecological and breast cancer patients. *Patient education and counseling, 100*(10), 1934–1942. https://doi.org/10.1016/j.pec.2017.05.031

Lopez, A.-L., Butow, P., Philip, S., Hobbs, K., Phillips, E., Robertson, R., Jurakova, I. (2019). Age-related supportive care needs of women with gynaecolog-ical cancer: A qualitative exploration. *European Journal of Cancer Care, 28*(4), Artikel e13070. https://doi.org/10.1111/ecc.13070

Society of Gynecologic Oncology. (2010) *Delivery of Palliative Care Services. Position statements, Palliative Care.* [position statement]. https://www.sgo.org/resources/delivery-of-palliative-care-services/ Zugriff am 06.02.2024.

Leitlinienprogramm Onkologie (Deutsche Krebsgesellschaft, Deutsche Krebshilfe, AWMF). (2020). Erweiterte S3-Leitlinie Palliativmedizin für Patienten mit einer nicht-heilbaren Krebserkrankung. Langversion 2.2 – September 2020, AWMF-Registernummer: 128/001-OL. https://www.leitlinienprogramm-onkologie.de/leitlinien/palliativmedizin/ Zugriff am: 06.02.2024.

4.1.4 Die Implementation einer Advanced Practice Nurse im Lungenkrebszentrum der Universitätsklinik Regensburg anhand des PEPPA-Frameworks

Julia Eisenberger & Susanne Schuster

Im Rahmen eines Masterstudium Advanced Nursing Practice (ANP) war es Aufgabe sich mit der eigenen pflegerischen Praxis auseinander zu setzen, um Versorgungslücken zu identifizieren.

Durch die Erfahrung mit Lungenkrebspatient*innen zeigte sich, dass zunehmend die risikobehafteten oder palliativen Fälle stationär behandelt wurden. Diese Entwicklung, hin zu mehr Komplexität in der pflegerischen Versorgung, wird durch die gesetzliche Änderung zur Förderung der Ambulantisierung verstärkt (Vahl et al. 2022). Zeitgleich ist auch am Universitätsklinikum

5 SWOT = Strengths (Stärken), Weaknesses (Schwächen), Opportunities (Chancen) und Threats (Risiken)

Regensburg (UKR) der Pflegepersonalmangel spürbar.

> »Im internationalen Vergleich gibt es in Deutschland eine hohe Anzahl an Ärztinnen/Ärzten und Pflegefachpersonen bezogen auf den Anteil in der Bevölkerung. Deutschland weist zugleich jedoch auch eine hohe Anzahl an stationären Patientinnen und Patienten auf, und dafür ist das verfügbare Krankenhauspersonal knapp bemessen.«
> (Köppen und Busse 2023, S. 30)

Eine aktuelle Studie (Seismann-Petersen et al. 2023) unterstreicht die zunehmende Komplexität der pflegerischen Versorgung in der Akutversorgung und betont dabei den Einsatz von hochschulisch qualifizierter Pflegefachpersonen im Rahmen einer erweiterten und vertieften Pflegepraxis (ANP) als Lösungsansatz.

> »Vor dem Hintergrund eines Mangels an Fachpersonal müssen Versorgungsmodelle etabliert werden, die den Gesundheitsanforderungen [...] gerecht werden.«
> (Seismann-Petersen et al. 2023, S. 11)

Aus diesem Grund ist der Gedanke gereift, eine Pflegeexpertin APN im Gebiet des Lungenkrebszentrums am UKR zu etablieren.

Planung einer APN-Rolle nach dem PEPPA-Framework

Die Umsetzung des Konzepts ANP führt nachweislich zu positiven Outcomes wie beispielsweise einer steigenden Patient*innenzufriedenheit, Professionalisierung der Mitarbeiter*innen durch Schulung und Anleitung, verkürzten Liegezeiten, frühzeitiges Erkennen von Nebenwirkungen und Komplikationen und weiteren Faktoren (Laurant et al. 2018; McDonnell et al. 2015 nach Seismann-Petersen et al. 2023), wobei im Rahmen der Entwicklung und Implementierung solcher neuen Rollen auch erschwerende Faktoren beschrieben werden. Neben einer fehlenden Rollenakzeptanz werden eine Rollenambiguität und fehlende Absprachen und Unterstützung seitens relevanter Stakeholder beschrieben. Dies unterstreicht die Notwendigkeit einer umfassenden Rollendefinition und »die kontinuierliche Unterstützung der PE [Pflegeexpert*innen] durch die Führungsebene, die Bereitstellung notwendiger Ressourcen, Möglichkeiten der Reflektion sowie eine Evaluation der Rollen und ihrer Wirkung auf den Versorgungskontext.« (Seismann-Petersen et al. 2023, S.18)

Am UKR wird bereits in verschiedenen Bereichen eine erweiterte und vertiefte Pflegepraxis angeboten (Heinze et al. 2023), wobei sich die Implementierung neuer APN-Rollen am PEPPA-Framework (Bryant Lukosius und DiCenso 2004) und den HAMRIC Kernkompetenzen (Hamric und Tracy 2019) orientierte. Aus diesem Grund wurde auch für die Implementierung einer Pflegeexpert*innenrolle APN im Lungenkrebszentrum das PEPPA-Framework gewählt, da dieses durch seine stetige Wandelbarkeit und Reevaluation eine realistische Praxisgestaltung ermöglicht (Bryant Lukosius und DiCenso 2004).

Patient*innenpopulation und aktuelle Versorgung

Als Patient*innengruppe wurden alle Betroffenen in der akutstationären Phase ihrer Lungenkrebserkrankung festgelegt. Hierbei sind aufgrund der Strukturen vor Ort sowohl operativ als auch konservativ behandelte Patient*innen gemeint, da diese auf einer gemeinsamen Station betreut werden. Zum Planungszeitpunkt haben diese keine feste Ansprechperson, an die sie sich bei Fragen oder Schwierigkeiten wenden können. Über den stationären Aufenthalt hinweg treffen Patient*innen auf verschiedene Kontaktpersonen mit unterschiedlichen Kompetenzen und Hintergründen, vor allem zu Beginn der

Aufnahme im Rahmen von Diagnostik und Aufklärung. Patient*innen fehlt häufig jedoch der Überblick, wer für welches Anliegen die richtige Ansprechperson ist. Eine Kontinuität in der Versorgung ermöglicht die notwendige Personenzentrierung und die damit verbundenen Vorteile durch Partizipation, geteilte Entscheidungsfindung und Kompetenzstärkung (Mischo-Kelling, 2023). Daher erschien die Einführung einer auf Patient*innen mit Lungenkrebs spezialisierten Pflegeexpertin APN als zentrale Ansprechpartnerin sinnvoll.

Stakeholder

Um die Planung in die Tat umzusetzen, mussten zunächst alle relevanten Personen identifiziert werden, die in das Konzept einbezogen werden sollten. Eine Beteiligung der Stakeholder von Beginn an ist für die Sicherstellung des Engagements und der Unterstützung für die geplante Veränderung entscheidend (Bryant-Lukosius und DiCenso 2004). Die wichtigsten Stakeholder stellen hierbei die Patient*innen und deren Angehörige dar. Ein Einbezug dieser erfolgt in die Planungen der Pflegeexpert*innenrolle APN im Lungenkrebszentrum über eine empirische Bedarfserhebung (Eisenberger & Schuster, 2025).

Im Folgenden werden alle weiteren Stakeholder aufgelistet, die aktiv in die Planung miteinbezogen werden:

- Pflegepersonal
- Stationsleitungen/Pflegezentrumsleitung
- Pflegedirektion
- Ärzt*innenteam
- Case Management
- Physiotherapie
- Sozialdienst
- Psychoonkologie/Seelsorge
- Ernährungsberatung

Probleme und Ziele

Der Bereich der Onkologie ist mittlerweile ein weit erforschtes Feld. Dies gilt aber vor allem für allgemeine Forschungen im medizinischen Bereich oder für spezifische Krebsarten. Im Hinblick auf das Lungenkarzinom ergeben sich im deutschsprachigen Raum noch viele pflegewissenschaftliche Fragestellungen für Forschungsvorhaben. Insbesondere die Erhebung der Unterstützungs- und Beratungsbedarfe, speziell für Patient*innen mit Lungenkrebs, wurde in der Recherche nur eine deutsche Studie, nämlich von Gödde et al. (2020), gefunden. Diese beziehen nicht nur die körperliche Ebene, sondern die Multidimensionalität der Erkrankung und die daraus resultierenden Bedürfnisse mit ein, was dazu anregt, auch die soziale und psychisch-emotionale Perspektive zu beleuchten bzw. grundsätzlich nach weiteren Einflussfaktoren zu suchen.

Die bestehende Forschung bezieht sich zudem meist auf das ambulante oder häusliche Setting (Ugalde et al. 2012; Sanders et al. 2010; Moore et al. 2002; Fitch & Steele 2010; Ecke et al. 1996; Ferrel et al. 2015; Choratas et al. 2020). Ebenso verhält es sich im Feld der palliativen Versorgung. Aufgrund des schnellen Voranschreitens der Krankheit ist die Wichtigkeit einer frühzeitigen palliativen Anbindung zwar bekannt, aber dennoch wird der Einbezug der palliativen Disziplin oft erst zu spät in Betracht gezogen (Matsumoto et al. 2022; Ferrel et al. 2015; Gödde et al. 2020). Dies resultiert aus dem Festhalten an palliativen Chemo-/Immuntherapien, da während der aktiven Therapiephase anhand der aktuellen Vorgaben keine palliative vor allem ambulante palliative Anbindung möglich ist. Spezialisierte Expert*innen mit hohem Fachwissen vermitteln Sicherheit, was die Wichtigkeit von onkologisch weitergebildeten Pflegekräften unterstreicht (Kara et al. 2023). Diese können im Sinne der Consultation durch die

Pflegeexpert*innen geschult werden oder auch nach der Colaboration den Skill-Mix in einer Zusammenarbeit effizient nutzen (Hamric und Tracy 2019).

Aktuelle Diskussionen der beteiligten Stakeholder am UKR zeigen, dass die Profession Pflege selten bei Therapieentscheidungen im Lungenkrebszentrum einbezogen wird. Somit fehlt das Wissen der Berufsgruppe, die die meiste Zeit mit den Patient*innen verbringt und als Advokat agieren könnte. Zum anderen fehlt es an zeitlichen Ressourcen, um Patient*innen oder deren Angehörige umfassend zu schulen und zu beraten. Aufgrund des fehlenden Wissens erkennen die Patient*innen oft nicht, wie sie sich bei Nebenwirkungen oder allgemein einer Verschlechterung ihres Zustandes verhalten sollen. Noch ausstehend ist die Bedarfserhebung seitens der betroffenen Patient*innen und der Angehörigen um diese Annahmen zu bestätigen bzw. weitere Bedürfnisse zu identifizieren.

Als Ziel wird zum aktuellen Zeitpunkt abgeleitet, den Bereich Patient*innenedukation weiter auszubauen (Schieron et al. 2021). Außerdem soll eine stärkere interprofessionelle Zusammenarbeit gefördert werden (Hellmuth 2022). Dadurch könnten die patient*innenbezogenen Outcomes verbessert werden. Eine der wichtigsten Entwicklungen ist: In der stationären Phase der Therapie steht eine konstante Ansprechperson zur Verfügung. Der Bedarf hierfür ist durch die bestehende internationale Literatur und Beobachtungen in der Praxis erkennbar. Die Patient*innen wünschen sich Informationen bei individuellen Veränderungen in ihrem Krankheitsverlauf, woraus sich die Notwendigkeit einer patient*innenzentrierten Betreuung ableiten lässt (Maguire et al. 2012). Eine ausführliche Auflistung der identifizierten Herausforderungen und daraus resultierenden Ziele ist in der ▶ Tab. 4.2 ersichtlich.

Tab. 4.2: Eigenerstellte Darstellung der bestehenden Probleme und daraus resultierender Ziele.

Herausforderungen	Ziele
Fehlender Einbezug der Pflege und unzureichende interprofessionelle Zusammenarbeit.	Schnittstellenmanagement und regelmäßige Teilnahme am interdisziplinären Tumorboard.
Patient*innen sind nicht ausreichend über die vorhandenen klinikinternen Angebote informiert.	Individuell abgestimmtes Gespräch und Erstellung einer Informationsbroschüre zur Übersicht.
Nicht ausreichende Schulung der Patient*innen über ihre Erkrankung, Nebenwirkungen und die Auswirkungen der Behandlung.	Umfassende Schulung und Beratung der Patient*innen (Patient*innenedukation) und ihrer Angehörigen.
Fachfremdes Personal ist nicht sicher im Umgang mit den Drainagensystemen und Besonderheiten bei Lungenkrebs.	Stationsübergreifende kollegiale Beratung in Form von Kurzfortbildungen.
Nebenwirkungsmanagement bei Chemotherapie ist nicht ausreichend bekannt.	Erstellen von Informationsmaterial für das Personal und die Patient*innen sowie Einbindung in künftige Patient*innenedukationsprogramme.
Fehlender Einbezug der Angehörigen in den Pflegeprozess.	Regelmäßiger Einbezug der Angehörigen auch bei Beratungen und pflegerischen Tätigkeiten.
Einbezug des palliativen Konsildienstes erfolgt nicht immer rechtzeitig.	Enge Zusammenarbeit mit dem Konsiliardienst und Sensibilisierung der Patient*innen und Mitarbeiter*innen.

Rolle der APN

Für den Projektplan wurde zunächst mit den beteiligten Stakeholdern festgelegt, an welchem Punkt der stationären Versorgung die Zuständigkeit der Pflegeexpertin im Lungenkrebszentrum beginnt und wo sie endet. Diese Festlegung ist notwendig, weil sich viele Patient*innen noch Jahre nach der akuten Phase ihrer Erkrankung zu Kontroll- und Nachsorgeterminen am UKR einfinden. Es wurde beschlossen, dass ab dem Aufnahmezeitpunkt bis zur Überleitung in die ambulante Therapie bzw. Nachsorge (in der Akutphase) die Pflegeexpertin APN als präsente Ansprechpartnerin zuständig ist.

Des Weiteren wurden drei Zielgruppen differenziert, erstens die thorax-chirurgischen Patient*innen, die zur Operation ihres Lungentumors akutstationäre behandelt werden, zweitens die konservativ behandelten Patient*innen, die sich zur Chemotherapie oder aufgrund bestehender Nebenwirkungen der Chemotherapie in akutstationärer Behandlung befinden und drittens hat die Pflegeexpertin APN auch das pflegerische Team im Blick, denn die kollegiale Beratung (Hamric und Tracy 2019) ist ein

Tab. 4.3: Auflistung der Tätigkeitsschwerpunkte (eigene Darstellung).

Schwerpunkt	Inhalt
Thoraxchirurgische Patient*innen	Päoperativ (ERAT's Nurse – enhanced recovery after thorativ surgery) • Schulung bezüglich Atemcoach und Inhalation • Erste Mobilisationsübungen und Hinweis auf Wichtigkeit nach OP • Überleitung adjuvante Therapie • Schmerzmanagement Postoperativ • Mobilisationsumsetzung • Schmerzmanagement • Kostaufbau • Drainagenmanagement • Regelmäßige Durchführung Atemcoach und Inhalationen • Ggfls. ergänzende Atemhilfsmittel
Onkologische Patient*innen	Ab Aufnahmezeitpunkt • Durchführung Ernährungsscreening • Hinweis auf die Wichtigkeit regelmäßiger Gewichtskontrollen • Angepasste Ernährung im stationären Setting (Wunschkost mit Pat. gemeinsam abstimmen) • Schmerzmanagement • Pflegerische Beratungmit Fokus auf individuellem Bedarf der Patient*innen • Darstellung der Angebote im haus inkl. Ernährung und bei Bedarf Anmeldung • Palliatives Assessment • Angepasster Mobilisationsplan • Drainagenmanagement (Pleurix)
Kollegiale Beratung	Auch stationsübergreifend (vorallem bei ausgelagerten Patient*innen) • Drainagenmanagement • Mobilisationsplanung • Schmerzmanagement • Ernährungsscreening • Besondere Bedarfe bei onkologischen Patient*innen

Tab. 4.4: Übersicht der Schnittstellen zur Zusammenarbeit (eigene Darstellung).

Bereich	Inhalt der Zusammenarbeit
Pflegeexperte Ambulanz onkologische Tagesklinik	• Überleitung Schnittstelle ambulant/stationät • Regelmäßiger Austausch • Überleitungsstandards
ANP-Team chirurgische Onkologie	• Regelmäßiger Auttausch • Arbeitsteilung • Stationsinterne Standards • Forbildungsgestaltung • Vertretung
Case Management	• Entlassplanung • Häusliche Versorgung • Drainagenmanagemnt zu Hause • Sauerstoffversorgung • Palliative Anbindung • Anschlussheilbehandlung • Konsilanmeldung
Onko AG	• Gemeinsames Dokumentationssystem • Überarbeitung von Standards • Veranstaltungsplanung

weiteres Aufgabenspektrum, das nicht nur stationsintern, sondern auch langfristig in anderen chirurgisch-onkologischen Stationen Anwendung finden soll (▶ Tab. 4.3).

Dabei findet eine abteilungsübergreifende Zusammenarbeit mit der Pflegeexpertin APN in der onkologischen Tagesklinik statt. Diese APN trägt die Verantwortung für die Patient*innen nach der akutstationären Phase mit Beginn der ambulanten Behandlung und im Rahmen einer eventuell notwendigen Nachbetreuung. Ebenso wichtig ist die Zusammenarbeit mit dem ANP-Team in der klinischen Versorgung, das aus den fachweitergebildeten Pflegekräften mit chirurgisch-onkologischem Hintergrund besteht und dem Case Management, da dieses für die Planung der Entlassung zuständig ist. Überbergreifend findet eine Zusammenarbeit mit der Arbeitsgruppe Onkologie statt, die sich mit Fachtagungen und Leitlinien zum Thema Onkologie beschäftigt (▶ Tab. 4.4).

Umsetzungsstrategien

Förderliche und hinderliche Faktoren

Im Hinblick auf förderliche Faktoren ist vor allem die Unterstützung durch ein begleitendes Mentoring seitens der Hochschule (Schuster & Mohr 2022) zu nennen. Außerdem ist am UKR auch ein offenes und förderndes Management vorhanden, dass durch regelmäßige Treffen in der Steuerungsgruppe verschiedene Perspektiven beleuchtet und gemeinsam Entwürfe weiterentwickelt. Auch die angestrebte Passgenauigkeit des Tätigkeitsprofils für die Stelle als »Pflegeexpertin APN im Lungenkrebszentrum« auf die spezifischen Bedürfnisse der Patient*innen mit Lungenkrebs, in Abstimmung mit allen beteiligten Stakeholdern, kann als förderlicher Faktor genannt werden (▶ Abb. 4.1). Weiterhin positiv sind die Strukturen eines Universitätsklinikums. »Aufgrund der Komplexität der Versorgungsaufgaben […] [sieht der Wissenschaftsrat] die Universitätsklinik zudem in besonderer Weise geeignet, zur Entwicklung von Berufsfeldern für akademisch qualifiziertes Gesundheitsfachpersonal beizutragen.« (WR, 2023, S. 36–37) Eine offene Haltung gegenüber Forschung und Innovation zeigt sich am UKR u.a. daran, dass Stationsleitungen vor Ort die Akademisierung und daraus resultierende Projekte aktiv unterstützen und den nötigen Freiraum für diese ermöglichen.

Möglichen hindernden Faktoren durch skeptische Haltungen einzelner Mitarbeiter*innen innerhalb des pflegerischen und ärztlichen Teams konnten durch umfassende Informationen und die aktive Partizipation der Kolleg*innen entgegengewirkt werden.

Durch ein UKR-internes Trainee Programm konnten zudem erfolgreich neue Kontakte geknüpft und Erfahrungen für die eigene Position gesammelt werden. Das Trainee Programm beinhaltet verschiedene Hospitationen und Beratungen durch eine erfahrene Stationsleitung und ermöglicht Einblicke in das Pflegemanagement und die Teilnahme an mehreren Arbeitsgruppen. Zusätzliche Vernetzung fand durch die aktive Teilnahme an einem Kongress der Deutschen Gesellschaft für Thoraxchirurgie in Form einer Präsentation über die APN-Rolle statt. Die Einladung hierzu erfolgte durch einen der fachverantwortlichen Oberärzte aus der Thoraxchirurgie, der auch als Stakeholder in die Planung der Pflegeexpertinnenrolle miteinbezogen ist.

Konkrete Stellenausgestaltung

Ab Juni 2023 wurde neben der bisherigen 50% Beschäftigung als Gesundheits- und Krankenpfleger*in ein Stellenanteil von 0,25 VK für die spezielle Tätigkeit als Pflegeexpertin APN im Lungenkrebszentrum vorgesehen. Hierfür wurde zunächst ein geeignetes Dokumentationssystem angelegt. Daraufhin wurden in Zusammenarbeit mit den fachweitergebildeten Pflegekräften auf Station die stationsinternen Prozesse angepasst und optimiert, ebenso wie Leitlinien und Standards. Die Patient*innen wurden über die Erreichbarkeit der Pflegeexpertin APN an zunächst zwei festen Terminen in der Woche informiert. Durch eine Vertretungsregelung mit den onkologischen Fachkräften werden zudem weitere Zeiten abgedeckt. Ein Ausbau dieser zeitlichen Ressourcen ist durch einen sukzessiven Ausbau der APN-Stelle geplant.

Evaluationsplan

Eine Evaluation soll angelehnt an das PEPPA Plus Framework durchgeführt werden (Bryant-Lukosius 2014). Durch eine aktuelle Masterarbeit wird ermittelt, inwiefern pflegerischer Beratungsbedarf bei Patient*innen mit Lungenkrebs besteht und ob dieser zum momentanen Zeitpunkt erfüllt oder unerfüllt ist. Dadurch soll ein Vergleich in Bezug auf die patient*innenspezifischen Faktoren möglich werden. Dies sind zum einen die Zufriedenheit der Patient*innen, zum anderen auch die Förderung der Selbstmanagement-Kompetenz. Zusätzlich wird das Belastungsempfinden der Angehörigen als ein wichtiger Punkt gesehen.

Weitere Überlegungen wären Messungen zum selbsteingeschätzten Gesundheits- und Krankheitsverständnis, dem funktionellen Status der Patient*innen oder aber der Aufenthaltsdauer der Patient*innen, die durch die APN betreut werden und wie sich diese nach der Einführung einer ANP verhält. Daraus könnten neue pflegerische Interventionen abgeleitet werden, wie ein frühzeitiges Einbestellen der Patient*innen oder ein Ausbau der akutstationären Patient*innenedukation bspw. durch Informationsbroschüren zum Nebenwirkungsmanagement und/oder dem Verhalten nach einem stationären Aufenthalt. Ebenso wären quantitative Indikatoren denkbar, wie eine verkürzte Liegedauer bzw. verminderte oder gezielte Konsultationen und dadurch entstehende Kostenersparnisse.

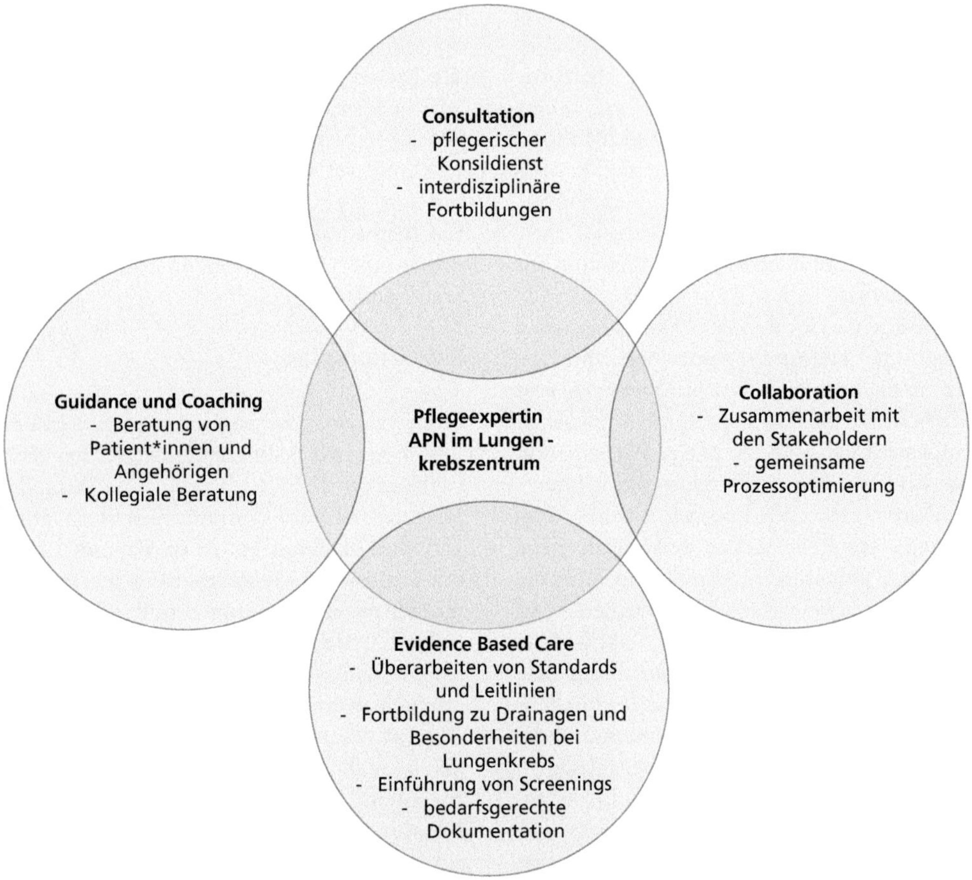

Abb. 4.1: Tätigkeitsfelder Pflegeexpertin im Lungenkrebszentrum (eigene Darstetllung, angelehnt an Hamric und Tracy 2019).

Zudem ist eine ergänzende Befragung der Mitarbeiter*innen denkbar. Hierbei kann sowohl deren Haltung gegenüber der neu geschaffenen Pflegeexpert*innenrolle untersucht werden, als auch deren Wissen und Kompetenz bezogen auf die spezifischen Bedürfnisse von Lungenkrebspatient*innen, um den Ansatz der kollegialen Beratung passgenau gerecht zu werden.

Fazit und Ausblick

Die Erfahrungen der eingebundenen Stakeholder machen deutlich, dass eine Anpassung der Versorgung im Lungenkrebszentrum am UKR unabdingbar ist. So zeigt sich eine zunehmende Komplexität und Heterogenität der Lungenkrebspatient*innen und parallel ein sich immer deutlicher abzeichnender Fachkräftemangel und die damit verbundenen fehlenden zeitlichen Ressourcen. Auch die Literatur begründet, warum eine Implementation einer APN sinnvoll ist. So können sowohl Komplikationen minimiert als auch eine Arbeitsentlastung geschaffen werden (Hellmuth 2022). Außerdem beschreiben die Patient*innen es als sehr angenehm und hilfreich, eine kontinuierlichen Ansprechpersonzu haben, der/die sich auch für ihre Fragen Zeit nimmt und in diesem Gebiet als Experte bzw. Expertin agiert (Bachofner et al. 2021).

Im Rahmen von Praktika der Autorin konnten bereits verschiedene Handlungsfelder einer APN im beruflichen Alltag ähnlich der eigenen Versorgungsbereiche kennengelernt werden. Dies war eine hilfreiche und motivierende Erfahrung, die wertvolle Impulse für die eigene Rolle gaben.

Das Ziel einer Ausweitung des Angebots der Pflegeexpertin gelingt nur durch die Partizipation aller Betroffenen und einer APN-Vernetzung. Denn neben der Einbindung relevanter Stakeholder braucht es den regelmäßigen Austausch mit dem Management (Steuerungsgruppe am UKR) und mit anderen Pflegeexpert*innen APN (ANP-Konferenz am UKR und regionale sowie überregionale Vernetzung).

Für diese spezialisierte Rolle als Pflegeexpertin APN Lungenkrebszentrum konnte in Deutschland keine vergleichbare Pflegeexpert*innenrolle identifiziert werden. Auch in der Literatur gibt es nur vereinzelt internationale Schilderungen in Bezug auf Patient*innen mit Lungenkrebs. Diese werden in Serena et al. 2018 und Moore et al. 2006 dargestellt. Dies erfordert einen Ausbau der Forschung mit Fokus auf diese sensible Patient*innengruppe im akutstationären Setting.

Erste Rückmeldungen aus dem pflegerischen Team und von den betreuten Patient*innen fallen sehr positiv aus und motivieren diesen Weg weiter zu verfolgen. Ebenso inspirieren sie zu neuen Projekten. Die enge Zusammenarbeit mit den onkologischen Fachkräften beleuchtet den Pflegeprozess aus unterschiedlichen Perspektiven und macht erst eine individualisierte flexible Versorgung auf universitärem Niveau möglich.

Literatur zu Kapitel 4.1.4

Bachofner, E., Stamm, S. L., Staudacher, S., Spichiger, E. (2021). Betreuung durch ein Advanced Nursing Practice-Team – Erfahrungen Lymphombetroffener und ihrer Angehörigen. *Pflege 2021*, Ausgabe 34, S. 231–239.

Bryant-Lukosius, D., DiCenso, A. (2004). A framework for the introduction and evaluation of advanced practice nursing roles. *Journal of Advanced Nursing*, Blackwell Publishing Ltd, Band 48, Ausgabe 5, S. 530–540.

Bryant-Lukosius (2015). Advanced Nursing Practice Roles in Switzerland: A proposed Framework for evaluation – PEPPA Plus. (file:///Users/julia/Downloads/PEPPA_Plus_final_Version%20(2).pdf, Zugriff am: 08.05.2023)

Eisenberger, J.; Schuster S. (2025). Wie ein Lungenkarzinom die Lebenswelt verändert. *Pflegezeitschrift* 8/2025.

Hamric A. B., Tracy M. F. (2019). A definition of advanced practice nursing. In: Tracy M. F., O'Grady, E. T. (2019). Advanced practice nursing an integrative approach. Elsevier, St. Louis, S. 61–79.

Heinze, B., Dittrich, M., Loibl, J., Ruttmann, K., Spiegler, A. (2023). Step by step – von der Planung zur Regelversorgung: Akademisierte Pflegepraxis auf Masterniveau am Universitätsklinikum Regensburg. In: Feuchtiger, J., Weidlich, S. (2023). Advanced Practice Nursing in der klinischen Pflegepraxis. Stuttgart: Kohlhammer Verlag, S. 35–48.

Hellmuth, L. 2022: AP(R)N, CNS, NP: Pflege – Expertise in der Onkologie. *Pflege*, Ausgabe 75, S. 60–63.

Köppen, J., & Busse, R. (2023). Die Personalsituation im Krankenhaus im internationalen Vergleich. In *Krankenhaus-Report 2023: Schwerpunkt: Personal* (pp. 19–32). Berlin, Heidelberg: Springer Berlin Heidelberg.

Maguire, R., Papadopoulou, C., Kotronoulas, G., Simpson, M., McPhelim, J., Irvine, L. (2013). A systematic review of supportive care needs of people living with lung cancer. *Eurpäisches Journal für Onkologie-Pflege*, Band 17, Ausgabe 4, S. 449–464. Elsevier.

Mischo-Kelling, M. A. (2023). Praxisentwicklung und Primäre Pflege. *NOVAcura*, 50.

Moore, S., Wells, M., Plant, H., Fuller, F., Wright, M., Corner, J. (2006). Nurse specialist led follow-up in lung cancer: The experience of developing and delivering a new model of care. *Europäisches Journal für Onkologie-Pflege.* Band 10, Ausgabe 5, S. 364–377.

Schieron, M./ Büker, C./ Zegelin, A. 2021: Patientenedukation und Familienedukation in der Pflege. Bern: Hogrefe Verlag. S. 167–206.

Schuster, S. & Mohr, C.: Pflegeexpertinnen und Pflegeexperten APN in der Akutpflege und psychiatrischen Pflege und der Stellenwert einer hochschulisch begleiteten ANP Rollenentwicklung. In: Feuchtinger, J.; Weidlich, S. (Hrsg.) (2022): Advanced Practice Nursing in der klinischen Pflegepraxis. Kohlhammer Verlag. Stuttgart. Seite 130–146.

Seismann-Petersen, S., von der Lühe, V., Inkrot, S., Roos, M., Dichter, M. N., & Köpke, S. (2023). Rollenverständnis von Pflegeexpert_innen in der Primär-und Akutversorgung in Deutschland. *Pflege.*

Serena, A., Castellani, P., Fucina, N., Griesser, A., Jeanmonod, J., Peters, S., Eicher, M. (2015). The role of advanced nursing in lung cancer: A framework-based development. *European Journal of Oncology Nursing*, Ausgabe 19, S. 740–746.

Vahl, J. M., Böhm, F., Brand, M., Witzleben, A., Hoffmann, T. K., Laban, S. (2022). Zentralisierung, Spezialisierung und Ambulantisierung der Versorgung von Kopf-Hals-Tumorpatienten. *Laryngo-Rhino-Otologie 2022*, Ausgabe 101, S. 987–991, Georg Thieme Verlag. DOI 10.1055/a-1851-5257.

WR (2023): Perspektiven für die Weiterentwicklung der Gesundheitsfachberufe. Wissenschaftliche Potenziale für die Gesundheitsversorgung erkennen und nutzen. Online unter: https://www.wissenschaftsrat.de/download/2023/1548-23.pdf?__blob=publicationFile&v=9

4.1.5 APN-Rolle Onkologie am Klinikum Neumarkt in der Oberpfalz

Daniel Büller

Im folgenden Beitrag wird, angelehnt an die Schritte des PEPPA-Frameworks, die Implementierung einer Advanced Practice Nurse (APN) Onkologie am Klinikum Neumarkt skizziert (Bryant-Lukosius und Dicenso 2004). Das derzeitige Modell der Versorgung, die Personen, welche partizipativ an der Entwicklung der Rolle beteiligt sind, die Versorgungslücke sowie die zukünftige Ausgestaltung der Rolle werden beschrieben.

Das derzeitige Modell der Versorgung

Die onkologische Station

Patient*innen mit Tumorerkrankungen des Verdauungstraktes und der Lunge werden am häufigsten im Klinikum Neumarkt behandelt. Patient*innen mit einer gynäkologischen oder urologischen Tumorerkrankung werden im jeweiligen Fachgebiet diagnostiziert und meist in einer niedergelassenen onkologischen Praxis versorgt. Die Versorgung auf der onkologischen Station am Klinikum Neumarkt erfolgt im pflegerischen Team durch onkologisch fachweitergebildete und akademisierte Pflegende auf Bachelorniveau, sowie examinierte Pflegende.

Die Größe der Station ist derzeit auf 22 Betten festgelegt, die jedoch auch Kapazitäten für gastroenterologische Patient*innen vorsieht. Die Anzahl der stationären Patient*innen welche Chemo, Antikörper- oder Immuntherapie erhalten, variiert in letzter Zeit. Die zukünftige Entwicklung ist schwierig abzuschätzen, v. a. auch wegen der politisch vorangetriebenen Ambulantisierung. Für die Zukunft ist die bauliche Erweiterung der Station auf 37 Betten angedacht, welche unter anderem eine ambulante Chemotherapie für Patient*innen ermöglichen soll.

Die Versorgung durch Pflegende

Die derzeitige pflegerische Versorgung von Patient*innen mit einer Tumorerkrankung erfolgt sowohl in der Bereichspflege durch eine examinierte Pflegekraft, als auch durch Rollen, wie den fallverantwortlich Pflegenden, sowie den Chemodienst mit onkologischer Fachweiterbildung. Die Aufgabe der Pflegenden mit einer onkologischen Fachweiterbildung ist die Versorgung der stationären Chemopatient*innen nach dem Freiburger Modell (Naegele et al. 2011). Dabei handelt es sich um eine Prozessoptimierung anhand einer Delegation ärztlicher Tätigkeiten, wie beispielsweise das Starten bestimmter Zytostatika oder der Punktion eines Portkatheters.

Eine weitere Rolle, welche vor Jahren im Zuge der Praxisentwicklung am Klinikum Neumarkt eingeführt wurde, ist die der Fallverantwortung. Hierbei handelt es sich um eine erfahrene Pflegeperson (ca. zwei Jahre auf dem jeweiligen Fachgebiet), welche werktags einer definierten Personengruppe zugeteilt ist, um eine Kontinuität der Versorgung zu gewährleisten (Wittmann et al. 2021). Das Profil der Fallverantwortung ist generalistisch und nicht, wie bei der geplanten APN-Rolle, auf eine bestimmte Population ausgerichtet. Die Auswahl der Patient*innen erfolgt anhand eines Screenings. Zudem ist die Fallverantwortung nicht kliniübergreifend tätig, sondern an die Station gebunden. Eine Vollimplementierung ist ausstehend. Daher kann sie nur einen Teil des Versorgungsbedarfs abdecken. Das Ziel beider Rollen, sowohl die der Fallverantwortung, als auch des Chemodienstes, ist es, eine Kontinuität für eine bestimmte, vulnerable Patient*innengruppe zu gewährleisten und somit die Qualität der Versorgung zu verbessern.

Examinierte Pflegende sind in zwei Bereichen tätig und versorgen Patient*innen zusammen mit den fachweitergebildeten und akademisierten Pflegenden. Generell wird im Dreischichtbetrieb versorgt. Die Fallverantwortung und der Chemodienst sind werktags zu den Kernzeiten zwischen 7.00 Uhr und 16.00 Uhr anwesend.

Praxisentwicklung und personzentrierte Pflege

Zu erwähnen ist, dass die onkologische Station am Klinikum Neumarkt eine Besonderheit hat, wie es sie in Deutschland in der Form selten gab. Sie fungierte als Praxisentwicklungsstation, wodurch der Rahmen für eine Implementierung akademischer Pflegerollen geschaffen wurde. So war es unter anderem Ziel evidenzbasierte Pflege umzusetzen, Pflegeergebnisse nachzuweisen, eine entwicklungsfördernde Arbeits- und Lernumgebung zu etablieren und den Pflegeprozess systematisch zu steuern und personzentriert umzusetzen, um nur ein Paar der Ziele zu benennen (Eberhardt 2017).

Im Hinblick auf personzentrierte Pflege liegt das theoretische Modell mittlerer Reichweite nach McCormack und McCance zugrunde. Jenes Modell stellt einen Bezugsrahmen dar, welcher die Umsetzung personzentrierter Handlungsprinzipien ermöglicht. Die einzelnen Bestandteile sind der Einbezug der Werte und Überzeugungen der Patient*innen, die Reflexion und Förderung von Adhärenz, eine partizipative Entscheidungsfindung, eine professionell sorgende Präsenz, sowie eine mehrdimensionale Ausrichtung der Pflege (McCormack und McCance 2017). Jenes Modell wurde zur Förderung, beziehungsweise zur Vereinheitlichung des Pflegeverständnisses unter anderem auf der onkologischen Station geschult.

Die Gruppe der Teilhabenden

Es wurde eine Arbeitsgruppe mit allen Stakeholdern, welche im Zusammenhang mit der Ausgestaltung der Rolle einer APN Onkologie standen, initiiert. Jene Teilhabenden wurden so gewählt, dass sie als Multiplikator*innen ihrer jeweiligen Gruppe fungierten, um Informationen in die Breite des behandelnden Teams zu streuen. Ein weiteres Einschlusskriterium stellte die Zeit dar, welche die Stakeholder bereit waren einzubringen, um eine möglichst regelmäßige Teilnahme an den Treffen sicherzustellen (Bryant-Lukosius und Dicenso 2004).

Ziele jener Arbeitsgruppe, welche die Rolle der APN auf dem Werdegang zur Implementierung begleitet, ist es ein gemeinsames Rollenverständnis zu entwickeln, die Ausgestaltung der Rolle, die Entwicklung eines Projektplans und anschließend die Planung einer Projektphase. Außerdem wird Partizipation in Form einer Arbeitsgruppe insofern als wichtiges Instrument genutzt, um Barrieren zu beseitigen und Unklarheiten der Kolleg*innen des behandelnden Teams offen anzusprechen. So müssen des Weiteren vorab klar die Zuständigkeiten der jeweiligen Akteure im Team der Behandelnden geklärt werden, um keine Missverständnisse im Hinblick auf den Aufgabenbereich der APN aufkommen zu lassen (Bryant-Lukosius und Dicenso 2004).

Die Arbeitsgruppe war vor allem aus Mitarbeiter*innen der Pflege und der Medizin zusammengesetzt und bestand folglich aus der Mitarbeiterin der Stabsstelle Pflegeentwicklung, der Bereichs- sowie Stationsleitung, dem Fachpflegenden Onkologie, dem Fallverantwortlichen, der Pflegenden mit beruflicher Ausbildung, dem Oberarzt der onkologischen Station, sowie dem Fürsprecher der Assistenzärzt*innen, dem Chefarzt und dem Pflegedirektor. Die Sicht der Patient*innen einzubinden gestaltete sich insofern als herausfordernd, da es am Klinikum Neumarkt keinen Fürsprecher für Patient*innen zu dem Zeitpunkt gab. Deswegen wurden Befragungen von elektiven Patient*innen und Notfall-Patient*innen durchgeführt. Die »Stimme« der Patient*innen ist in der Arbeitsgruppe von besonderem Wert.

Spezifischer Versorgungsbedarf am Klinikum Neumarkt

Strukturell abgeleiteter Versorgungsbedarf

Die pflegerische Versorgungsbedarf der onkologischen Patient*innen am Klinikum Neumarkt erfordert im Vergleich zu anderen Fachgebieten, in denen bisher nur wenige oder gar keine spezialisierten Pflegerollen existieren, eine etwas komplexere Darstellung. Auf der Station für Gastroenterologie und Onkologie im Klinikum Neumarkt wurde bereits vor einigen Jahren erkannt, dass viele der zu behandelnden Patient*innen eine erhöhte Vulnerabilität aufweisen und die bestehenden Strukturen, wie die Bereichspflege, überdacht werden müssen.. Daraus resultierten die vorab beschriebenen Rollen wie die der Fallverantwortung und des Chemodienstes.

Eine Hilfestellung zur Ermittlung, an welcher Stelle es eine spezialisierte Pflegeperson in Form einer APN bedarf, war das AACN Modell (Hardin und Hussey, 2003). Anhand von Fallbeispielen konnte festgestellt werden, dass vor allem onkologische Patient*innen im Klinikum Neumarkt, welche nicht zu einer geplanten Behandlung (z. B. Chemotherapie) oder bestimmten Untersuchung (z. B. Staging) eingewiesen wurden, nicht entsprechend von der Expertise speziell geschulter Pflegender profitierten.. Onkologische Patient*innen mit einer Reduktion des Allgemein- und Ernährungszustandes hatten beispielsweise keinen kontinuierlichen Ansprechpartner, welcher gezielt den Fall steuert und sie in der Behandlung begleitet. Diese Beschwerden treten häufig bei Patient*innen auf, welche im zweiwöchigen Rhythmus eine Zytostatikatherapie erhalten. In der Zeit zwischen den Therapien treten Nebenwirkungen auf, diese haben eine akute Verschlechterung des körperlichen und seelischen Wohlbefindens zur Folge.

Sicht der Patient*innen

Jenes Fehlen einer festen Ansprechperson für Patient*innen mit einer onkologischen Erkrankung und der Reduktion des Allgemein- und Ernährungszustands deckt sich mit den Bedürfnissen der Stakeholder in Form der Patient*innen. Diese äußerten aus Scham keine weiteren Informationen bei ärztlichem Personal eingeholt zu haben und dass Gespräche über deren emotionales Befinden nicht immer befriedigt wurden. Sie berichteten konkret, dass sie vor allem die Fülle an Informationen unmittelbar nach der Diagnosestellung überfordert hätte und sie sich »auf sich allein gestellt« fühlten, da sie sich keiner festen Ansprechperson bewusst waren. Pflegende wurden wortwörtlich als »weiße Masse« wahrgenommen, weswegen es Patient*innen nicht immer möglich war, Zuständigkeiten klar zuzuordnen.

Eine weitere Aussage war, dass im Klinikalltag oder in der niedergelassenen onkologischen Praxis Gespräche in Bezug auf Emotionen zu wenig stattfanden. Unabhängig von Beratungsgesprächen seien vor allem Gespräche psycho-sozialer Zuwendung durch Pflegende in der Regel zu kurz gekommen. So berichtete eine Patientin beispielsweise, dass sie oft signalisierte, aufgrund der Tumordiagnose emotional stark belastet zu sein und es ihr helfen würde, sie könnte mit Pflegenden darüber sprechen. Jene hätten daraufhin jedes Mal angeboten einen Psychologen/eine Psychologin zur Krankheitsbewältigung zu organisieren. Die Patientin hätte sich jedoch explizit mit einer Pflegekraft austauschen wollen.

Aussagen der Literatur zu Kommunikation, in Bezug auf den besonderen Wert der Beziehungsebene in Gesprächen im Verhältnis zur Sachebene, sind kongruent zu den Aussagen jener Patient*innen (Willemse und Ameln 2018). Die Möglichkeit, Gespräche emotionaler Natur zu führen, kann eine zukünftige APN-Aufgabe sein. Dies gilt es in der Planung der APN-Rolle zu berücksichtigen.

Außerdem machten die Patient*innen in den Gesprächen darauf aufmerksam, dass sie über die Chemotherapie aufgeklärt wurden, sie und ihre Angehörigen sich jedoch im Falle des Eintretens von Nebenwirkungen oftmals überfordert fühlten. Jene traten nach dem Empfinden der Patient*innen in der Regel außerhalb der Öffnungszeiten der niedergelassenen Behandelnden, beziehungsweise nach Dienstende von Ärzt*innen der Klinik auf. Sie hätten sich zeitweise eine aktive Nachfrage nach ihrem Befinden gewünscht.

Beschreibung der zukünftigen Rolle einer APN Onkologie

Die geplante APN-Rolle ist auf die Gruppe der onkologischen Patient*innen mit Reduktion des Allgemein- und Ernährungszustands ausgerichtet. Die Entwicklung der zukünftigen APN-Rolle in der Onkologie am Klinikum Neumarkt orientiert sich an den sechs Kernkompetenzen nach Hamric. Diese umfassen Teamfähigkeit, Fähigkeit ethische Entscheidungen zu treffen, Forschungsfertigkeiten, Fähigkeit Konsultationen/Beratungen durchzuführen, hervorragende Coaching- und Führungsqualitäten und klinische-berufspolitische Führungsqualitäten. (Tracy und O'Grady 2019).

Forschungsfähigkeiten

Die Rolle einer APN soll das Bindeglied zwischen Theorie und Praxis herstellen. Der Anspruch ist somit, dass Pflegewissenschaft nicht nur an der Hochschule, sondern auch im Klinikalltag in der direkten Versorgung von Patient*innen Anwendung findet. Wünschenswert ist hierbei die Zusammenarbeit mit einer Hochschule, damit Fragen aus der Praxis bearbeitet und beantwortet werden und neue wissenschaftliche Erkenntnisse Anklang in der Klinik finden (Bryant-Lukosius und Dicenso 2004).

Des Weiteren muss Pflege, unter anderem in Form von Publikationen durch eine APN, sichtbar gemacht werden. Dies dient der Darstellung von Outcomes (Intern, Extern). Ebenso wird Transparenz für Patient*innen und Mitarbeitende bzgl. der erweiterten Versorgungsstrukturen am Klinikum Neumarkt gewährleistet.

Führungsqualität

Die APN soll außerdem als Facilitator (Moderator*in) fungieren, welche*r das Team der Behandelnden und darüber hinaus, beispielsweise in Hinblick auf ethische Fragen, sowie evidenzbasierter Pflege, befähigen soll. Basis ist ein gemeinsames, einheitliches Verständnis von Pflege. Denn eine Annahme ist, dass Pflegende den Pflegeprozess bis dato nicht planmäßig und konsequent leben. Daher ist es essenziell, die personzentrierte Pflege nach McCormack und McCance weiterzuverfolgen. Denn Patient*innen in einer komplexen Pflegesituation zu versorgen ist ausschließlich möglich, wenn unter anderem eine Kontinuität der Versorgung gegeben ist. Patient*innen und deren Angehörige benötigen eine feste Ansprechperson. Zudem ist jede Implementierung einer APN auch eine Teamleistung, wobei alle Behandelnden im Team »dieselbe Sprache« sprechen müssen. Ein immer wiederkehrendes Schulen der Mitarbeitenden ist Aufgabe einer APN. Durch das Vorleben einer bestmöglichen Versorgungsqualität, sollen Kolleg*innen somit »mitgenommen« oder »inspiriert« werden.

Beratungen und Konsultationen

Geplant ist im Hinblick auf Kontinuität eine Fallbegleitung onkologischer Patient*innen mit Reduktion des Allgemein- und Ernährungszustandes, welche schon von den APN-Kolleg*innen Stroke und Delir am Klinikum Neumarkt durchgeführt wird. Hier werden unter anderem mit Hilfe eines Screenings Patient*innen anhand bestimmter Eigenschaften (z. B. Komplexitätsgrad, Aufenthaltsdauer, emotionale Belastung, etc.) gezielt ausgewählt und begleitet. Inhalte jener Fallbegleitung sind, neben der direkten Versorgung, beispielsweise individuelle Beratungsangebote zur Förderung der Gesundheitskompetenz. Denkbar wäre im Zuge dessen auch eine Nachsorge in Form von Hausbesuchen oder Telenursing, gerade im Hinblick auf derzeitige politische Veränderungen und Ambulantisierungstendenzen.

Zudem ist es sinnvoll, dass eine APN kliniübergreifend, explizit durch Mitarbeitende des behandelnden Teams, konsiliarisch angefordert werden kann. Ein Beispiel hier wäre der Einbezug, wenn stabile Patient*innen im Zuge eines stationären Aufenthalts unerwartet eine Reduktion des Allgemeinzustands erfahren oder zeitgleich eine onkologische Erkrankung vorhanden ist, jedoch nicht im aktuellen Fokus der Behandlung steht.

Teamfähigkeit

Das interprofessionelle Team muss im Hinblick auf die Zusammenarbeit stets gefördert werden. Eine positive Form der Zusammenarbeit hat Auswirkungen auf das Ausmaß von beispielsweise Stresserleben, der Arbeitszufriedenheit, die Personalfluktuation und das Vorhandensein von Resignation und Motivation. Für Patient*innen und Angehörige zeigen sich die Folgen interprofessioneller Zusammenarbeit anhand der Patient*innensicherheit, der Patient*innenzufriedenheit, an deren Informationsstand, sowie der Versorgungsqualität. Systemisch gesehen ist eine positive interprofessionelle Zusammenarbeit ressourcensparend, effektiv, senkt die Kosten und wirkt sich positiv auf die Aufenthaltsdauer und Rehospitalisationsquote aus (Schärli et al. 2017).

Die APN soll bei Themen interprofessioneller Zusammenarbeit sowohl fachlich als auch als Teamplayer unterstützend wirken. Beispielsweise bei gemeinsamen Fallbesprechungen oder der Implementierung von Edukationsprogrammen für Patient*innen und Angehörige.

Die *Fähigkeit ethische Entscheidungen zu treffen*, wird im Kontext auf ANP allumfassend wahrgenommen und knüpft an mehreren Stellen der Versorgung (z. B. Fallbesprechungen, personzentrierte Pflege, Prozessoptimierung) an, da die Leitfrage unseres Handelns stets sein sollte: »Was ist das Beste für unsere Patient*innen und deren An- und Zugehörige?«

Schlussfolgerung

Die Rolle einer APN im onkologischen Setting ist fundamental. Grund hierfür ist nicht ausschließlich die Vulnerabilität und Komplexität der Population der Patient*innen, sondern vor allem die Versorgungslücke, welche es zu schließen gilt. Eine APN hat, im Vergleich zu anderen Akteur*innen der Versorgung, die Möglichkeit ihre Rolle direkt auf definierte Patient*innengruppen auszurichten und dabei das Team der Behandelnden, in Hinblick auf eine evidenzbasierte und personzentrierte Praxis, zu inspirieren.

Abschließend lässt sich im Ausblick auf die Zukunft sagen, dass die Beschreibung einer zukünftigen Rolle einer APN in der Onkologie am Klinikum Neumarkt in diesem Text nur schemenhaft ist und sich die konkrete Ausgestaltung erst nach der Implementierung genauer beschreiben lässt. Zudem ist jede Implementierung ein Prozess, welcher Jahre andauert (Bryant-Lukosius und Dicenso 2004).

Literatur zu Kapitel 4.1.5

Bryant-Lukosius, D. & Dicenso, A. (2004). A framework for the introduction and evaluation of advanced practice nursing roles. *Journal of Advanced Nursing, 48*(5), 530–540. https://doi.org/10.1111/j.1365-2648.2004.03235.x

Eberhardt, D. (2017). *Praxisentwicklung als strategischer Rahmen für die Implementierung akademischer Pflegerollen.* https://doi.org/10.6094/KlinPfleg.3.15

Hardin, S. & Hussey, L. (2003). AACN Synergy model for patient care. Case study of a CHF patient. *Critical Care Nurse, 23*(1), 73–76.

McCormack, B. & McCance, T. (2017). Person-centred practice in nursing and health care : theory and practice|Person-centred nursing : theory and practice (2nd ed.). Chichester, UK: Wiley-Blackwell.

Naegele, M., Buchstor, B. & Hasemann, M. (2007). Eine pflegerische Aufgabe – Intravenöse Applikation von Zytostatika. *Die Schwester Der Pfleger, 11*/7(46), 978–983.

Schärli, M., Müller, R., Martin, J. S., Spichiger, E. & Spirig, R. (2017). Interprofessionelle Zusammenarbeit Pflegefachpersonen und Ärzteschaft. Eine Triangulation quantitativer und qualitativer Daten. *Pflege* [Interprofessional collaboration from nurses and physicians – A triangulation of quantitative and qualitative data], *30*(2), 53–63. https://doi.org/10.1024/1012-5302/a000531

Tracy, M. F. & O'Grady, E. T. (Hrsg.). (2019). *A and Hanson's advanced practice nursing. An integrative approach* (Edition 6). St. Louis, Missouri: Elsevier.

Willemse, J. & Ameln, F. von. (2018). Theorie und Praxis des systemischen Ansatzes. Die Systemtheorie Watzlawicks und Luhmanns verständlich erklärt : mit 12 Abbildungen. Berlin, Heidelberg: Springer.

Wittmann, J., Huber, K., Kuusisto-Gussmann, E. & Krautz, B. (2021). Fallverantwortung Pflege am Klinikum Neumarkt. *Pflege* [The Neumarkt concept of nursing case responsibility: A framework for consequent and person-centred realization of the nursing process], *34*(6), 301–309. https://doi.org/10.1024/1012-5302/a000839

4.1.6 Sektorenübergreifende Betreuung von allogen stammzelltransplantierten Patient*innen im ambulanten und stationären Bereich – Universitätsklinikum Freiburg

Dr. Lynn Leppla & Anja Schmid

Patient*innengruppe und ihr Bedarf im Versorgungskontinuum

Die allogene Stammzelltransplantation (alloSZT) ist bei einer Vielzahl von hämatologischen Erkrankungen oftmals die einzige kurative Therapieoption. Jährlich erhalten in Europa über 20.000 Menschen eine alloSZT, davon mehr als 3600 Personen in Deutschland, Österreich und der Schweiz (Passweg et al. 2025). Zwar werden viele Patient*innen durch die alloSZT von ihrer Grunderkrankung geheilt, jedoch ist die Mortalitätsrate mit bis zu 35 % (Duarte et al. 2019) im ersten Jahr sehr hoch und 70–99 % von ihnen entwickeln mindestens eine (chronische) Folgeerkrankung, wie z. B. Graft-versus-Host-Disease (GvHD, 50–70 %), endokrine Dysfunktionen (9–99 %[6]), Herz-Kreislauf- (5–22 %) oder neurologische Erkrankungen (20–42 %), Probleme des Skelettsystems (4–50 %) oder psychosoziale Symptome wie Fatigue oder Ängste (9–36 %) (Francisco et al. 2010; Hilgendorf et al. 2015). Viele von ihrer Grunderkrankung geheilte Menschen werden somit zu chronisch Erkrankten, die im Umgang mit Langzeitkomplikationen intensive und kompetente Unterstützung brauchen. Bei anderen Gruppen von chronisch Kranken wurde gezeigt, dass eine Reihe von gesundheits- und lebensstilbezogenen Verhaltensweisen die Entstehung oder Verschlechterung chronischer (Folge-)Erkrankungen verhindern kann (Ford et al. 2009). Jedoch haben Langzeitüberlebende nach alloSZT häufig Probleme damit, im Alltag wichtige Verhaltensweisen, wie z. B. körperliche Aktivität, infektpräventive Maßnahmen oder Medikamentenadhärenz bei Immunsuppressiva adäquat umzusetzen (Ice et al. 2020; Kirsch et al. 2014). Dies ist mit einem deutlich schlechteren medizinischen Verlauf und einer höheren Mortalität assoziiert und kann zu häufigen Wiedereinweisungsraten beitragen (Gresch et al. 2017; Ice et al. 2020).

Während der stationären Behandlung an akkreditierten Transplantationszentren werden die alloSZT-Patient*innen durch ein multiprofessionelles Team sehr eng betreut, eine engmaschige Kontrolle medizinischer Parameter, sowie das Management von Ko-Morbiditäten ist gewährleistet. Mit der Entlassung werden sie häufig abwechselnd durch ein Ambulanzteam mit regelmäßigem Personalwechsel und ihren niedergelassenen Onkolog*innen betreut, nehmen teilweise noch an Rehabilitationsmaßnahmen teil und sind somit mit einer Vielzahl an verschiedenen Gesundheitsfachpersonen konfrontiert. Eine Verbindung zwischen der stationären und ambulanten Versorgung ist zumeist nur wenig gegeben. Eine pflegerische Betreuung durch onkologische Fachkrankenpflegekräfte findet meist nur im stationären Setting statt. Daneben erhalten die Patient*innen in Vorbereitung auf das häusliche Umfeld meist keine strukturierte Selbstmanagementförderung oder Informationen zu adäquaten Maßnahmen für eine Symptomkontrolle daheim. Daher sind viele alloSZT-Patient*innen oft nur unzureichend auf die Anforderungen an lebensstilbezoge-

6 In der vorliegenden Spannweite sind verschiedene endokrine Erkrankungen aufgeführt, darunter Schilddrüsenfunktionsstörungen (9 %), Diabetes mellitus (21 %) und Unterfunktion der Gonaden (99 %).

ne Veränderungen und Selbstmanagement im häuslichen Umfeld vorbereitet und haben Unsicherheiten, an wen sie sich niederschwellig wenden können, wenn Probleme auftreten.

Daher sollten sich auch ambulante Versorgungsstrukturen an einem Modell für chronisch Erkrankte, z. B. dem Chronic-Care-Model (CCM) orientieren (Bodenheimer et al. 2002). Dies beinhaltet eine konsequente Förderung des Selbstmanagements, neben der nötigen kontinuierlichen, multidisziplinären und koordinierenden Versorgung (Majhail 2017), was bei der üblichen Akutversorgung in der Regel mangelt. Ein CCM-basiertes Versorgungsmodel kann durch eHealth ideal ergänzt werden (Gee et al. 2015). Erste Studien bei anderen chronischen Erkrankungen konnten unter Anwendung eHealth-gestützter integrierter Versorgungsmodelle eine Verbesserung von medizinischen, psychosozialen und ökonomischen Ergebnissen zeigen (Aapro et al. 2020; Michaud et al. 2018).

Innerhalb eines großen Forschungskooperationsprojekts zwischen 2017 und 2021 von der Universität Basel, dem Universitätsklinikum Freiburg (UKF), und der Technischen Hochschule Augsburg, wurde am Transplantationszentrum Freiburg ein evidenz- und theoriebasiertes eHealth-gestütztes integriertes Versorgungmodell entwickelt, implementiert und getestet – das SMILe-ICM »Integrated Care Model (ICM) in allogeneic SteM Cell TransplantatIon faciLitated by eHealth (SMILe)« (De Geest et al. 2022; Leppla, Hobelsberger, et al. 2021; Leppla, Schmid, et al. 2021; Ribaut et al. 2020; Leppla et al. 2020). Es hat nachhaltig zur Umgestaltung der Versorgungsstrukturen bei alloSZT am Universitätsklinikum Freiburg beigetragen und ist seither implementiert.

Das sektorenübergreifende Versorgungsmodell SMILe-ICM mit eingebetteter APN-Rolle

Mit dem SMILe-ICM wurde am UKF ein neues, sektorenübergreifendes, integriertes Versorgungsmodell für alloSZT-Patient*innen eingeführt (▶ Abb. 4.2). Es umfasst ein Team von APNs mit großer klinischer Erfahrung im Bereich der Häamtoonkologie, welche im ersten Jahr nach alloSZT 10–12 persönliche, strukturierte Pflegevisiten zur Förderung des Selbst-Managements und positiven Gesundheitsverhaltens anbieten (persönlich, telefonisch oder per Videokonferenz). Mittels der SMILe eHealth Komponenten (SMILeApp und SMILeCare) können die APNs die alloSZT-Patient*innen auch zu Hause auf mögliche Komplikationen und das Gesundheitsverhalten überwachen.

Die strukturierten Pflegevisiten beinhalten die vier Interventionsmodule (I) *Symptomüberwachung und Symptom-Follow-Up* (um die alloSZT-Patient*innen darin zu empowern, Symptome zu erkennen und adäquat darauf zu reagieren); (II) *Infektionsprävention* (Empowerment der Maßnahmen zur Infektvermeidung); (III) *körperliche Aktivität*; und (IV) *Medikamentenadhärenz*. Basierend auf, gemeinsam mit den Oberärzt*-innen entwickelten, Entscheidungsstrukturen werden die alloSZT-Patient*innen zusätzlich mit einem eHealth-Monitoring überwacht, bei kritischen Werten kontaktiert und Maßnahmen eingeleitet. Das SMILe-ICM bietet somit über regelmäßige Pflegevisiten kombiniert mit eHealth eine kontinuierliche Begleitung durch APNs. Darüber hinaus verfügen die APNs über eine breite fachliche Expertise. Sie können den alloSZT-Patient*innen bei aufkommenden Problemen über ihre Kernkompetenzen nach dem Modell von Hamric (direkte klinische Praxis, Guidance und Coaching, Evidenzbasierte Praxis, Leadership, Kollaboration und Ethische Praxis) (Tracy et al. 2022),

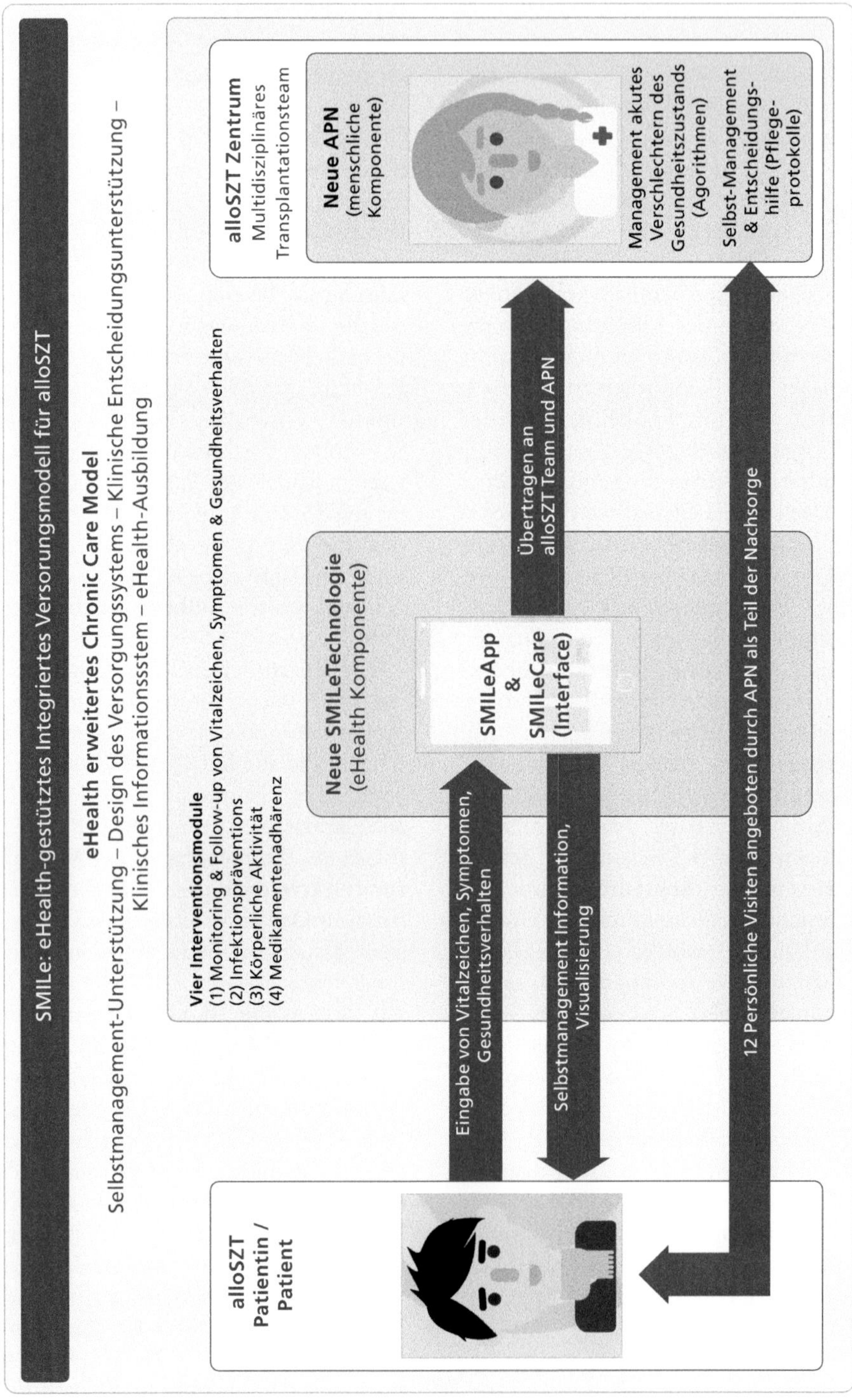

Abb. 4.2: Das SMILe-Versorgungsmodell am Universitätsklinikum Freiburg.

Interventionen anbieten oder die von den alloSZT-Patient*innen aktuell benötigte interdisziplinäre Versorgung erkennen und koordinieren. Das APN-Team, das in das SMILe-ICM eingebettet ist, fördert dabei das Selbstmanagement und Gesundheitsverhalten kontinuierlich, nachhaltig und auf allen Ebenen. Zugleich ist das APN-Team zeitnah und barrierefrei erreichbar und schließt mögliche Brüche im Versorgungskontinuum für die alloSZT-Patient*innen wieder.

Bereits vor der alloSZT wird durch die APNs ein ambulanter Diagnostiktag vorbereitet, welcher auch das erste Vorgespräch vor der Transplantation beinhaltet. An diesem Tag und den nachfolgenden Pflegevisiten werden alloSZT-Patient*innen und Angehörige kontinuierlich im Selbstmanagement gefördert und können zunehmend selbstverantwortlich ihre Vitalparameter überwachen, ihre Symptome richtig erfassen, einordnen und entsprechend handeln, sowie komplexe Medikamentenregimes einnehmen und gesundheitsförderliche Verhaltensweisen umsetzen. Während des stationären Aufenthalts werden die Patient*innen überwiegend durch die onkologische Fachpflege betreut. Hier finden zusätzlich auch wöchentliche interdisziplinäre Fallbesprechungen statt, um komplexe Patient*inneverläufe zu besprechen und/oder rechtzeitig die Entlassvorbereitung zu beginnen.

Die persönlichen Pflegevisiten durch die APNs werden nach der Entlassung im ersten Jahr nach alloSZT kontinuierlich angeboten und beinhalten ein optionales Case-Management. Somit wird eine optimale Verbindung der ambulanten und stationären Versorgung erreicht. Geplante und regelmäßige Pflegevisiten durch die APNs werden am UKF mindestens bis zwei Monate nach Absetzen der Immunsuppressiven Therapie angeboten. Bei Auftreten einer GvHD werden sie auch länger, nach Bedarf, fortgeführt.

Mit Hilfe der SMILeApp, welche die alloSZT-Patient*innen bereits vor, während und nach der alloSZT an die Hand bekommen, kann ein kontinuierlicher Kontakt zwischen den alloSZT-Patient*innen und APNs auch nach der Entlassung und außerhalb der Visiten aufrechterhalten werden. Über die SMILeApp können die alloSZT-Patient*innen täglich wichtige Werte und Symptome an das Transplant-Zentrum übermitteln, um so mit Hilfe der APNs frühzeitig Komplikationen erkennen und im multidisziplinären Team adäquat behandeln zu können. Dies ermöglicht eine symptomgesteuerte Anpassung der Visiten und kann dazu beitragen, Wiedereinweisungen zu vermeiden bzw. die Länge der Wiedereinweisungen zu reduzieren. Erste Ergebnisse seit der Implementierung zeigen eine Tendenz zu einer Reduktion der Wiedereinweisungen und einer etwas geringeren Mortalität, insbesondere bei alleinlebenden alloSZT-Patient*innen (Leppla et al. 2025). Eine qualitative Evaluation zeigte, dass die Kontinuität und Ganzheitlichkeit der Betreuung durch die APNs in Verbindung mit der SMILeApp besonders positiv empfunden wurde (Wienands et al. 2025). Durch die Pflegevisiten fühlten sich die alloSZT-Patient*innen gut auf den Alltag zu Hause vorbereitet und bekamen in regelmäßigen Abständen die Möglichkeit, auch »nicht-medizinische« Themen und Unsicherheiten zu besprechen. Sowohl alloSZT-Patient*innen als auch Angehörige nutzten das Angebot, die APNs bei aufkommenden Fragen und Problemen telefonisch zu kontaktieren. Der Einsatz der SMILeApp, in Verbindung mit den im Hintergrund agierenden APNs, wurde mit Kontinuität, Struktur, Sicherheit und Fürsorge assoziiert.

Patient*innen, welche kein Monitoring mittels der SMILe Software wünschen, erhalten SMIL (ohne eHealth Komponenten). Hier werden die ersten drei Pflegevisiten angeboten (allgemeine Vorbereitung auf alloSZT, spezielle Vorbereitung auf den stationären Aufenthalt, Vorbereitung auf zu Hause nach der Entlassung) und danach nur

Ressourcen		Aktivitäten	Outputs	Outcomes kurzfristig	Outcomes mittel, langfristig
Organisationsebene • 200% APN mit Expertise in alloSZT • Bereitstellung der SMILe Software • Bereitstellung von Räumen, IT Infrastruktur, PC Arbeitsplatz	**Direkte klinische Praxis**	• Kontaktaufnahme sobald alloSZT geplant ist • Planung und Durchführung des Diagnostiktags und 1. Pflegevisite (Ablauf und Überblick alloSZT) • Einschluß SMILe oder SMIL (ohne Monitoring) • Stationäre Aufnahme und 2. Pflegevisite • Entlassvorbereitung ab d+25 nach alloSZT und 3. Pflegevisite • 4. Pflegvisite eine Woche nach Entlassung und dann alle vier Wochen bis zum Absetzen der Immunsuppressiva • Tägliches Monitoring aller Patient*innen mit SMILe • Frühes Management von Gesundheitsveränderungen • Koordination von Schnittstellen, Kontinuität	# kontaktierter Patient*innen # Patient*innen mit SMILe # Patient*innen mit SMIL # Durchgeführter Pflegevisiten # Durchgeführter Monitoring # ungeplanter Pflegevisiten # eingeschalteter Schnittstellen	↑ Versorgungskontinuität ↑ Beziehungsaufbau ↑ Frühidentifikation von Gesundheitsveränderungen ↑ Koordination und Einschalten von Schnittstellen ↑ Zufriedenheit ↑ Lebensqualität	↑ Zufriedenheit ↑ Lebensqualität ↓ Inanspruchnahme von Gesundheitsleistungen ↓ Ungeplante Wiedereinweisungen
Material • Interventions-protokoll • Schulungs-materialien • Beratungs-materialien	**Coaching & Guidance**	• Systematische Förderung des Selbstmanagements innerhalb der Pflegevisiten im Bezug auf: ▪ Überwachung von Symptomen und med. Parametern zu Hause ▪ Infektprävention ▪ Medikamentenadhärenz ▪ Körperliche Bewegung • Problemlösungs- und Aktionsplanung bei akuten Problemen • Zielsetzung zur Erreichung persönlicher Ziele	# Infektionen # adhärenter Patient*innen # GvHD Episoden # stationäre Wiedereinweisungen # ungeplanter Notaufnahmebesuche	↑ Medikamentenadährenz ↑ Empowerment zu Hause ↑ Patientensicherheit ↑ Medikamentenadhärenz ↑ Infektionsprävention ↑ Körperliche Bewegung ↓ Komplikationen wie GvHD ↓ Infektionen ↓ Symptombelastung	↓ Ungeplante Wiedereinweisungen ↓ Stationäre Tage ↓ Symptombelastung ↓ Mortalität ↓ Kosten
	Konsultationen & Leadership	• Konsultationen von alloSZT Patient*innen in externen Fachabteilungen • Fachliche Unterstützung von Kolleg*innen innerhalb der Fachabteilung • Fachliche Unterstützung bei hochkomplexen Fällen wie schwere Haut GvHD • Erstellung von Pflegeplänen für andere Fachabteilungen	# Konsultationen extern # Konsultationen intern # betreute hochkomplexe Fälle # Pflegepläne	↑ Fachwissen in- und extern zu alloSZT ↑ Sicherheit im Team bei der Versorgung hochkomplexer Fälle	↑ Außenwirkung des TX Zentrums ↑ Best-Practise Beispiel für andere Zentren ↑ Steigende alloSZT Zahlen
	Evidenzbasierte Praxis & Leadership	• Implementierung von neusten wissenschaftlichen Erkenntnissen in die Versorgung der alloSZT • Durchführung von Fort- & Weiterbildungen der Pflegeteams • Dissemination der eigenen Arbeitserfolge und Mißerfolge durch Publikationen und Kongressbeiträge • Teilnahme an nationalen und internationalen Fachgruppen im Bereich alloSZT	# Implementierter Innovationen # Fortbildungen # Publiaktionen # Kongressbeiträge # Mitarbeit in Fachgruppen	↑ Versorgung auf aktuellstem Stand ↑ Sichtbarkeit national und international	
	Kolla-boration	• Enge interdisziplinäre Zusammenarbeit stationär, ambulant und mit den Zuweisern • Interdisziplinäre Projekte in Bezug auf die alloSZT Patientengruppe	# vernetze Zusammenarbeit # Projekte	↑ Zufriedenheit des interdisziplinären Teams	
	Ethische Praxis	• Interdisziplinäre Beurteilung von Patient*innen vor geplanter alloSZT • Unterstützung von Patient*innen und Angehörigen bei der Entscheidungsfindung für/gegen eine alloSZT	# Beurteilungen vor alloSZT # Entscheidungsfindung	↑ Zufriedenheit des interdisziplinären Teams	

Abb. 4.3: Logisches Modell der APN- Betreuung nach allogener Stammzelltransplantation am Universitätsklinikum Freiburg.

bei Bedarf zusätzliche Pflegevisiten durchgeführt. Bei einer bisherigen Inanspruchnahme von ca. 75 % von SMILe und 25 % von SMIL bei ca. 100 alloSZT/Jahr werden von den APNs insgesamt jährlich alleine 1000 Stunden persönliche Intervention abgeben, neben dem dazugehörigen Monitoring und Reagieren auf etwaige ungeplante Komplikationen. Daher wurde das sektorenübergreifend arbeitende APN Team auf 200 % aufgestockt.

Zusammenfassend lässt sich sagen, dass auf interprofessioneller Ebene durch das APN-Team das ambulante Ärzt*innenteam sowie die onkologische Patient*innen-Aufnahme- und Leitstelle zeitlich entlastet und die Zusammenarbeit mit den niedergelassenen Onkolog*innen und Hausärzt*innen intensiviert werden konnte. Die alloSZT-Patient*innen fühlen sich sicher betreut und erste Ergebnisse der Evaluation sehen vielversprechend aus. Das SMILe-ICM wurde im Anschluss an die Studie reibungslos in die Routineversorgung von alloSZT-Patient*innen am UKF aufgenommen und kann nun mit Hilfe des Interdisziplinären Tumorzentrums finanziert werden.

Logisches Modell mit Aktivitäten des SMILe-APN-Teams und bislang erhobener Benefit

Die Aktivitäten des SMILe-APN-Teams am UKF stimmen mit den Kernkompetenzen einer APN nach dem Hamric-Modell überein (Tracy et al. 2022). In ▶ Abb. 4.3 sind für das SMILe-ICM am UKF die entsprechenden APN-Aktivitäten anhand eines logischen Modells veranschaulicht. Dies beschriebt die benötigten Ressourcen, zu erwarteten Outputs und Outcomes (kurz-, mittel-, und langfristig) in den ersten Jahren nach alloSZT.

Literatur zu Kapitel 4.1.6

Aapro, M., Bossi, P., Dasari, A., Fallowfield, L., Gascón, P., Geller, M., Jordan, K., Kim, J., Martin, K., & Porzig, S. (2020). Digital health for optimal supportive care in oncology: Benefits, limits, and future perspectives. *Supportive Care in Cancer*, *28*(10), 4589–4612. https://doi.org/10.1007/s00520-020-05539-1

Bodenheimer, T., Wagner, E. H., & Grumbach, K. (2002). Improving Primary Care for Patients With Chronic IllnessThe Chronic Care Model, Part 2. *JAMA*, *288*(15), 1909–1914. https://doi.org/10.1001/jama.288.15.1909

De Geest, S., Valenta, S., Ribaut, J., Gerull, S., Mielke, J., Simon, M., Bartakova, J., Kaier, K., Eckstein, J., Leppla, L., Teynor, A., & on behalf of the SMILe team. (2022). The SMILe integrated care model in allogeneic SteM cell TransplantatIon faciLitated by eHealth: A protocol for a hybrid effectiveness-implementation randomised controlled trial. *BMC Health Services Research*, *22*(1), 1067. https://doi.org/10.1186/s12913-022-08293-8

Duarte, R. F., Labopin, M., Bader, P., Basak, G. W., Bonini, C., Chabannon, C., Corbacioglu, S., Dreger, P., Dufour, C., Gennery, A. R., Kuball, J., Lankester, A. C., Lanza, F., Montoto, S., Nagler, A., Peffault de Latour, R., Snowden, J. A., Styczynski, J., Yakoub-Agha, I., … Mohty, M. (2019). Indications for haematopoietic stem cell transplantation for haematological diseases, solid tumours and immune disorders: Current practice in Europe, 2019. *Bone Marrow Transplantation*, *54*(10), Article 10. https://doi.org/10.1038/s41409-019-0516-2

Ford, E. S., Bergmann, M. M., Kröger, J., Schienkiewitz, A., Weikert, C., & Boeing, H. (2009). Healthy living is the best revenge: Findings from the European Prospective Investigation Into Cancer and Nutrition-Potsdam study. *Archives of Internal Medicine*, *169*(15), 1355–1362. https://doi.org/10.1001/archinternmed.2009.237

Francisco, L., Kawashima, T., Leisenring, W., Robison, L. L., Baker, K. S., Weisdorf, D. J., Forman, S. J., & Bhatia, S. (2010). Prevalence and predictors of chronic health conditions after hematopoietic cell transplantation: a report from the Bone Marrow Transplant Survivor Study. *Blood*, *116*(17), 3129–3377. https://doi.org/10.1182/blood-2009-06-229369

Gee, P. M., Greenwood, D. A., Paterniti, D. A., Ward, D., & Miller, L. M. S. (2015). The eHealth Enhanced Chronic Care Model: A Theory Derivation Approach. *Journal of Medical Inter-*

net Research, *17*(4), e4067. https://doi.org/10.2196/jmir.4067

Gresch, B., Kirsch, M., Fierz, K., Halter, J. P., Nair, G., Denhaerynck, K., & De Geest, S. (2017). Medication nonadherence to immunosuppressants after adult allogeneic haematopoietic stem cell transplantation: A multicentre cross-sectional study. *Bone Marrow Transplantation*, *52*(2), Article 2. https://doi.org/10.1038/bmt.2016.262

Hilgendorf, I., Greinix, H., Halter, J. P., Lawitschka, A., Bertz, H., & Wolff, D. (2015). Long-Term Follow-up After Allogeneic Stem Cell Transplantation. *Deutsches Ärzteblatt International*, *112*(4), 51–58. https://doi.org/10.3238/arztebl.2015.0051

Ice, L. L., Bartoo, G. T., McCullough, K. B., Wolf, R. C., Dierkhising, R. A., Mara, K. C., Jowsey-Gregoire, S. G., Damlaj, M., Litzow, M. R., & Merten, J. A. (2020). A Prospective Survey of Outpatient Medication Adherence in Adult Allogeneic Hematopoietic Stem Cell Transplantation Patients. *Biology of Blood and Marrow Transplantation*, *26*(9), 1627–1634. https://doi.org/10.1016/j.bbmt.2020.05.020

Kirsch, M., Götz, A., Halter, J. P., Schanz, U., Stussi, G., Dobbels, F., & De Geest, S. (2014). Differences in health behaviour between recipients of allogeneic haematopoietic SCT and the general population: A matched control study. *Bone Marrow Transplantation*, *49*(9), Article 9. https://doi.org/10.1038/bmt.2014.142

Leppla, L., Hobelsberger, S., Rockstein, D., Werlitz, V., Pschenitza, S., Heidegger, P., De Geest, S., Valenta, S., Teynor, A., & Team, the Smil. study. (2021). Implementation Science Meets Software Development to Create eHealth Components for an Integrated Care Model for Allogeneic Stem Cell Transplantation Facilitated by eHealth: The SMILe Study as an Example. *Journal of Nursing Scholarship*, *53*(1), 35–45. https://doi.org/10.1111/jnu.12621

Leppla, L., Mielke, J., Kunze, M., Mauthner, O., Teynor, A., Valenta, S., Vanhoof, J., Dobbels, F., Berben, L., Zeiser, R., Engelhardt, M., & Geest, S. D. (2020). Clinicians and patients perspectives on follow-up care and eHealth support after allogeneic hematopoietic stem cell transplantation: A mixed-methods contextual analysis as part of the SMILe study. *European Journal of Oncology Nursing*, *45*. https://doi.org/10.1016/j.ejon.2020.101723

Leppla, L., Schmid, A., Valenta, S., Mielke, J., Beckmann, S., Ribaut, J., Teynor, A., Dobbels, F., Duerinckx, N., Zeiser, R., Engelhardt, M., Gerull, S., De Geest, S., Bolliger, D., Chalandon, Y., De DGeest, S., Degen, S., Dobbels, F., Duerinckx, N., … the SMILe study team. (2021). Development of an integrated model of care for allogeneic stem cell transplantation facilitated by eHealth—The SMILe study. *Supportive Care in Cancer*, *29*(12), 8045–8057. https://doi.org/10.1007/s00520-021-06328-0

Leppla, L., Kaier, K., Schmid, A., Valenta, S., Ribaut, J., Mielke, J., Teynor, A., Zeiser, R., De Geest, S., & SMILe study team (2025). Evaluating the cost, cost-effectiveness and survival of an eHealth-facilitated integrated care model for allogeneic stem cell transplantation: Results of the German SMILe randomized, controlled implementation science trial. *European journal of oncology nursing : the official journal of European Oncology Nursing Society*, *74*, 102740. https://doi.org/10.1016/j.ejon.2024.102740.

Majhail, N. S. (2017). Long-term complications after hematopoietic cell transplantation. *Hematology/Oncology and Stem Cell Therapy*, *10*(4), 220–227. https://doi.org/10.1016/j.hemonc.2017.05.009

Michaud, T. L., Zhou, J., McCarthy, M. A., Siahpush, M., & Su, D. (2018). COSTS OF HOME-BASED TELEMEDICINE PROGRAMS: A SYSTEMATIC REVIEW. *International Journal of Technology Assessment in Health Care*, *34*(4), 410–418. https://doi.org/10.1017/S0266462318000454

Passweg, J. R., Baldomero, H., Atlija, M., Kleovoulou, I., Witaszek, A., Alexander, T., … & Sureda, A. (2025). The 2023 EBMT report on hematopoietic cell transplantation and cellular therapies. Increased use of allogeneic HCT for myeloid malignancies and of CAR-T at the expense of autologous HCT. *Bone Marrow Transplantation*, *60*(4), 519–528.

Ribaut, J., Leppla, L., Teynor, A., Valenta, S., Dobbels, F., Zullig, L. L., De Geest, S., Beckmann, S., Mielke, J., Schmid, A., Duerinckx, N., Heidegger, P., Fürmann, M., Neupert, D., Rockstein, D., Werlitz, V., Fürmann, M., Schulz, T., Lemcke, M., … the SMILe study team. (2020). Theory-driven development of a medication adherence intervention delivered by eHealth and transplant team in allogeneic stem cell transplantation: The SMILe implementation science project. *BMC Health Services Research*, *20*(1), 827. https://doi.org/10.1186/s12913-020-05636-1

Tracy, M. F., O'Grady, E. T., & Phillips, S. J. (2022). *Hamric & Hanson's Advanced Practice Nursing* (7th ed.). Elsevier Health Sciences.

Wienands, L., Krumme, J., Geest, S., Kovács, L., Teynor, A., Valenta, S., & Leppla, L. (2025). Implementation and ethical issues of an eHealth-facilitated integrated care model in stem cell transplantation: A qualitative process evaluation study. *Digital health*, *11*,

20552076251336859. https://doi.org/10.1177/20552076251336859

4.1.7 Betreuung von Patient*innen mit Gastrointestinalen Tumoren durch eine APN am Universitätsklinikum Freiburg

Ulrike Mößner

Unter dem Begriff Gastrointestinale Tumore (GI) finden sich verschiedenste, den Magen-Darm-Trakt betreffende, Tumorentitäten, wie z. B Ösophaguskarzinome, Magenkarzinome, Pankreaskarzinome, cholangiocelluläre Karzinome oder kolorektale Tumore (Adam 2023). Auch wenn diese Tumore alle den Magen-Darm-Trakt betreffen, unterscheiden sie sich in ihrem Krankheitsbild und Behandlungsweg. Allen gemein ist, dass oft ein multimodales Therapiekonzept, bestehend aus chirurgischen Eingriffen, medikamentöser Tumortherapie und Bestrahlung durchgeführt wird (Onkopedia Leitlinien 2024). Für die betroffenen Patient*innen bedeuteten solche Behandlungskonzepte eine Diskontinuität durch den Wechsel der Abteilungen innerhalb der Klinik und damit einhergehende wechselnde medizinische Teams und Prozesse, in denen sie sich zurechtfinden müssen. Auch unterscheiden sich die Therapien in ihren begleitenden Nebenwirkungen, mit denen sie im Krankenhaus und auch zuhause konfrontiert werden.

Diese Herausforderungen müssen in Phasen bewältigt werden, in denen sich viele Patient*innen allein schon durch die kürzlich gestellte Diagnose in einem psychischen Ausnahmezustand befinden (Costa et al. 2016). Das bisherige Lebenskonzept gerät aus den Fugen, die anschließenden Wochen und Monate sind nicht mehr planbar. Gleichzeitig sind sie einer Flut an Informationen ausgesetzt, die für sie nicht immer verständlich sind (Pinto et al. 2014). In dieser Situation sind Patient*innen oft nicht in der Lage, das vorgeschlagene Therapiekonzept und die dazugehörigen Handlungsempfehlungen gänzlich zu verstehen und auch adhärent umzusetzen (Husson et al. 2011). Wird bspw. eine ambulante neoadjuvante medikamentöse Tumortherapie eingeleitet, so erhalten die Patient*innen zwar eine Anleitung, aber bei eintretenden Nebenwirkungen zuhause müssen sie alleine entscheiden, wann der richtige Zeitpunkt ist, aktiv dagegen vorzugehen. Werden die empfohlenen Maßnahmen zu Ernährung, Umgang mit Übelkeit/Erbrechen oder Diarrhoen konsequent umgesetzt, kann eine Mangelernährung ggfs. vermieden und die medikamentösen Tumortherapiezyklen mit weniger Verzögerungen oder Dosisreduktionen durchgeführt werden. Eine adhärente Umsetzung der Therapie- und Verhaltensempfehlungen kann den Behandlungserfolg entscheidend positiv beeinflussen (Coolbrandt et al. 2018).

Neben der akuten Eigenbetroffenheit der Patient*innen haben solche Erkrankungen auch einen großen Einfluss auf Familien- und Sozialsysteme, in denen sich die Betroffenen befinden. Rollen in der Familie müssen überdacht und umstrukturiert werden. Es kommt ggfs. zu Verdienstausfällen, die Versorgung von Kindern oder pflegebedürftiger Zugehörigen muss neu geplant werden (Arndt et al. 2017; Costa et al. 2016).

In der Betreuung von onkologischen Patient*innen sollten all diese Aspekte idealerweise schon bei Beginn der Diagnosestellung mitbedacht werden. In Studien wurde gezeigt, dass APNs einen positiven Einfluss auf die Versorgung onkologischer Patient*innen in Bezug auf klinische, verhaltensbezogenen und psychosoziale Outcomes haben (Corcoran et al. 2015; Htay & Whitehead 2021). Durch die Möglichkeit der kontinuierlichen Begleitung über die verschiedenen Settings

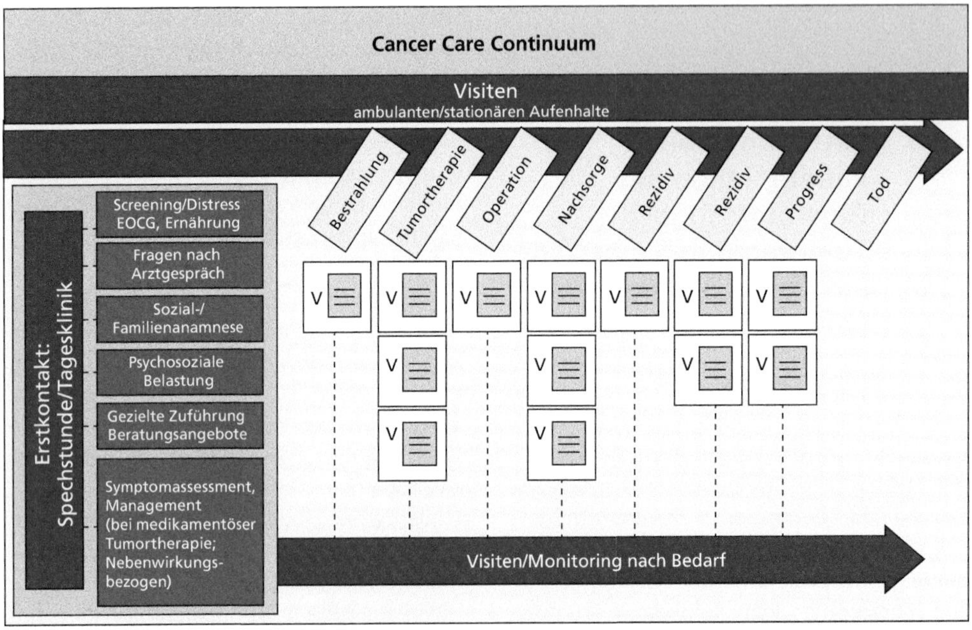

Abb. 4.4: Patient*innenkontakte APN GI im Cancer Care Continuum; V=Visite/Monitoring (eigene Darstellung).

hinweg, kann ein Vertrauens- und Beziehungsaufbau gelingen, welcher zu einem verbesserten Symptommanagement und Wohlbefinden führt. Auch konnte gezeigt werden, dass sich die Therapieadhärenz verbessert und es zu einem besseren Therapieansprechen kommt (Miller & Evers 2022). Im Universitätsklinikum in Freiburg wurde bereits im Jahr 2015 eine APN für Patient*innen mit GI Tumoren anhand des PEPPA Frameworks konzipiert und anschließend etabliert (Bryant-Lukosius et al. 2004).

Tätigkeiten der Advanced Practice Nurse GI

Die Tätigkeiten der Advanced Practice Nurse GI (APN-GI) werden durch das Modell von Hamric definiert. Voraussetzung für die APN Funktion ist der Zugang zur direkten klinischen Praxis (Tracy et al. 2022). Patient*innen und ihre Zugehörigen mit der Erstdiagnose eines GI Tumors werden entweder bei der ersten Vorstellung in der Ambulanz oder bei Diagnosestellung in der Allgemeinchirurgie oder den gastroenterologischen Stationen gesehen und erhalten erste Informationen.

Kernkompetenzen der Advanced Practice Nurse GI

Der Alltag einer APN wird durch die unten aufgeführten sechs Kernkompetenzen bestimmt (Tracy et al. 2022). Diese werden im Folgenden am Beispiel für GI Tumore beschrieben. Sie beziehen sich auf den gesamten Krankheitsverlauf und darüber hinaus auf die Zeit der regelmäßigen Nachsorge (► Abb. 4.4).

Guidance und Coaching

Guidance und Coaching bezeichnet die Begleitung und Anleitung der Patient*innen und ihrer Zugehörigen im Krankheitsverlauf. Wie eingangs erwähnt, findet die Therapie von GI Tumoren abteilungsübergreifend statt. Patient*innen treffen dann jeweils auf andere Behandlungsteams und Ablaufprozesse. In dieser Situation ist es von Bedeutung, dass eine APN als konstante Ansprechperson zur Verfügung steht. Die APN kann Inhalte des ärztichen Gesprächs und Behandlungskonzepte in gut verständlicher Sprache wiederholen und nachbesprechen. Für eine strukturierte Unterstützung ist eine umfassendere Erhebung der Sozial- und Familienanamnese hilfreich. Als Screeninginstrument kommt das validierte »Distress-Thermometer« von zum Einsatz (Mehnert et al. 2006). Dieses wurde klinikintern mit Items zur sozialen Situation, körperlichen Performance analog zur Eastern Cooperative Oncology Group Scale und der Ernährungssituation ergänzt (Neeman et al. 2019). Diese Informationen werden dann von der APN genutzt, um gezielte Unterstützung und Interventionen einzuleiten. Benötigte Informationen werden pädagogisch didaktisch aufgearbeitet, Informationsbroschüren kommen zum Einsatz. Je nach Bedarf können weitere Beratungsdienste, wie die Ernährungsberatung, Sozialdienst, Psychoonkologie, und weitere hinzugezogen werden.

Vor Entlassung aus dem stationären Umfeld oder bei ambulanten Behandlungseinheiten werden Pflegevisiten durchgeführt, in denen der Umgang mit Symptomen und Auswirkungen der Behandlung vermittelt werden. Diese haben das Ziel, Versorgungabbrüche beim Übergang ins häusliche Umfeld möglichst zu vermeiden. Während Betroffene auf den Stationen jederzeit Unterstützung durch die medizinischen Teams erhalten können, müssen sie zuhause in der Lage sein selbst zu entscheiden, welche Maßnahmen zu treffen sind. Diese Fähigkeiten werden mithilfe von methodisch aufgebauten Edukationsmaterialien vermittelt. Nach Absprache finden auch telefonische Evaluationen und Interventionen statt, spätestens beim nächsten Termin oder Aufenthalt in der Klinik.

Für viele Krebsbetroffene enden Einschränkungen durch den Tumor und der Behandlung nicht mit Abschluss der Therapie, sie persistieren über Monate oder auch Jahre weiter und schränken den Alltag und die Lebensqualität ein (Thong et al. 2023). Persistierende Symptome, wie bspw. chemotherapie-induzierte Polyneuropathien oder Veränderungen aus Bestrahlungen von Rektumkarzinomen, wie etwa Kontinenz- oder sexuelle Probleme, werden relevanter, je mehr der Alltag wieder einkehrt und die Symptome unverändert fortbestehen. Betroffene brauchen dann weiterhin Unterstützung (Oh et al. 2020). Nach einer abgeschlossenen Tumorbehandlung erfolgen ambulante Nachsorgetermine in Sprechstunden, in denen die APN vor Ort ist. Diese können von Krebspatient*innen genutzt werden, um Probleme anzusprechen. Eine Kontaktaufnahme zu den APN's ist auch über Telefon oder Email jederzeit möglich.

Konsultation

Durch eine hohe Fachexpertise kann die APN auch außerhalb der Abteilung Konsultationen und Beratungen durchführen. Dies ist insbesondere dann der Fall, wenn komplexere Unterstützungsbedarfe bestehen, wie z. B. ein gezieltes onkologisches Nebenwirkungsmanagement zu verschiedenen Problemen, die gerade in den betreffenden Abteilungen eher unüblich ist. Oft handelt es sich dabei um Patient*innen mit Erstdiagnose, Progress oder Rezidiv eines GI Tumors in anderen Fachabteilungen. Die Dokumentation dieser Konsile findet in der elektronischen Patient*innenakte statt, sodass sie für alle an der Behandlung beteiligen Mitarbeiter*innen einsehbar sind. Doch nicht nur Patient*innen, auch Kolleg*innen der medizinischen Teams werden in speziellen onkologischen Problemstellungen unterstützt. Dies können komplexe direkte Versorgungsprobleme sein, wie z. B. onkologische Wunden oder therapiebedingte dermatologische Reaktionen, die differenzierter Pflegeplanungen bedürfen. Es werden aber auch Fortbildungen, Anleitungen oder Begleitungen zu bestimmen Fragestellungen, wie die Verabreichung von Tumortherapie, venösen Zugängen oder speziellen Nebenwirkungen durchgeführt.

Evidence-based Practice

Zu den Aufgaben einer APN gehört es, die aktuelle Forschung zu ihrem Fachgebiet zu kennen und nach Studienergebnissen zu recherchieren. Ergeben sich neue Probleme, werden diese anhand der aktuellen Literatur aufgearbeitet. Neue wissenschaftliche Erkenntnisse fließen in die klinische Versorgungspraxis in Form von klinikinternen Standards oder Verfahrensanweisungen, aber auch Patient*innenbroschüren ein. Durch neue Therapieoptionen verbessert sich das Langzeitüberleben, womit auch bestimmte Nebenwirkungen, wie zum Beispiel die chemotherapie-induzierte Polyneuropathie relevanter werden. Doch leider ist zu diesem Problem die Studienlage bzgl. Kryo- oder Kompressionstherapie noch eher spärlich, deshalb macht es Sinn eigene wissenschaftliche, möglichst drittmittelgeförderte Projekte zu initiieren.

Leadership

Leadership beinhaltet die Durchführung von Praxisprojekten und berufspolitische Aktivitäten innerhalb der Klinik, aber auch in nationalen und internationalen Fachverbänden. Im klinikinternen Setting handelt es sich oft um Praxisprojekte, sowie die Begleitung und das Coaching von Bachelor oder Master Praxisarbeiten oder Projekten. Auch Tätigkeiten, wie die Leitung und Mitarbeit in Arbeitskreisen, die kontinuierlich an der Verbesserung der klinischen Praxis arbeiten, fallen in den Bereich. Dazu gehört auch die Erarbeitung eines klinikumsübergreifendes Schutzkonzeptes für vulnerable Patient*innengruppen zusammen mit einer multidisziplinären Arbeitsgruppe.

Berufspolitisch kann es sich um die Mitarbeit in Fachverbänden national oder international handeln. Der Arbeitskreis Pflege innerhalb der Deutschen Gesellschaft für Hämatologie und medizinische Onkologie (DGHO) hat eine Online-Umfrage zum Thema »Personalsituation Pflege – Auswertung der Umfrage zur Pflegepersonalausstattung in hämatologischen und onkologischen Krankenhausbereichen« durchgeführt, um parallel zur Einführung der Pflegepersonaluntergrenzen-Verordnung die onkologische Situation zu erfassen (Mößner et al. 2021). Ein weiteres Beispiel stellt die Mitarbeit an der Überarbeitung der S 3 Leitlinie Ernährung in der Onkologie dar, insbesondere da Fragestellungen zur Ernährung eng mit der Spezialisierung zu GI Tumoren zusammenhängen. Eigene Projekte oder Studien werden national oder international auf Kongressen vorgestellt und in Fachzeitschriften publiziert.

Teamfähigkeit (Collaboration)

Die interdisziplinäre Zusammenarbeit in der direkten klinischen Praxis, aber auch in organisatorischen Strukturen dient der Verbesserung der direkten Patient*innenversorgung. Gemeinsam mit dem ärztlichen Behandlungsteam durchgeführte Sprechstunden bringen pflegerische Aspekte zur Therapie mit ein. Wie eingangs erwähnt, bietet die APN als konstante Ansprechperson abteilungsübergreifend für die jeweils bevorstehende Behandlungsphase Begleitung an.

Am Tumorzentrum gibt es seit 2019 das Tumorboard Interdisziplinäre Beratung.

Hier werden erhöhte Beratungsbedarfe von Patient*innen besprochen und koordiniert. In diesem Board sind die APN's der Onkologie, die Ernährungsberatung, die psychosozialen Beratungsdienste, die Palliativversorgung, die Sportonkologie, der Sozialdienst und nach Bedarf die behandelnden Ärzt*innen oder andere Disziplinen, z. B. die Stomatherapie, die Rauchentwöhnung oder die Seelsorge vertreten. Bei Bedarf können die beschlossenen Maßnahmen in den nächsten Boards evaluiert werden. Die Beschlüsse des Tumorboard Interdisziplinäre Beratung stehen wie andere Boardbeschlüsse in den elektronischen Dokumentationssystemen der Klinik.

Als konstante Kontaktperson für die jeweilige Patient*innengruppe wird die APN auch zu Problemen während der Therapie und in der Nachsorge angefragt, die nur im multidisziplinären Team zu lösen sind. Hierfür nimmt die APN mit den betreffenden Personen Kontakt auf und leitet Entscheidungsprozesse und Interventionen ein.

Ethische Entscheidungsfindung

Diese Kernkompetenz bezeichnet die Fähigkeit, ethische Entscheidungen zu treffen und Entscheidungsprozesse einzuleiten. In der klinischen Praxis kommt es immer wieder zu unterschiedlichen Wahrnehmungen in speziellen Situationen, oder in Bezug zu der durchgeführten Behandlung innerhalb des medizinischen Behandlungsteams bestehend aus Ärzt*innen, Pflegenden, Sozialarbeiter*innen, Psycholog*innen, oder auch Patient*in und Zugehörigen. In solchen Fällen werden multidisziplinäre Fallbesprechungen initiiert und auch moderiert, die zur Klärung und Entscheidungsfindungen äußerst hilfreich sein können.

Fazit

APN können aufgrund ihrer Qualifikation und der verschiedenen Kompetenzen eine evidenzbasierte Betreuung auf hohem wissenschaftlichen Niveau anbieten. Die Begleitung durch APN's bietet für Patient*innen eine departmentsübergreifende Ressource. Diese sind im multidisziplinären Versorgungsteam bestehend aus v. a. Ärzt*innen, Pflegeteams, Sozialdienst, Psychoonkologie, Ernährungsberatung, Physiotherapie gut vernetzt und damit auch als konstante Kontaktperson geeignet. Patient*innen sind oft mit den komplexen Krankenhausstrukturen überfordert, und profitieren von Unterstützung. Versorgungsabbrüche nach Entlassung oder Beendung der Akutbehandlung können vermieden werden, indem weiterhin Kontaktmöglichkeiten zu der APN bestehen.

Literatur zu Kapitel 4.1.7

Adam, Marion. (2023). *Gastrointestinale Tumoren.* Journalonko.de. https://www.journalonko.de/thema/lesen/89

Arndt, V., Koch-Gallenkamp, L., Jansen, L., Bertram, H., Eberle, A., Holleczek, B., Schmid-Höpfner, S., Waldmann, A., Zeissig, S. R., & Brenner, H. (2017). Quality of life in long-term and very long-term cancer survivors versus population controls in Germany. *Acta Oncologica, 56*(2), 190–197. https://doi.org/10.1080/0284186X.2016.1266089

Bryant-Lukosius, D., DiCenso, A., Browne, G., & Pinelli, J. (2004). Advanced practice nursing roles: Development, implementation and evaluation. *Journal of Advanced Nursing, 48*(5), 519–529. https://doi.org/10.1111/j.1365-2648.2004.03234.x

Coolbrandt, A., Wildiers, H., Aertgeerts, B., Dierckx de Casterlé, B., van Achterberg, T., & Milisen, K. (2018). Systematic development of CHEMO-SUPPORT, a nursing intervention to support adult patients with cancer in dealing with chemotherapy-related symptoms at home. *BMC Nursing, 17*(1), 28. https://doi.org/10.1186/s12912-018-0297-8

Corcoran, S., Dunne, M., & McCabe, M. S. (2015). The Role of Advanced Practice Nurses in Cancer Survivorship Care. *Seminars in Oncology*

Nursing, *31*(4), 338–347. https://doi.org/10.1016/j.soncn.2015.08.009

Costa, D. S., Mercieca-Bebber, R., Rutherford, C., Gabb, L., & King, M. T. (2016). The Impact of Cancer on Psychological and Social Outcomes. *Australian Psychologist*, *51*(2), 89–99. https://doi.org/10.1111/ap.12165

Htay, M., & Whitehead, D. (2021). The effectiveness of the role of advanced nurse practitioners compared to physician-led or usual care: A systematic review. *International Journal of Nursing Studies Advances*, *3*, 100034. https://doi.org/10.1016/j.ijnsa.2021.100034

Mehnert, A., Müller, D., Lehmann, C., & Koch, U. (2006). Die deutsche version des NCCN distress-thermometers: Empirische Prüfung eines screening-instruments zur erfassung psychosozialer belastung bei krebspatienten. *Zeitschrift für Psychiatrie, Psychologie und Psychotherapie*, *54*(3), 213–223.

Miller, Lynn Jennifer, J., & Evers, J. (2022). Barriers to Adherence to Cancer Treatments Among Head and Neck Cancer Patients. *Journal of the Advanced Practitioner in Oncology*, *13*(5), 515–523. https://doi.org/10.6004/jadpro.2022.13.5.5

Mößner, U., Naegele, M., Mußmann, C., Müller, J., Oldenburg, M., & Wörmann, B. (o.J.). Personalsituation Pflege—Auswertung der Umfrage zur Pflegepersonalausstattung in hämatologischen und onkologischen Krankenhausbereichen. Deutsche Gesellschaft für Hämatologie und med. Onkologie e.V. Abgerufen 28. Januar 2024, von https://www.dgho.de/publikationen/schriftenreihen/pflege

Neeman, E., Gresham, G., Ovasapians, N., Hendifar, A., Tuli, R., Figlin, R., & Shinde, A. (2019). Comparing Physician and Nurse Eastern Cooperative Oncology Group Performance Status (ECOG-PS) Ratings as Predictors of Clinical Outcomes in Patients with Cancer. *The Oncologist*, *24*(12), e1460–e1466. https://doi.org/10.1634/theoncologist.2018-0882

Oh, P.-J., Lee, J. R., Kim, S.-K., & Kim, J.-H. (2020). Changes in chemotherapy-induced peripheral neuropathy, disturbance in activities of daily living, and depression following chemotherapy in patients with colorectal cancer: A prospective study. *European Journal of Oncology Nursing*, *44*, 101676. https://doi.org/10.1016/j.ejon.2019.101676

Onkopedia Leitlinien. (o.J.). DGHO. https://www.onkopedia.com/de/onkopedia/guidelines

Pinto, A. C., Ferreira-Santos, F., Lago, L. D., de Azambuja, E., Pimentel, F. L., Piccart-Gebhart, M., & Razavi, D. (2014). Information perception, wishes, and satisfaction in ambulatory cancer patients under active treatment: Patient-reported outcomes with QLQ-INFO25. 12.

Thong, M. S. Y., Doege, D., Weißer, L., Koch-Gallenkamp, L., Jansen, L., Bertram, H., Eberle, A., Holleczek, B., Nennecke, A., Waldmann, A., Zeissig, S. R., Brenner, H., & Arndt, V. (2023). Persisting Deficits in Health-Related Quality of Life of Colorectal Cancer Survivors 14–24 Years Post-Diagnosis: A Population-Based Study. *Current Oncology*, *30*(3), Article 3. https://doi.org/10.3390/curroncol30030257

Tracy, M. F. (2022). A Definition of Advanced Pracitce Nursing. In Tracy, M.F., O'Grady, E.T., & Philips, S.J. (Eds), Hamric & Hanson's Advanced Practice Nursing: An Integrative Approach (7th ed., pp 74–97). Elsevier Health Sciences.

4.1.8 Implementierung und Evaluation einer APN Rolle in der Neurochirurgie der Medizinische Hochschule Hannover

Lea Kauffmann & Regina Schmeer-Oetjen

Die Medizinische Hochschule Hannover (MHH) startete 2017 mit der ersten Implementierung einer APN Rolle in der Neurochirurgie. Die Vision der Geschäftsführung Pflege, sowie der Stabstelle Pflegewissenschaft war es, eine APN Rolle zu implementieren, die sich sehr nah an den Bedürfnissen von Patient*innen und ihren Angehörigen orientiert.

International ist der Einsatz von akademisierten Pflegefachpersonen in der direkten Patient*innenversorgung unumstritten und längst in der Regelversorgung verankert (Aiken et al. 2021). In Deutschland ist durch den sehr geringen Einsatz von akademisierten Pflegefachpersonen in der direkten Patient*innenversorgung bisher wenig über die Auswirkungen von APN's auf die Patient*innenversorgung bekannt (Bergjan et al. 2021). Für Entscheidungstragende sind aber genau solche Erfahrungen von großer Bedeutung, um die Auswirkung von APN's in der Gesundheitsversorgung nachhaltig zu verankern (Albers et al. 2023). Aus diesem Grund wurde die APN Implementierung und Evaluation in der Medizinischen Hochschule Hannover von Anfang an forschungsgestützt begleitet und letztlich implementiert sowie evaluiert (Kauffmann & Schmeer 2021). Dieses Buchkapitel stellt im ersten Teil die Implementierungs- und Evaluierungsstrategie dar. Im zweiten Teil werden konkrete Ergebnisse der APN Implementierung in der Neurochirurgie aufzeigt. Implementierungs- und Evaluationsstrategie

Zur Implementierung- und Evaluationsstrategie wurde das international anerkannte PEPPA-Framework verwendet (Bryant-Lukosius et al. 2004). Durch den partizipativen und patient*innenorientierten Ansatz, ist es ein sehr gutes Instrument für die Entwicklung von spezialisiert ausgerichteten APN Rollen. Der theoretische Rahmen für die Implementierung und Evaluation wird vorgegeben. Dabei wird offen gelassen mit welchen Instrumenten die Erhebungen stattfinden sollen. Dadurch kann auf individuelle Gegebenheiten sehr gut reagiert werden (Bryant-Lukosius et al. 2004).

Die Implementierungs- und Evaluationsstrategie wurde von neun Schritten auf fünf Phasen zusammengefasst, die thematisch aufeinander aufbauen (▶ Abb. 4.5):

Vorbereitungsphase

In der Vorbereitungsphase findet eine umfassende systematische Literaturrecherche zu der Fachkompetenz der APN statt. Es werden neben Versorgungs- und Beratungsaspekten der Patient*innengruppe auch bereits implementierte APN Rollen zu dieser Gruppe gesucht. Im Anschluss findet die konkrete Projektplanung und eine Stakeholderanalyse statt.

Durchführungshase

Mittels leitfadengestützter Experteninterviews mit Pflegefachpersonen werden Patient*innen mit hohem ungedecktem Beratungsbedarf identifiziert. In leitfadengestützten Interviews mit den Betroffenen werden diese Ergebnisse mit dem tatsächlichen Beratungsbedarf abgeglichen. Die Interviews werden aufgezeichnet, transkribiert und mittels der qualitativen Inhaltsanalyse nach Kuckartz ausgewertet (Kuckartz 2018).

Danach wird mittels validierten Fragebögen die Zufriedenheit mit der multiprofessionellen Zusammenarbeit erfasst. Der Fragebogen umfasst Items zur allgemeinen Zufriedenheit, Kommunikation, Arbeitsorganisation und Versorgungsqualität. Diese können auf einer 6-stufigen Likert Skala von 1 (sehr schlecht) bis 6 (sehr gut) eingeschätzt werden (Farin et al. 2002). Alle Abteilungen mit engem Bezug zur Station werden befragt, inklusive Ärzt*innen, Therapeut*innen und Klinikmanagement (Sozialdienst, Entlass- und Case Management). Es wird eine Vollerhebung aller Mitarbeiter*innen der Station durchgeführt. Die Auswertung erfolgt berufsgruppenübergreifend und jeweils spezifisch für jede einzelne Berufsgruppe.

Zudem werden die Patient*innen und Angehörige zur Zufriedenheit mit der pflegerischen Betreuung mittels validiertem Fragebogen befragt (Gehrlach et al. 2009). Dieser kann ebenfalls auf einer 6-stufigen Likert Skala von 1 (sehr schlecht) bis 6 (sehr gut) eingeschätzt werden. Um Patient*innen in möglichst vielen Lebenssituationen zu erreichen, wird ein möglichst heterogenes Sampling angestrebt, um Angebotslücken zu eruieren. Bei den Patient*innen wurden einen Tag vor Entlassung bzw. am Entlassungstag der Fragebogen sowie ein Informationsblatt ausgehändigt.

Zudem wurde eine Auswertung der Kennzahlen (Top 20 Diagnosen, Anzahl der Patient*innen und Verweildauer) der Fachabteilung in Auftrag gegeben.

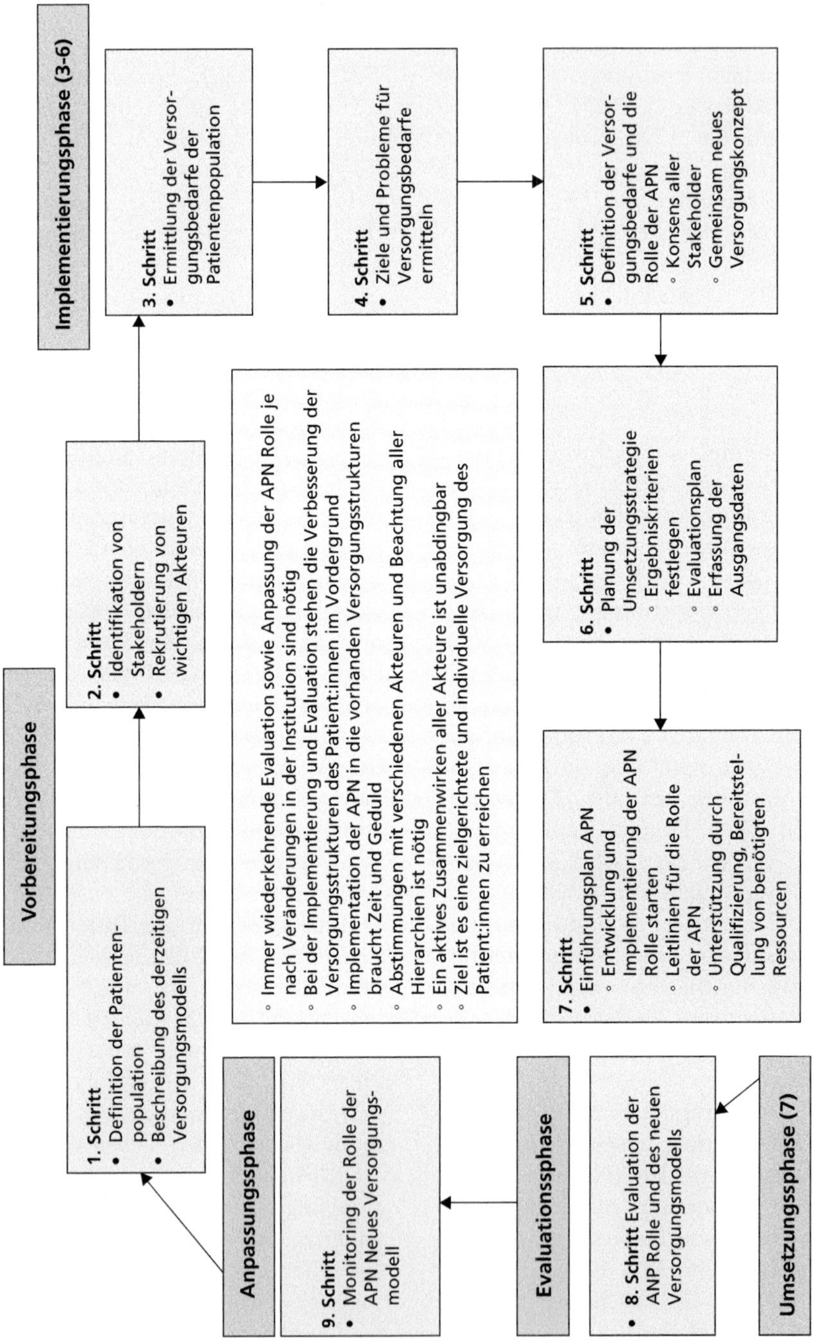

Abb. 4.5: Implementierung einer APN in Anlehnung an das PEPPA-Framework (eigene Darstellung nach Bryant, Lukosius und DiCenso 2004.

Tab. 4.5: Kernkompetenzen nach Hamric (Tracy et al., 2023).

Kompetenz	Theoretischer Hintergrund
Coaching und Führung	Führung und Coaching von Patient*innen, Angehörigen, Pflegefachpersonen mit dem Ziel ein besseres Patient*innen-Outcome zu erreichen.
Forschung (EBN)	Durchführung von Forschung im Sinne eines neuen Erkenntnissgewinns
Leadership	Fachliche Führung im Sinne einer besseren Patient*innenversorgung
Interprofessionelle Zusammenarbeit	Multiprofessionelle Zusammenarbeit, Schnittstellen vermeiden
Ethische Entscheidungsfindung	Erkennen und Bewerten von ethischen Dilemmata, Konflikten und Problemen

Umsetzungsphase
In der Umsetzungsphase werden die Ergebnisse aus der Durchführungsphase anhand der Kernkompetenzen nach Hamric 2023 gegliedert (Tracy et al. 2023). Die unterstehende Tabelle (▶ Tab. 4.6) gibt Hinweise wie die Aufgaben gegliedert sein können. Diese werden mit dem Leitungsteam abgesprochen. Die APN's sind im Organigramm auf ihren jeweiligen Stationen verortet und werden von den Pflegeleitungen administrativ geführt. Die Leiterin der Stabstelle Pflegewissenschaft übernimmt die fachliche Führung der APN's. Darüber hinaus werden wichtige strategische Entscheidungen mit dem interdisziplinären Team besprochen.

Evaluationsphase
Die Evaluationsphase erfolgt nach ca. einem Jahr nach der APN Implementierung und wiederholt die in der Durchführungsphase stattgefundene quantitative Befragung der Mitarbeitenden und der Patient*innen. Dies ermöglicht ein Stimmungsbild auf Mitarbeitenden- und Patient*innenebene vor und nach der APN Implementierung. Zudem werden die Routinedaten der Patient*innen nochmals angefragt und mit der Ausgangserhebung verglichen.

Anpassungsphase
Die Kernaufgaben nach Hamric 2023 (Tracy et al. 2023) werden anhand der Evaluationsergebnisse verglichen und entsprechend angepasst. Die Neuerungen werden mit dem Leitungsteam abgesprochen.

Implementierungsbeispiel einer APN in der Neurochirurgie der MHH – Ergebnisse

Im Folgenden werden die oben genannten fünf Phasen der APN Implementierung anhand eines durchgeführten Beispiels in der Neurochirurgie der MHH erläutert.

Vorbereitungsphase
In der durchgeführten Literaturrecherche wurden national keine vergleichbaren Implementierungsprojekte einer APN in dem Fachbereich der Neurochirurgie gefunden. International waren besonders im amerikanischen Raum erweiterte Pflegerollen in der Neurochirurgie zu finden (Miniard & Ballman, 2018; Yeager et al., 2006). Als Stakeholder konnten neben dem ärztlichen Personal auch Therapeut*innen, Mitarbeitende des Klinikmanagements (Entlassungsmanagement, Sozialdienst, Casemanagement, Rehabilitationsberatung), Psychoonkolog*-innen und Mitarbeitende des Palliativteam identifiziert werden.

Tab. 4.6: Charakteristika der Patient*innenpopulation.

Jahr	Teilnehmenden-anzahl	Teilnehmenden-quote	Geschlecht			Erwerbstätig-keit	
			männlich	weiblich	divers	ja	nein
2017	22 %	85 %	32 %	68 %	0 %	57 %	43 %

Tab. 4.7: Charakteristika des interdisziplinären Teams 2017.

Jahr	Teilnehmendenanzahl	Teilnehmendenquote	Berufserfahrung
2017	23	76 %	< 10 Jahre: 43,5 % > 10 Jahre: 56,5 %

Durchführungsphase
Es wurde mit insgesamt sechs Pflegefachpersonen Expert*inneninterviews geführt. Die Patient*innengruppe der neuroonkologischen Patient*innen wurden in jedem Interview als Patient*innengruppe mit hohen und komplexen Versorgungsbedarfen genannt. Die Pflegefachpersonen führten die Komplexität besonders auf wenig Standardisierung, einen großen Beratungsbedarf sowie heterogenes Patient*innenklientel mit starker Pflegebedürftigkeit zurück.

> »Also Patienten, die ihre Diagnosen bekommen, finde ich. Die haben einen hohen Beratungsbedarf, die kommen rein mit Verdacht auf eine Raumforderung; wissen nicht was eine Raumforderung ist (P2_240217).«

Mit neuroonkologischen Patient*innen und Angehörigen wurden insgesamt 13 Interviews zu unterschiedlichen Zeitpunkten ihrer Erkrankung (präoperativ, postoperativ, Rezidiv, am Lebensende) geführt. Die Patient*innen und Angehörigen nannten als zentrale Probleme fehlende Ansprechpersonen für die weiterführende Therapie, Unterstützung bei poststationären Versorgungsdefiziten und Fragen in palliativen Versorgungssituationen.

> »Das (…) was mir so fehlt (…) zum einen das Zusammenspiel zwischen der Chemo Behandlung, die danach kommt und der chirurgischen OP, da fehlt so eine Position oder eine Stelle, die das Ganze so ein bisschen koordiniert (…) die einen da unterstützt. (…) Eine Stelle, an die man sich regelmäßig wenden kann (…) (Pat3_170317).«

An der standardisierten Befragung der Patient*innen nahmen insgesamt 23 Patient*innen mit folgenden Charakteristika teil (▶ Tab. 4.7):

Die Befragung zeigte eine hohe Zufriedenheit mit der pflegefachlichen Betreuung aber wenig bis keine Zufriedenheit mit Angeboten an Beratung, Anleitung oder strukturierten Informationen. Nur 30 % bewerteten diese mit gut bis sehr gut. Auch die Entlassungsplanung wurde nur von ca. 61 % als gut bis sehr gut erlebt.

An der Mitarbeitendenbefragung nahmen insgesamt 23 Mitarbeitende des interdisziplinären Teams, mit folgenden Charakteristika, teil (▶ Tab. 4.8).

In der berufsgruppenübergreifenden Auswertung des interdisziplinären Teams wurden besonders Vertrauen in das interdisziplinäre Team, Kritikfähigkeit, zeitliche Ressourcen zum Erfahrungsaustausch sowie das Schnittstellenmanagement schlecht bewertet. Berufsgruppen mit sehr engem Kontakt zur Station (Pflegefachpersonen und ärztliches Personal) schätzen die Arbeit im interdisziplinären Team deutlicher schlechter ein, als die Befragten Thera-

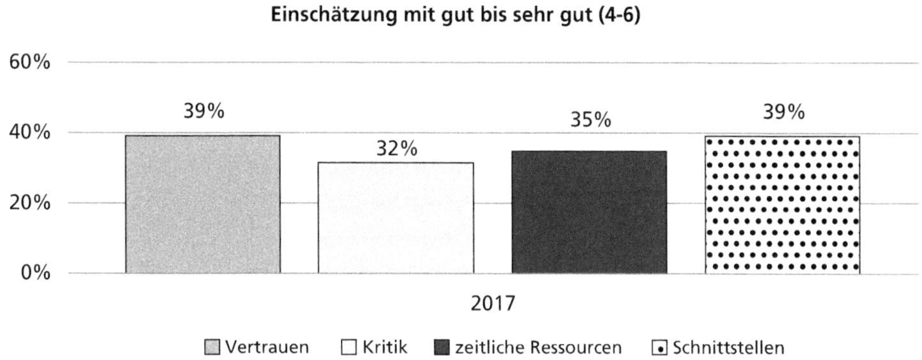

Abb. 4.6: Ergebnisse der Mitarbeitendenbefragung 2017.

peut*innen oder Mitarbeitenden des Klinikmanagements (▶ Abb. 4.6).

Umsetzungsphase

Aus der Erhebung, die oben dargestellt wurde, wurde im Hinblick auf die Kernkompetenzen nach Hamric 2023 (Tracy et al. 2023) das Aufgabenfeld der APN herausgearbeitet. Dies umfasst folgende Aufgaben auf der Patient*innen- und Mitarbeitendenebene:

Auf der Patient*innenebene begleitet die APN Patient*innen und deren An- und Zugehörige mit neuroonkologischen Gesundheitsstörungen (alle gutartigen und bösartigen Raumforderungen im zentralen Nervensystem). Die APN ist konstante Ansprechperson dieser Patient*innen. Zudem werden Informationsmaterialien erstellt und Unterstützungsmöglichkeiten in der ambulanten Weiterversorgung vermittelt. Ein stationärer Behandlungspfad mit klaren Zuständigkeiten und Schnittstellen wurde entwickelt und implementiert. Zudem werden geeignete Assessments für die Erhebung der aktuellen Situation der Patient*innen verwendet.

Seit 2018 ist das neuroonkologische Zentrum von der deutschen Krebsgesellschaft (DKG) zertifiziert. Die APN übernimmt in enger Zusammenarbeit mit der Leitung des neuroonkologischen Zentrums Aufgaben zur Zertifizierung. Eine multiprofessionelle neuroonkologische Visite wurde implementiert.

Die APN sensibilisiert die Mitarbeitenden der Abteilung für den spezifischen Versorgungbedarf der neuroonkologischen Patient:innen und ihren An- und Zugehörigen. Dazu übernimmt sie interne Fortbildungsangebote, Praxisbegleitung sowie Anleitung zu speziellen neurochirurgischen Pflegemaßnahmen. Zudem begleitet sie Studierende und Weiterbildungsteilnehmende bei der Initiierung von praxisnahen Projekten.

Evaluationsphase

In 2018, 2020, 2021 und 2024 fanden Evaluationen der APN Rolle statt. Diese erfolgten mittels des Fragebogens von 2017. Alle Mitarbeitenden und neuro-chirurgischen Abteilung und alle neuroonkologischen Patient*innen wurden in die Befragungzeitraum der Erhebung eingeschlossen. Für die Pflegefachpersonen wurden zusätzliche Items zur Einschätzung der APN Rolle in den Punkten Unterstützung im klinischen Arbeitsalltag und Hilfestellung bei komplexen Fragestellungen hinzugefügt.

Zusätzlichen wurden Routinedaten der Patient*innen (Verweildauer, Anzahl der neuroonkologischen Erkrankungen) in der Neurochirurgie erfragt.

Tab. 4.8: Charakteristika der Patient*innenpopulation 2018 bis 2021.

Jahr	Teilnehmenden-anzahl	Teilnehmenden-quote	Geschlecht			Erwerbstätigkeit	
			männlich	weiblich	divers	ja	nein
2018	8	66 %	50 %	50 %	0 %	43 %	57 %
2020	19	76 %	42 %	58 %	0 %	64 %	36 %
2021	14	75 %	23 %	77 %	0 %	62 %	38 %
2024	30	80 %	48 %	52 %	0 %	46 %	54 %

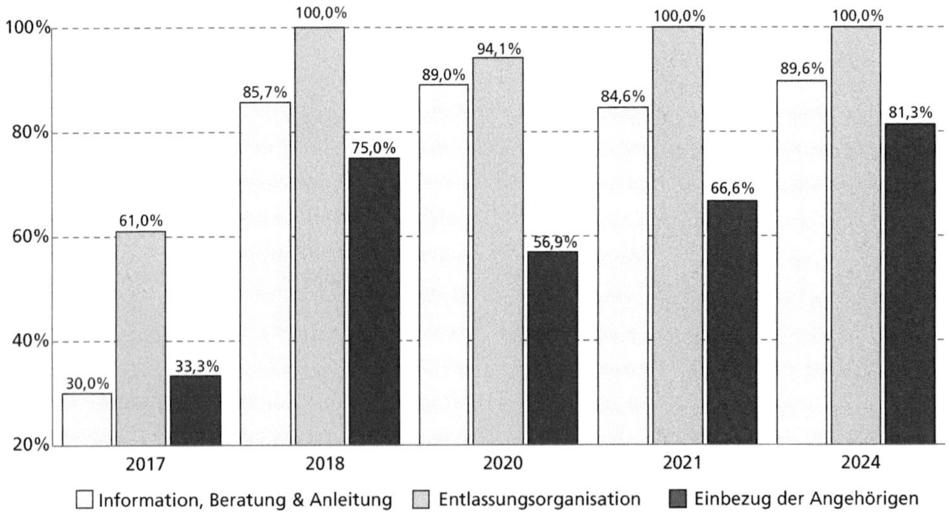

Abb. 4.7: Ergebnisse der Patient*innenbefragung 2017 bis 2024.

An den Befragungen von 2018 bis 2021 nahmen insgesamt 40 Patient*innen teil (► Tab. 4.8).

Die Patient*innenbefragung zeigte schon 2017 eine hohe Zufriedenheit mit der allgemeinen Betreuung auf Station. 2017 sind 85,8 % der Patient*innen zufrieden bis sehr zufrieden, 2018 und 2024 stieg die Zufriedenheit auf 93 %.

Probleme werden insbesondere bei den Themen Information, Beratung und Anleitung gesehen. Nur jede*r dritte neuroonkologische Patient*in erhält 2017 geeignete Informationen, Beratung und Anleitung. 2018 steigert sich diese Rate mit der neu implementierten Pflegeberatung auf 85 %, 2020 auf 89 % und 2021 sinkt die Rate wieder auf 85 %. In der letzten Befragung in 2024 wird die Pflegeberatung mit 89,6 % der Befragten mit gut bis sehr gut eingeschätzt. Auch die Entlassungsorganisation wird von den Patient*innen in 2017 nur von 61 % mit gut bis sehr gut bewertet in 2024 steigert sich die Zufriedenheit auf 100 %. Auch der Einbezug der An- und Zugehörigen welcher noch in 2017 mit 33,3 % mit gut bis sehr gut bewertet wurde steigerte sich im Laufe der Jahre. Während der Covid Pandemie in 2020 wird er mit 56,9 % nur mit gut bis sehr gut bewertet. In 2024 steigert sich dieser Wert auf 81,3 %. (► Abb. 4.7).

An den Befragungen von 2018 bis 2021 nahmen insgesamt 64 Mitarbeitende des in-

Tab. 4.9: Charakteristika des interdisziplinären Teams 2017.

Jahr	Teilnehmendenanzahl	Teilnehmendenquote	Berufserfahrung
2018	23	69,7 %	< 10 Jahre: 44 %
2020	25	62,5 %	< 10 Jahre: 50 %
2021	16	65 %	< 10 Jahre: 10 %

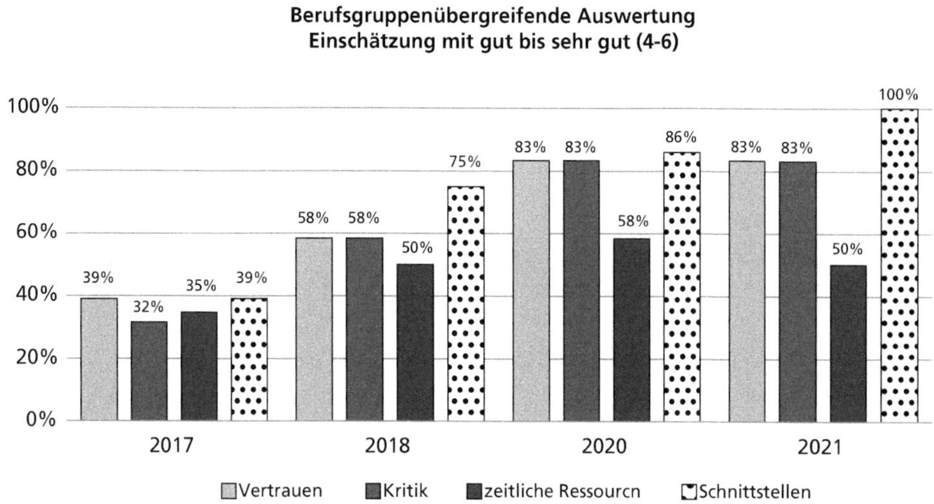

Abb. 4.8: Ergebnisse der Mitarbeitendenbefragung 2017 bis 2021.

terdisziplinären Teams mit folgenden Charakteristika teil (▶ Tab. 4.8).

Im Vergleich mit der Befragung in 2017 und 2018 zeigte sich ein insgesamt positives Ergebnis nach Einführung der APNs, sowohl in der berufsgruppenübergreifenden Auswertung, als auch die spezifische Auswertung nach Berufsgruppen. Besonders die Themen Betriebsklima, gegenseitiges Vertrauen im Team, interdisziplinärer Austausch und zeitliche Ressourcen wurden verbessert erlebt. Das gegenseitige Vertrauen im interdisziplinären Team stieg von 39 % auf 83 %. Der interprofessionelle Austausch wird 2018 von 50 % der Befragten mit gut bis sehr gut bewertet (2017: 14,3 %). Das Schnittstellenmanagement wird ebenfalls leicht verbessert erlebt und steigt von 43,4 % auf 50 %. Auch die berufsgruppenübergreifende Versorgungsqualität wird besser eingeschätzt. In 2018 bewerten 70 % sie mit gut bis sehr gut (2017: 58,3 %).

Auch die Kritikfähigkeit innerhalb des interdisziplinären Teams verbessert sich in der Evaluation von 32 % auf 83 % in 2021 (▶ Abb. 4.8).

Die Pflegefachpersonen beantworten zusätzliche Items zur Unterstützung der APNs auf Station und Fortbildungsangeboten zum pflegefachlichen Wissen. Hier wurden 2018 erstmals Daten erhoben. Mit den internen Fortbildungen sind alle Pflegefachpersonen zufrieden. Das Thema Unterstützung auf Station bewerten 80 % mit gut bis sehr gut, und mit der Unterstützung bei komplexen Fragestellung sind 100 % zufrieden bis sehr zufrieden.

Die Items zu den APN Maßnahmen können in 2020 und 2021 in Bezug zur Befragung von 2018 gesetzt werden. Es zeigt

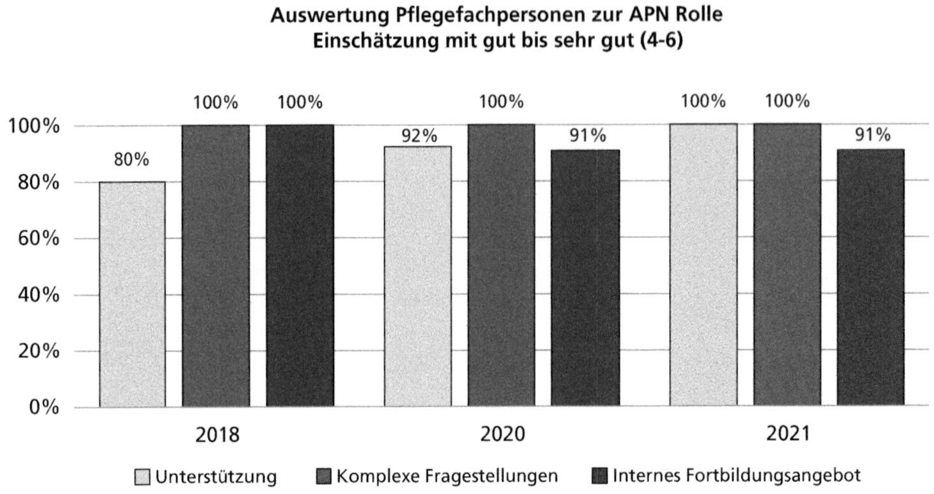

Abb. 4.9: Ergebnisse der Mitarbeitendenbefragung zur APN Rolle 2018 bis 2021.

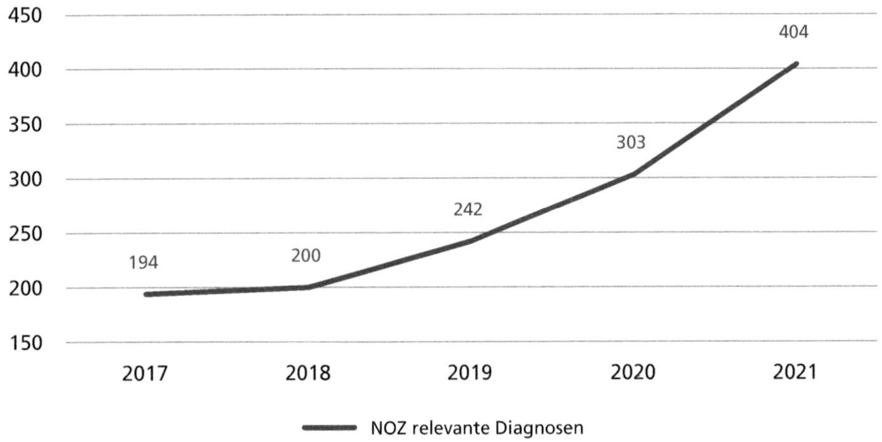

Abb. 4.10: Statistische Auswertung der Patient*innenanzahl 2017 bis 2021.

sich weiterhin eine große Zufriedenheit beim Thema interne Fortbildung, die leicht zurückgegangen ist auf 91 % zufrieden bis sehr zufrieden (2018: 100 %). Die Unterstützung auf Station und Hilfestellung bei komplexen Fragestellungen beurteilen 100 % weiterhin durchgehend als gut bis sehr gut (▸ Abb. 4.9).

Zusätzlich zeigt sich ein Anstieg von neuroonkologischen Patient*innen an der prozentualen Gesamtverteilung der Aufnahmediagnosen in der Neurochirurgie. Von 2017 bis 2021 stieg die Anzahl der behandelten Fälle von 194 auf 404 Patient*innen pro Jahr wie in ▸ Abb. 4.10 zu sehen ist.

Gleichzeitig sinkt die Verweildauer von Patient*innen mit z. B. Meningeom von 12,1 auf 9,05 Tage. Im Diagramm sind die Abwesenheiten der APN ersichtlich. Im zeitlichen Faktor kann man beobachten, dass Präsenz oder Abwesenheit der APN mit einer Senkung bzw. Steigerung der Verweildauer korreliert (▸ Abb. 4.11).

Anpassungsphase

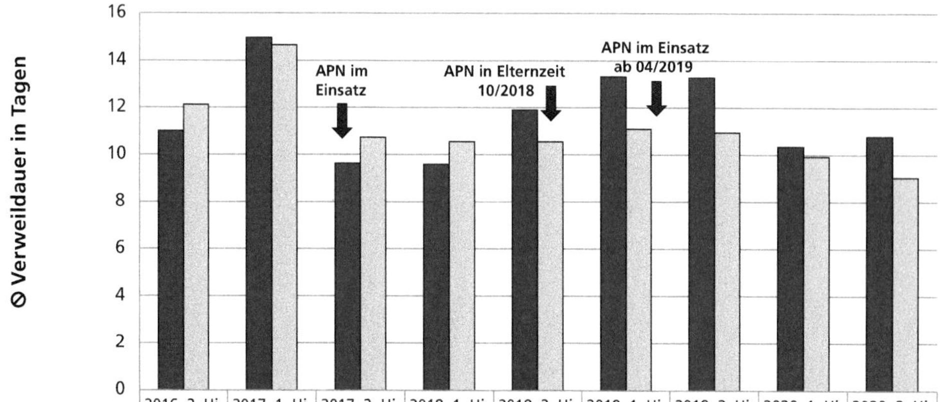

	2016, 2. Hj.	2017, 1. Hj.	2017, 2. Hj.	2018, 1. Hj.	2018, 2. Hj.	2019, 1. Hj.	2019, 2. Hj.	2020, 1. Hj.	2020, 2. Hj.
Hirnmetastase	11	14,95	9,63	9,59	11,9	13,3	13,27	10,34	10,78
Meningeom	12,1	14,65	10,73	10,55	10,55	11,09	10,94	9,92	9,05

Abb. 4.11: Statistische Auswertung der mittleren Verweildauer Hirnmetastase und Meningeom von 2016 bis 2020.

Die Ergebnisse der drei Evaluationen beeinflussen jedes Mal die APN Maßnahmen und werden mit dem Leitungsteam nach den Kernkompetenzen nach Hamric (Tracy et al. 2023) justiert. Dazu werden die Ergebnisse in direkter Verbindung zu den Kernkompetenzen und den konkreten Aufgabenbereichen bezogen. Beispielsweise wurden Maßnahmen zur Einbindung der An- und Zugehörigen in den Versorgungsablauf optimiert, um den Evaluationsergebnissen Rechnung zu tragen. In Bezug auf die Mitarbeitenden wurden Fortbildungsangebote sowie interdisziplinäre Gesprächsrunden auf die organisatorischen Abläufe und Bedürfnisse des Teams nach und nach angepasst.

Diskussion

Die forschungsgestützte Implementierung und Evaluation der APN Rolle ermöglicht belastbare Fakten für die Auswirkung des Einsatzes von APN's in der klinischen Versorgung von Patient*innen mit komplexen Versorgungsbedarfen zu generieren. Besonders für Entscheidungstragende sind diese Daten von großer Bedeutung, um auch den Kosten-Nutzen-Faktor von akademisierten Pflegefachpersonen einschätzen zu lassen. In dem genannten Beispiel konnten positive Effekte, sowohl auf die Versorgung der Patient*innen, als auch in der Zusammenarbeit des interdisziplinären Teams, festgestellt werden. Besonders der Effekt der Verweildauerverkürzung ist aus ökonomischer Sicht besonders attraktiv. Allerdings muss dies multifaktoriell betrachtet werden und kann nicht allein auf den Einsatz einer APN zurückgeführt werden. Ebenso ist der Einfluss der APN auf das interdisziplinäre Team nur begrenzt übertragbar, da in den Evaluationszeitraum die Covid-19 Pandemie sowie Wechsel im interdisziplinären Leitungsteam fielen, die natürlich auch einen großen Einfluss auf die Mitarbeitendenzufriedenheit haben. Zudem haben in den Befragungszeiträumen nicht immer dieselben Mitarbeitenden an der Befragung teilgenommen, da es auch in dieser Zeit zu Mitarbeiterfluktuationen gekommen ist. Durch die Anonymität der Befragung konnte dies auch nicht entsprechend sichergestellt werden.

Der Einfluss auf die Patient*innenoutcomes durch die APN ist aber deutlich stärker. Dies war durch die sehr spezifische Ausrichtung auf die Bedürfnisse der Patient*innen und Angehörige allerdings zu erwarten.

Die Ergebnisse zwischen 2018 und 2021 unterscheiden sich nicht mehr so stark, wie zwischen der Ausgangsbefragung in 2017 und der ersten Evaluation in 2018. Hier konnte der deutlichste Effekt der APN Implementierung erfasst werden. Nichtsdestotrotz ist es möglich, durch die wiederkehrenden Evaluationen, die APN Maßnahmen entsprechend anzupassen. Die Evaluation ermöglicht einen dauerhaften Diskurs über die Patient*innen- und Mitarbeitendenoutcomes. Durch das Monitoring der Patient*innenkennzahlen konnte ein großer Zuwachs an Patient*innen mit neuroonkologischen Erkrankungen aufgedeckt werden. Dies hat natürlich einen direkten Einfluss auf den Workload der APN, die statt 200 Patient*innen pro Jahr nun 400 Patient*innen pro Jahr versorgt.

Zudem entstand aus dem strukturierten Implementierungs- und Evaluierungsprozess letztlich auch ein Modell zur generellen Einführung von neuen APN Rollen auch in anderen Fachbereichen. Durch ein großes Interesse an dem Aufgabenfeld der APN innerhalb der Klinik und vorhandenen mit einem Bachelor qualifizierten Pflegefachpersonen wurde ein APN Trainee Programm entwickelt und läuft aktuell in der 5. Kohorte. Dies sichert nachhaltig den eigenen APN Nachwuchs in der MHH (Schmeer & Kauffmann 2022).

Literatur zu Kapitel 4.1.8

Aiken, L. H., Sloane, D. M., Brom, H. M., Todd, B. A., Barnes, H., Cimiotti, J. P., Cunningham, R. S. & McHugh, M. D. (2021). Value of Nurse Practitioner Inpatient Hospital Staffing. Medical care, 59(10), 857–863. https://doi.org/10.1097/MLR.0000000000001628

Albers, A., Creemers, C., Kauffmann, L [L.] & Pelz, S. (2023). Advanced Nursing Practice verstehen und umsetzen. Pflegezeitschrift.

Bergjan, M., Tannen, A., Mai, T., Feuchtinger, J., Luboeinski, J., Bauer, J., Fischer, U. & Kocks, A. (2021). Einbindung von Pflegefachpersonen mit Hochschulabschlüssen an deutschen Universitätskliniken: ein Follow-up-Survey [Integrating academic nurses in German university hospitals: a follow-up survey]. Zeitschrift fur Evidenz, Fortbildung und Qualitat im Gesundheitswesen, 163, 47–56. https://doi.org/10.1016/j.zefq.2021.04.001

Bryant-Lukosius, D., Dicenso, A., Browne, G. & Pinelli, J. (2004). Advanced practice nursing roles: development, implementation and evaluation. Journal of advanced nursing, 48(5), 519–529. https://doi.org/10.1111/j.1365-2648.2004.03234.x

Farin, E., Meixner, K., Follert, P., Jäckel, W. H. & Jacob, A. (2002). Mitarbeiterzufriedenheit in Rehabilitationskliniken: Entwicklung des MiZu-Reha-Fragebogens und Anwendung in der Qualitätssicherung [Job satisfaction in rehabilitation clinics–Development of the »MiZu-Reha« questionnaire and its use in quality assurance]. Die Rehabilitation, 41(4), 258–267. https://doi.org/10.1055/s-2002-33271

Gehrlach, C., Altenhöner, T. & Schwappach, D. (2009). Der Patients' Experience Questionnaire: Patientenerfahrungen vergleichbar machen (1. Aufl.). Bertelsmann Stiftung.

Kauffmann, L. & Schmeer, R. (2021). Etabliert: APN in der Neurochirurgie. Pflegezeitschrift, 74(4), 62–65. https://doi.org/10.1007/s41906-020-0977-3

Kuckartz, U. (2018). Qualitative Inhaltsanalyse: Methoden, Praxis, Computerunterstützung (4. Auflage). Grundlagentexte Methoden. Beltz Juventa. http://www.beltz.de/de/nc/verlagsgruppe-beltz/gesamtprogramm.html?isbn=978-3-7799-3682-4

Miniard, J. L. & Ballman, K. (2018). Nurse Practitioner Triage of the Neurosurgical Patient: A Patient-Centered Care Delivery Model. The Journal of neuroscience nursing : journal of the American Association of Neuroscience Nurses, 50(4), 244–246. https://doi.org/10.1097/JNN.0000000000000374

Schmeer, R. & Kauffmann, L. (2022). Nachwuchsförderung 2.0.: Das APN Trainee Programm an der Medizinischen Hochschule Hannover. In J. Feuchtinger (Hrsg.), Advanced Practice Nursing in der klinischen Pflegepraxis (1st ed., S. 117–129). Kohlhammer Verlag.

Tracy, M. F., O'Grady, E. T. & Phillips, S. J. (2023). Hamric & Hanson's advanced practice nursing: An integrative approach (edition 7). Elsevier.

Yeager, S., Shaw, K. D., Casavant, J. & Burns, S. M. (2006). An acute care nurse practitioner model of care for neurosurgical patients. Critical care nurse, 26(6), 57–64.

4.2 Schweiz

4.2.1 Advanced Nursing Practice Angebot für Personen mit Verdacht auf eine erbliche Tumorveranlagung oder einer bestätigten Veranlagung

Muriel Fluri

Bei erblichen Tumorsyndromen handelt es sich um pathogene, genetische Varianten, die das Risiko an Krebs zu erkranken deutlich erhöhen. Etwa fünf bis zehn Prozent aller Krebserkrankungen sind genetisch bedingt (Gomes et al. 2022). Zwei klinisch sehr relevante Tumorsyndrome sind das erbliche Brust- und Eierstockkrebssyndrom (mit pathogenen Varianten im Gen BRCA1 oder BRCA2 u.a.) und das Lynch Syndrom (mit pathogenen Varianten im Gen MLH1, MSH2 und EPCAM, MSH6 sowie PMS2).

Beim Brust- und Eierstockkrebssyndrom beträgt das Lebenszeitrisiko für eine Frau mit einer pathogenen Variante an einem Mammakarzinom zu erkranken über 60%, an einem Ovarialkarzinom bis zu 58%. Männer haben je nach betroffenem Gen, ein Lebenszeitrisiko bis sieben Prozent für Brust- und bis zu 61% für Prostatakrebs gemäss National Comprehensive Cancer Network (NCCN, 2024).

Das Lebenszeitrisiko für Krebserkrankungen beim Lynch Syndrom variiert je nach betroffenem Gen mit einer pathogenen Variante und beträgt für Kolorektalkarzinome bis zu 61% für beide Geschlechter. Bei Frauen beträgt das Lebenszeitrisiko für das Endometriumkarzinom bis zu 57% und das Ovarialkarzinom bis zu 38%. Zusätzliche Lebenszeitrisiken für Krebserkrankungen variieren nach betroffenem Gen und betreffen folgende Organe: Nierenbecken, Harnleiter, Blase, Magen, Dünndarm, Bauchspeicheldrüse, Gallengänge, Prostata, Brust und Hirn mit einem Risiko von einem halben Prozent bis höchstens 28% gemäss NCCN (2023).

Beim Nachweis einer erblichen Tumorveranlagung, werden den Betroffenen intensivierte Früherkennungsmassnahmen und/oder risikoreduzierende Operationen empfohlen.

Früherkennungsmassnahmen bei Träger*innen von pathogenen Varianten im BRCA-Gen

Bei *Trägerinnen* von pathogenen Varianten im *BRCA1*- oder *BRCA2*-Gen werden folgende Früherkennungsmassnahmen des NCCN (2024), welche auch von der Schweizerischen Arbeitsgemeinschaft für Klinische Krebsforschung (SAKK) übernommen wurden, empfohlen:

- Ab dem 18. Lebensjahr: regelmässige Selbstuntersuchung der Brust
- Ab dem 25. Lebensjahr: Untersuchung der Brust durch eine ärztliche Fachperson alle 6 bis 12 Monate
- Zwischen dem 25. und ca. 75. Lebensjahr: jährliche Brust-Magnetresonanztomographie (MR)
- Ab dem 30. Lebensjahr zusätzlich zum MR: eine jährliche Mammografie

Durch eine intensive Früherkennung soll ein Mammakarzinom in einem frühen Stadium mit hohen Heilungschancen entdeckt werden.

Eine verlässliche Methode für die Früherkennung des Ovarialkarzinoms ist bis heute nicht bekannt.

Bei *Trägern* von pathogenen Varianten im *BRCA1*- oder *BRCA2*-Gen wird empfohlen:

- Ab dem 35.Lebensjahr: regelmässige Selbstuntersuchung der Brust
- Ab dem 35. Lebensjahr: Untersuchung der Brust durch eine ärztliche Fachperson alle 12 Monate
- Ab dem 35.–40. Lebensjahr: Prostatakrebsvorsorge

Risikoreduzierende Operationen bei Träger*innen von pathogenen Varianten im BRCA-Gen

Vorbeugende Operationen sind eine wirksame Möglichkeit, das Krebsrisiko zu reduzieren. Bezüglich des Mammakarzinoms, kann eine bilaterale Mastektomie das Risiko auf ca. fünf Prozent senken. Die Maßnahme kann individuell besprochen werden und gilt als gleichwertig zur intensiven Früherkennung.

Die beidseitige Entfernung der Eileiter und Eierstöcke, senkt das Risiko für die Entwicklung eines Ovarialkarzinoms auf etwa ein Prozent und wird, je nach betroffenem Gen, ab 35–45-jährigen Frauen unter der Berücksichtigung der Familienplanung empfohlen, da keine wirksame Früherkennung bekannt ist (NCCN 2024).

Früherkennungsmassnahmen bei Träger*innen von pathogenen Varianten in MLH1-, MSH2- und EPCAM-, MSH6- sowie PMS2-Gen

Bei Träger*innen von pathogenen Varianten werden folgende Früherkennungsmassnahmen des NCCN (2023), welche auch von der SAKK übernommen wurden, empfohlen (variiert je nach betroffenem Gen und der Familienanamnese):

- Ab dem 20.–35. Lebensjahr: jährliche bis dreijährliche Koloskopien.
- Ab dem 30.–35. Lebensjahr: ein transvaginaler Ultraschall mit Endometriumsbiopsie alle 1–2 Jahre
- Ab dem 30.–40. Lebensjahr: eine obere gastrointestinale Endoskopie alle 2–4 Jahre

Weitere Früherkennungsma?nahmen werden gemäss betroffenem Gen und damit verbundenen Tumorrisiken empfohlen.

Risikoreduzierende Operationen bei Trägerinnen von pathogenen Varianten in MLH1-, MSH2- und EPCAM-, MSH6- sowie PMS2-Gen

Die risikoreduzierende Entfernung beider Eileiter und Eierstöcke sowie die Hysterektomie, können je nach betroffenem Gen unter Berücksichtigung der Familienplanung und Menopausalen-Status in Betracht gezogen werden (NCCN 2023):

Vererbung pathogener Varianten

Die meisten erblichen Tumorsyndrome werden autosomal dominant vererbt. Erstgradige Blutsverwandte haben somit ein 50-prozentiges Risiko, die Veranlagung ebenfalls geerbt zu haben. Aufgrund von Schweigepflicht, ist die Indexperson (erste Person, bei der die genetische Veränderung nachgewiesen wurde) dazu aufgefordert, Blutsverwandte über die Veranlagung zu informieren, damit diese, falls gewünscht, mittels Gentest abklären, ob sie die Veränderung in sich tragen und ggf. Früherkennungsmassnahmen und/oder risikoreduzierenden Operationen vornehmen können (Baroutsou et al. 2021).

Seit Ende 2017 darf in der Schweiz die Präimplantationsdiagnostik angewandt werden. Ziel ist, die künstliche Befruchtung von auserwählten Embryonen, die keine von den Eltern ererbte pathogene Variante enthalten (Bundesamt für Gesundheit [BAG] 2023).

Genetische Beratung und Testung

Eine genetische Beratung wird Personen empfohlen, die jung an einem Tumor erkrankt sind oder welche an mehreren Tumoren erkrankt sind. Auch Personen, welche eine auffällige Familiengeschichte mit Tumorerkrankungen haben oder bei in der Familie bekannten pathogenen Varianten.

Die Familienanamnese ist zentral für die Risikoabschätzung, ob eine genetische Veränderung in der Familie vorliegen könnte. Zugewiesene Personen erhalten eine Stammbaumvorlage, welche sie ausgefüllt in die Beratung mitbringen sollten.

Entwicklung des Advanced Nursing Practice Angebotes

An der Universitätsklinik für Medizinische Onkologie des Inselspital Bern, wurde das Advanced-Nursing-Practice (ANP) Angebot entwickelt, denn aus der Literatur wird deutlich, dass Indexpersonen und ihre Blutsverwandten mit psychosozialen Belastungen konfrontiert sind (Gomes et al., 2022). Das Ziel des Advanced Nursing Practice Angebot ist eine individuelle, personenzentrierte und kontinuierlichen Begleitung von der Abklärung bis zur langfristigen Nachsorge. Der Aufbau der Nurse Practitioner (NP) Rolle erfolgte nach einem methodischen Vorgehen. In einer Stakeholderanalyse wurden die zu involvierenden Personen identifiziert und in einem Gespräch über das Projekt informiert. Ihre Sicht wurde erfasst und floss in die Entwicklung von Maßnahmen ein. Stakeholder waren unter anderem zuweisende Personen (z.B. Gynäkolog*innen, Onkolog*innen), Personen mit einer Genveränderung, interne Sekretariate sowie das Team der Psychoonkologie.

Eine Literatursuche für Unterstützungsmöglichkeiten bei der Information von Blutsverwandten wurde durchgeführt und anhand der Ergebnisse Maßnahmen entwickelt. Die entwickelten Maßnahmen wurden in einer achtmonatigen Pilotphase getestet und evaluiert. Für die Nachhaltigkeit des Projektes wurde ein Konzept erarbeitet. Die Inhalte des ANP-Angebotes sowie die Rolle der NP sind beschrieben. Alle schriftlichen Unterlagen zum Angebot sind darin verlinkt.

Die Aufgaben und Kompetenzen der Nurse Practitioner

Zugewiesene Personen werden von der NP telefonisch kontaktiert. In diesem Gespräch, können bereits erste Fragen geklärt werden und es wird eine Anleitung zum Ausfüllen des Stammbaumes gegeben. In der Beratung erfasst die NP mit der ratsuchenden Person detailliert die Familienanamnese, anhand des mitgebrachten Stammbaumes. Sie gibt Informationen gemäß dem von der SAKK entwickelten Leitfaden bei Verdacht auf genetisch bedingten Brust- und Eierstockkrebs (SAKK, 2018) oder Lynch-Syndrom (SAKK, 2020) weiter. Es werden dabei Informationen zu erblichen Tumorsyndromen abgegeben und aufgezeigt, wie eine genetische Testung abläuft. Die Konsequenzen beim Nachweis einer genetischen Veränderung werden erläutert, über gesetzliche Gegebenheiten, sowie die Kosten der Untersuchung informiert. Diese können bis zu 3200.– CHF betragen, weshalb für einen genetischen Test, ein Kostengutsprachegesuch bei der Krankenversicherung gestellt wird. Es handelt sich um eine Pflichtleistung der Versicherung, wenn die Richtlinien für die genetische Abklärung erfüllt sind (NCCN 2023; Stoll et al. 2021).

Zusammen mit der Onkologin/dem Onkologen, werden in einem zweiten Teil offene Fragen geklärt und falls eine genetische Untersuchung gewünscht ist, eine Einverständniserklärung unterschrieben.

Nach der genetischen Beratung verfolgt die NP den Stand des Kostengutsprachegesuchs und setzt sich bei Bedarf mit der Krankenkasse in Verbindung. Bei Erhalt der Kostengutsprache veranlasst die NP den Start der Analyse im Labor und vereinbart einen Termin für die Resultatbesprechung.

Die Resultatbesprechung führt die Onkologin/der Onkologe durch. Falls eine pathogene, genetische Veränderung nachgewiesen wurde, beschreibt die Onkologin/der Onkologe die empfohlenen Früherkennungsmaßnahmen und/oder risikoreduzierenden Operationen sowie wer die Früherkennung koordinieren wird. Die betroffene Person erhält diese Informationen schriftlich in einem Abschlussbericht. Die NP ist bei der Resultatbesprechung anwesend und erklärt die möglichen Unterstützungsangebote und vereinbart einen Termin für einen Follow-up Anruf. Dieser Follow-up Anruf erfolgt in der Regel zwei bis vier Wochen nach der Resultatbesprechung.

Im Anruf wird erfragt, ob die empfohlenen Interventionen und die Zuständigkeiten der Durchführung klar sind, falls nicht, wird ein erneutes Gespräch angeboten. Zudem wird das aktuelle Befinden erfragt. Falls Auffälligkeiten für psychosoziale Belastung erkannt werden, kann die NP anhand zweier validierter Instrumente, Screening-Fragen für Depression (Kroenke et al. 2001) und Angst (Spitzer et al. 2006) stellen. Falls ein bestimmter »cut-off Wert« in dieser Befragung erreicht wird, bietet die NP psychoonkologische Betreuung an. Intern kann die NP diese Zuweisung per E-Mail an die Psychoonkologie weiterleiten, für externe Zuweisungen hat die NP eine Liste der Schweizerischen Gesellschaft für Psychoonkologie. Je nach Kanton, indem die betroffene Person wohnhaft ist, kann die NP mittels vorbereiteter Briefvorlage eine Zuweisung vornehmen.

Die NP unterstützt Indexpersonen bei der Information von Blutsverwandten. Die NP hat einzelne Informationsblätter für zwölf Gene erstellt. In einfachen Worten werden erblich bedingte Tumorarten beschreiben. Das Lebenszeitrisiko und die empfohlenen Früherkennungsmaßnahmen und/oder risikoreduzierenden Operationen bei nachgewiesenen Varianten sowie die Vererbung der Varianten wird erklärt. Die Kontaktdaten der NP für Fragen und Anmeldungen ist angegeben. Aus Studien ist zudem bekannt, das weiter entferne Blutsverwandte seltener über pathogene Varianten informiert werden als z.B. die erstgradigen Verwandten (Baroutsou et al. 2021). Daher hat die NP Briefvorlagen entwickelt, welche die Indexperson an Verwandte versenden kann. Die Indexperson informiert über die genetische Veränderung und deren Folgen und die Möglichkeiten für die Angehörigen eine genetische Beratung in Anspruch zu nehmen. Die Kontaktangaben der NP sind angegeben, damit sich die Blutsverwandten bei Fragen direkt bei ihr melden können. Die NP fungiert somit als direkte Ansprechperson, wodurch die Indexperson entlastet werden soll.

Die NP bietet Kommunikationsstrategien für die direkte Mitteilung an. Diese wurden in Anlehnung von Chivers Seymour et al. (2010) entwickelt. Dabei werden folgende sechs Kategorien mit der Indexperson erörtert: Verantwortlichkeit, Relevanz, Beziehung, Familienwerte, Timing und Unterstützung. Die richtige Zeit und die Rolle der NP. Es werden zu jedem Bereich spezifische Fragen besprochen. Damit soll den Betroffenen ermöglicht werden, über die erwartete Reaktion von potenziell gefährdeten Verwandten nachzudenken und potenzielle Hürden und Erleichterungen zu identifizieren, die sich aus der Familienkommunikation ergeben könnten. Die Fragen sind als Vorschläge zu verstehen und dienen zur Erleichterung der Diskussion und werden für alle zu informierenden Blutsverwandten diskutiert (Chivers Seymour et al. 2010) (▶ Abb. 4.12).

Die NP führt Risikoberechnungen für Brust- und Eierstockkrebs mittels CanRisk durch, wobei der Breast and Ovarian Analysis of Disease Incidence and Carrier Estimation Algorithm verwendet wird (Lee et al. 2019). Hierfür hat die NP die Fragen des Instrumentes übersetzt und in Form eines Fragebogens bereitgestellt. Die Fragen beinhalten diverse persönliche Risikofaktoren, es wird die Familienanamnese erfasst und allenfalls Resultate von genetischen Tests. Nach Eingabe aller Angaben, wird das persönliche Risiko als Bericht und in grafischer Form präsentiert. Die von der NP eingegebenen Angaben, werden von der Onkologin/dem Onkologen gemäss Vier-Augen-Prinzip überprüft und anhand des errechneten Risikos, können spezifische Früherkennungsmassnahmen empfohlen werden.

Die NP ist eine Ansprechperson für weitere Anliegen wie Angaben von Testorten für Angehörige in anderen Kantonen oder für die Organisation eines Austauschs mit einer anderen betroffenen Person.

Rückmeldungen zur Pilotphase

Die Stakeholder wurden am Ende der Pilotphase erneut befragt und es gab ein durch-

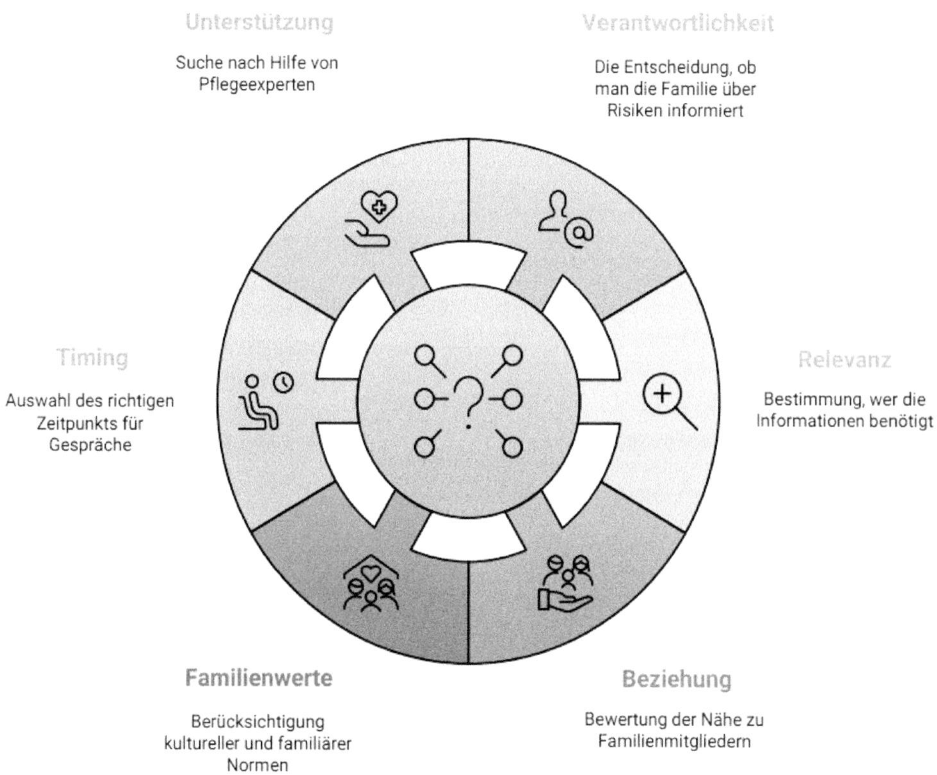

Abb. 4.12: Übermittlung genetischer Risiken an Familienmitglieder (in Anlehnung an: Chivers Seymour, K., Addington-Hall, J., Lucassen, A. M., & Foster, C. L., 2010).

weg positives Feedback. Eine betroffene Person erlebte zum Beispiel den Follow-up Anruf wie folgt:

> »Ja, Ihr Anruf hat mir geholfen. Ich war positiv überrascht. Ich fühlte mich unterstützt und hatte eine Bezugsperson, falls ich Fragen hatte. Der Zeitpunkt war sehr passend, ich war sehr aufgewühlt, tief betroffen und traurig.«

Das Angebot ist im Normalbetrieb integriert und wird von Betroffenen und Fachpersonen rege genutzt.

Literatur zu Kapitel 4.2.1

National Comprehensive Cancer Network (NCCN), *Clinical Practice Guidelines in Oncology.* Genetic/Familial High-Risk Assessment: Colorectal *Version 2.2023.* https://www.nccn.org/

National Comprehensive Cancer Network (NCCN), Clinical Practice Guidelines in Oncology. Genetic/familial high-risk assessment: Breast, Ovarian, and Pancreatic Version 2.2024. https://www.nccn.org

Baroutsou, V., Underhill-Blazey, M. L., Appenzeller-Herzog, C., & Katapodi, M. C. (2021). Interventions Facilitating Family Communication of Genetic Testing Results and Cascade Screening in Hereditary Breast/Ovarian Cancer or Lynch Syndrome: A Systematic Review and Meta-Analysis. *Cancers (Basel), 13*(4). https://doi.org/10.3390/cancers13040925

Chivers Seymour, K., Addington-Hall, J., Lucassen, A. M., & Foster, C. L. (2010). What facilitates or impedes family communication following genetic testing for cancer risk? A systematic review and meta-synthesis of primary qualitative research. *J Genet Couns, 19*(4), 330–342. https://doi.org/10.1007/s10897-010-9296-y

Bundesamt für Gesundheit (2023). *Rechtsetzungsarbeiten zur Fortpflanzungsmedizin.* 05.02.2024 from: Rechtsetzungsarbeiten zur Fortpflanzungsmedizin (admin.ch)

Gomes, P., Pietrabissa, G., Silva, E. R., Silva, J., Matos, P. M., Costa, M.E., Bertuzzi, V., Silva, E., Neves, M. C., & Sales, C. M. D. (2022). Family Adjustment to Hereditary Cancer Syndromes: A Systematic Review. *Int J Environ Res Public Health, 19*(3). https://doi.org/10.3390/ijerph19031603

Kroenke, K., Spitzer, R. L., & Williams, J. B. (2001). The PHQ-9: validity of a brief depression severity measure. *Journal of General Internal Medicine, 16*(9), 606–613.

Lee, A., Mavaddat, N., Wilcox, A. N., Cunningham, A. P., Carver, T., Hartley, S., Babb de Villiers, C., Izquierdo, A., Simard, J., Schmidt, M. K., Walter, F. M., Chatterjee, N., Garcia-Closas, M., Tischkowitz, M., Pharoah, P., Easton, D. F., & Antoniou, A. C. (2019). BOADICEA: a comprehensive breast cancer risk prediction model incorporating genetic and non-genetic risk factors. *Genet Med, 21*(8), 1708–1718. https://doi.org/10.1038/s41436-018-0406-9 unter: (unter: https://www.canrisk.org/)

SAKK (2020) Beratungsleitfaden Lynch-Syndrom. https://www.sakk.ch/sites/default/files/2020-11/Leitfaden%20Lynch-Syndrom.pdf

SAKK (2018). Genetischer Beratungsleitfaden, Beratung bei familiär gehäuftem oder Verdacht auf genetisch bedingten Brust- und Eierstockkrebs. https://www.sakk.ch/sites/default/files/2018-08/SAKK_Genetischer_Beratungsleitfaden.pdf

Spitzer, R. L., Kroenke, K., Williams, J. B., & Löwe, B. (2006). A brief measure for assessing generalized anxiety disorder: the GAD-7. *Archives of internal medicine, 166*(10), 1092–1097.

Stoll, S., Unger, S., Azzarello-Burri, S., Chappuis, P., Graffeo, R., Pichert, G., Rothlisberger, B., Taban, F., & Riniker, S. (2021). Update Swiss guideline for counselling and testing for predisposition to breast, ovarian, pancreatic and prostate cancer. Swiss Med Wkly, 151, w30038. https://doi.org/10.4414/SMW.2021.w30038

4.2.2 Kinderonkologie des Inselspitals Bern und Universitäts-Kinderspital Zürich

Rebecca Bächtold & Maria Flury

APN Pädiatrische Onkologie

Krebs ist weltweit eine der Haupttodesursachen bei Kindern jenseits des Säuglingsalters (Steliarova-Foucher et al. 2018). Weltweit erkranken 300.000 Kinder und Jugendliche pro Jahr an Krebs (Eva et al. 2017). Krebs im Kindes- und Jugendalter stellt nur einen sehr geringen Anteil der Krebserkrankungen in

Deutschland und weltweit dar: In Deutschland sind dies 2250 Neuerkrankungen bei Kindern und Jugendlichen. Diese Anzahl entspricht weniger als einem halben Prozent der Gesamtzahl der Krebsfälle (Spix & Grabow 2023). In der Schweiz wurden im Durchschnitt jährlich knapp 300 Neuerkrankungen und 25 Todesfälle registriert bei Kindern und Jugendlichen unter 15 Jahren im Zeitraum von 2016–2020 (Bundesamt für Statistik BFS 2024). Etwa die Hälfte der Betroffenen ist vier Jahre alt oder jünger und Jungen sind häufiger betroffen als Mädchen (BFS, 2024). Die häufigsten Krebsarten bei Kindern sind: Leukämien (30%), Tumoren im Hirn und Rückenmark (24%), Hodgkin- und Non-Hodgkin-Lymphome (12%) sowie Tumoren des sympathischen Nervensystems (6%) (BFS 2024). Die 10-Jahresüberlebensrate liegt im Zeitraum von 2014–2018 bei 85% über alle Diagnosen bei Kindern und Jugendlichen bis 15 Jahren. Je nach Diagnosestellung variiert die 10-Jahresüberlebensrate jedoch stark (BFS 2024; Kinderkrebsregister). Gemessen an der langen Lebenserwartung und den Auswirkungen/Spätfolgen auf den gesamten weiteren Lebensweg der Kinder und Jugendlichen ist die Bedeutung der Zahl der Neuerkrankungen größer als es scheint (Spix, Grabow 2023).

In der Schweiz versterben ca. 400–500 Kinder und Jugendliche im Alter von 0–16 Jahren und davon versterben etwa 10% an einer onkologischen Erkrankung (BFS, 2022).

Bedeutung für die Kinder/Jugendlichen und ihre Familien

Jährlich werden bei Kindern und Jugendlichen in der hämatologischen und onkologischen Abteilung des Inselspitals Bern ca. 60 Neudiagnosen gestellt. Bei Kindern zwischen 0–18 Jahren sind es im Universitäts-Kinderspital Zürich pro Jahr ca. 100–110 Neuerkrankungen. Eine solche Diagnose bedeutet für das Kind und dessen Familie einen Ausnahmezustand mit plötzlichen, sehr großen Veränderungen und damit verbundenen Ängsten. Eltern und Kinder sind mit einer lebensbedrohlichen Krankheit konfrontiert und haben eine Monate bis Jahre dauernde Therapie mit vielen Nebenwirkungen und Komplikationen vor sich, unter anderem Nausea und Emesis, Fatigue, Mukositis und Schmerzen (Bettle, Latimer, Fernandez & Hughes 2018; Adams et al. 2016; Tiwaree, Kantawang, Wonghongkul & Lertwatthanawilat 2016). Das führt dazu, dass Eltern sich viel neues medizinisches Wissen und pflegerisches Können aneignen müssen, um ihr Kind nach dem Spitalaustritt zu Hause gut betreuen, sowie Veränderungen und Symptome richtig einschätzen und adäquat reagieren zu können. Diese Aufgaben können die Eltern stark fordern und Angst auslösen (Aburn & Gott 2014; Ghodsbin, Asadi, Javanmardi & Kamali 2014). Sie sind gefährdet, eine Depression oder andere psychische Störungen zu entwickeln (Bettle et al. 2018). Um dem entgegen zu wirken beginnen in der Regel entsprechende Schulungen zu allen wesentlichen Themen nach der Diagnosestellung und werden von Pflegefachpersonen durchgeführt (Bettle et al. 2018). Gemäß Literatur motivierten Informationen und Schulungsinhalte manche Eltern und liessen sie Hoffnung schöpfen, dass es sich lohne, den Weg mit ihrem Kind zu gehen (Conway, Pantaleao & Popp 2017). Sie fassten wieder Vertrauen in ihre Fähigkeit, das Kind selbständig und kompetent betreuen zu können, auch wenn es krank war (Bettle et al. 2018). Dank Edukation und erworbenem Wissen konnten Eltern besser mit den Nebenwirkungen bei ihren Kindern umgehen (Tiwaree et al. 2016).

Die Krebserkrankung eines Kindes wirkt sich auch auf den sozialen und ökonomischen Bereich der Familie sowie auf die intrafamiliäre Situation aus (Lima et al. 2017;

Cornelio, Nayak & George 2016; Shortman et al. 2013; Flury et al. 2011). Deshalb benötigen betroffene Familien, insbesondere auch gesunde Geschwister, emotionale und soziale Unterstützung.

Zusammenfassend lässt sich sagen, dass eine onkologische Erkrankung eines Kindes für die ganze Familie eine grosse Bewältigungsarbeit zur Folge hat. Es kommen je nach aktueller Therapiephase und Bedürfnissen des Kindes immer wieder neue Aufgaben und Herausforderungen auf die Familie zu. Für die komplexe langwierige Therapie und anspruchsvolle Versorgung ihres Kindes wünschen sich Eltern eine adäquate, strukturierte Edukation, vor allem vor dem Erstaustritt und eine konstante Bezugsperson während der Therapie. Diese Bezugsperson soll das kranke Kind und die Familie nach ihren individuellen Bedürfnissen betreuen und begleiten (Bettle et al. 2018).

Um neben der hochspezialisierten ärztlichen auch die pflegerische Versorgung im stationären, sowie im ambulanten Bereich abzudecken, wurde auf der pädiatrischen Onkologie für Kinder, Jugendliche und ihre Familien ein Advanced Nursing Practice (ANP) Angebot aufgebaut. Als APN im pädiatrisch-onkologischen Setting liegt der Fokus ihrer Arbeit einerseits auf der direkten Betreuung von Kindern und Familien mit antiturmoralen Therapien und andererseits auf dem Sicherstellen von Pflegequalität in diesem Bereich.

Pädiatrische Palliative Care im onkologischen Bereich

Die Praxis hat in der Vergangenheit und auch aktuell gezeigt, dass die Rolle der APN im pädiatrisch-onkologischen Bereich eng verbunden ist mit der der Pädiatrischen Palliative Care. Kinder und Jugendliche sowie deren Familien werden ab Diagnose auf der Kinder- und Jugendonkologie betreut und wenn keine kurativen Behandlungsoptionen mehr bestehen, muss kein Personenwechsel vollzogen werden und die APN kann die kontinuierliche und ganzheitliche Betreuung weiterhin übernehmen, mit dem Pädiatrischen Palliative Care Team die weitere Betreuung fortführen (vor allem ärztlich findet ein Wechsel statt).

Bezüglich der Pädiatrischen Palliative Care existieren viele verschiedene Definitionen und die meisten beziehen sich auf die der WHO von 1995:

> »Palliative Care ist die aktive, ganzheitliche Behandlung von Patienten mit einer progredienten, weit fortgeschrittenen Erkrankung und einer begrenzten Lebenserwartung zu der Zeit, in der die Erkrankung nicht mehr auf eine kurative Behandlung anspricht und die Beherrschung von Schmerzen, anderen Krankheitsbeschwerden, psychologischen, sozialen und spirituellen Problemen höchste Priorität besitzt.«
> (Radbruch, De Lima, Knaul et.al. 2020)

Die Pädiatrische Palliative Care unterscheidet sich grundsätzlich von der, der Erwachsenen. In der Schweiz sind die ersten Kinderhospize erst am Entstehen und mobile ambulante pädiatrische palliative Versorgungsangebote existieren noch wenige. Die Patient*innenpopulation in der allgemeinen pädiatrischen Palliative ist sehr heterogen und die der pädiatrischen onkologischen Palliative Care ist noch spezifischer und zeichnet sich häufig dadurch aus, dass teilweise bis zum Versterben antitumorale Therapien verabreicht werden. Zudem finden auch invasive Therapien wie intravenöse Chemotherapien oder auch Bestrahlungen statt. Die Rolle der APN in dieser vulnerablen Zeit ist die des Konsultations-Modells, mit einem ganzheitlichen und familienzentrierten Ansatz in Zusammenarbeit mit diversen Spezialist*innen (Zernikow, Michel & Garske 2013; Lucket et al.2014).

Ziel der Rolle der APN Pädiatrische Onkologie

Ziel des ANP-Angebotes für Kinder und Jugendliche mit onkologischen Erkrankungen und Ihren Familien ist eine kontinuierliche und ganzheitliche Betreuung, über den ganzen Prozess von der Diagnose, über ambulante und stationäre Therapiephasen, während der Nachsorge und der Transition in die Erwachsenenmedizin oder allenfalls bis zur Palliation. Dabei übernimmt die APN in Zusammenarbeit mit dem Pflege- und dem interprofessionellen Team eine Leader-Rolle.

Anhand dieser Darstellung wird der Verlauf einer möglichen Erkrankung für das Kind und die Familie am Patient*innenpfad und an einem Fallbeispiel, in Graustufen gegliedert in der ▶ Abb. 4.13 und im Text aufgezeigt.

Patient*innenbeispiel im stationären Bereich

Die Familie des 4 jährigen Max (fiktiver Name) ist stark beunruhigt. Ihr sonst so aktiver Junge ist ungewöhnlich schlapp und hat in den letzten beiden Monaten einen Infekt nach dem andern. Mehrmals haben sie ihn zum Kinderarzt gebracht, der sie beruhigt hat. Nun fallen der Mutter Hämatome am Rücken auf und sie vereinbart einen erneuten Termin beim Kinderarzt. Nun geht es plötzlich schnell. Das vom Kinderarzt durchgeführte Blutbild zeigt Auffälligkeiten, welche dazu führen, dass die Familie im Kinderspital angemeldet wird. In der Notaufnahme wird der Familie zum ersten Mal die Verdachtsdiagnose einer Leukämie mitgeteilt. Eine Welt bricht zusammen. Max wird stationär aufgenommen, es folgen viele Untersuchungen. Die Knochenmarkspunktion bestätigt die Verdachtsdiagnose: Max ist an einer akuten Leukämie erkrankt. Die Familie muss damit zurechtkommen, dass ihr Sohn eine lebensbedrohliche Erkrankung hat. Auch auf Max kommen neue Herausforderungen zu: es werden viele ihm unbekannte Untersuchungen durchgeführt, teilweise schmerzhafte Interventionen müssen gemeistert werden und dann muss er plötzlich mehrmals im Tag Medikamente einnehmen. Max wehrt sich mit Händen und Füssen dagegen, was nicht nur für ihn, sondern auch für die Eltern schwierig ist, da sie von den Onkologen gehört haben, dass die Medikamente sehr wichtig sind.

Aufgaben der APN ab Neuerkrankung

- Begleitung der Kinder, Jugendlichen und ihren Familien ab Diagnosestellung im stationären Bereich. Sie übernimmt die Leaderfunktion bezüglich einer strukturierten, advanced practice Austrittsplanung
- Strukturierte Edukation der Kinder/Jugendlichen und Familienmitgliedern (Eltern) immer altersentsprechend
- Vermitteln von evidenzbasiertem krankheits- und therapiespezifischem Wissen, Fähigkeiten und Fertigkeiten, um den häuslichen Alltag zu bewältigen, Therapien durchzuführen und adäquat mit Problemsituationen umgehen zu können.
- Familien unterstützen im Symptommanagement, proaktiv und vorausschauend im stationären sowie ambulanten Setting in strukturierten Pflegesprechstunden oder mit Hilfe von telefonischen Konsultationen

Patient*innenbeispiel im Austrittsmanagement

Während Max sich langsam an seinen neuen Alltag im Spital gewöhnt, durchläuft die Familie einen Instruktionsmarathon: die Eltern müssen nicht nur lernen, wie sie Max die Medikamente ver-

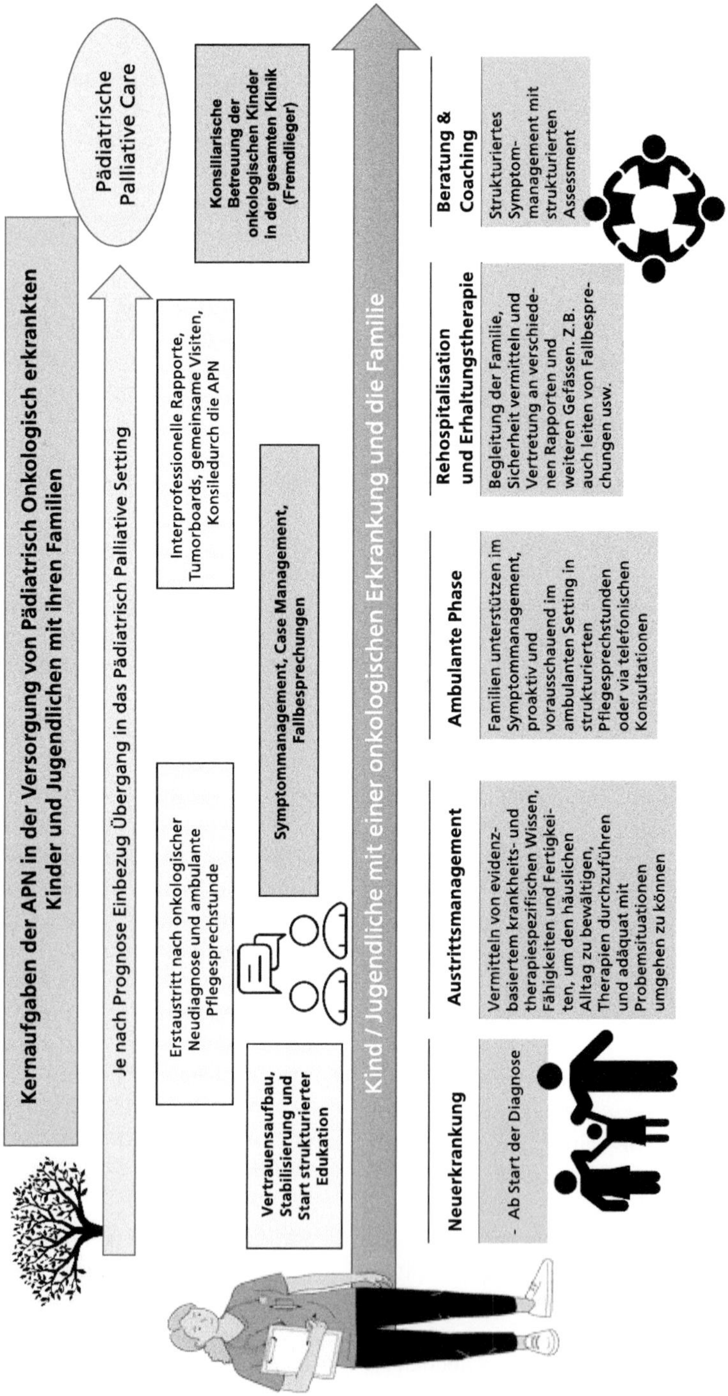

Abb. 4.13: Kernaufgaben der APN in der Versorgung von Pädiatrisch Onkologisch erkrankten Kinder und Jugendlichen mit ihren Familien (v. R. Bächtold)

abreichen müssen, sondern auch noch lernen, wie sie dann zuhause mit den unweigerlich auf sie zukommenden Nebenwirkungen der Therapie umgehen können und wie sie in Notfallsituationen reagieren müssen. Dies in einer Zeit, wo sie einerseits den Schock der Diagnose noch nicht verarbeitet haben und zusätzlich noch das restliche Familienleben neu organisieren müssen. Die kleine Schwester von Max braucht Betreuung und die Information, dass Max wegen der Infektionsgefahr nicht mehr in die Kita darf, stellt auch die Arbeit der Eltern infrage.

Aufgaben der APN im Austrittsmanagement

- Lückenloses Austrittsmanagement
- Lückenloses Schnittstellenmanagement (intern und extern)
- Erfüllung des Wunsches des Kindes oder Jugendlichen so schnell wie möglich wieder im häuslichen Umfeld zu sein
- Verbesserung der Lebensqualität
- Prospektives Erkennen von Problemen und diese verhindern
- Verbesserte und erhöhte Behandlungsqualität
- Optimierte interprofessionelle Zusammenarbeit
- Optimierte Schnittstellenkommunikation
- Verringerte Kosten durch weniger Rehospitalisationen und Notfallkosten sowie kürzere Hospitalisationsdauer
- Weniger Doppelspurigkeit durch Drehscheibenfunktion der APN und somit effizientere Ressourcennutzung und Kosteneinsparung

Patient*innenbeispiel in der ambulanten Phase

Der erste Austritt aus dem Spital klappt besser als gedacht und es stellt sich wieder etwas eine Routine ein. Die vielen ambulanten Termine sind zwar anstrengend, aber Max hat glücklicherweise wenig Nebenwirkungen. Bei Fragen im Alltag hilft es der Familie, dass sie jederzeit im Spital anrufen können und von der APN kompetent beraten werden.

Aufgaben der APN in der ambulanten Phase

- In der ambulanten Phase und bei Rehospitalisationen gewährleistet die APN in Zusammenarbeit mit dem interprofessionellen Team und spitalexternen Diensten (zum Beispiel Spitex, Rehaklinik oder Bestrahlungszentrum) das Fortlaufen der individuellen Betreuung und verbessert das Schnittstellenmanagement.
- Aktuelle Bedürfnisse und Nebenwirkungen werden zeitnah wahrgenommen und adäquat im interprofessionellen Team behandelt.
- Regelmässiger Patient*innenkontakt in der ambulanten Pflegesprechstunde

Patient*innenbeispiel bei Rehospitalisation und in der Erhaltungstherapie

Im 2. Monat der Intensivtherapie passiert das, was die Familie schon lange gefürchtet hat: Max hat in einer Phase mit tiefen Blutwerten Fieber und muss stationär aufgenommen werden. Trotz sofortigem Start mit der Antibiotikatherapie, verschlechtert sich der Allgemeinzustand von Max, insbesondere seine Atmung und er muss auf die Intensivstation verlegt werden. Auch wenn die Familie das Spital in den letzten Wochen kennen gelernt hat, ist dies eine bedrohliche Situation und die Familie ist froh, um das bekannte Gesicht der APN, die ihnen hilft sich im neuen Umfeld zurecht zu finden und sich dann auch mit der Familie freut, als es Max auch einigen Tagen besser geht und er zurück auf die Bettenstation verlegt werden kann.

Die Familie von Max meistert die Intensivtherapie und tastet sich während der Erhaltungstherapie langsam wieder an ein etwas weniger eingeschränktes Leben heran. Gut, dass auch hier für Fragen wie: »Darf Max nun wieder ins Hallenbad ?«, die APN angerufen werden kann.

Aufgaben der APN bei Rehospitalisationen und in der Erhaltungstherapie

- Bei Rehospitalisationen gewährleistet die APN in Zusammenarbeit mit dem interprofessionellen Team und spitalexternen Diensten (zum Beispiel Spitex, Rehaklinik oder Bestrahlungszentrum) das Fortlaufen der individuellen Betreuung und verbessert das Schnittstellenmanagement.
- In der Erhaltungstherapie finden regelmässige Pflegesprechstunden zusätzlich statt und die Familie wird begleitet
- Neues Wissen wird vermittelt, in Bezug auf die Erhaltungstherapie → Blutbild erholt sich und neue Verhaltensweisen sind indiziert bezogen auf die Infektionsprophylaxe.
- Strukturiertes Symptommanagement mit strukturiertem Assessment

Patient*innenbeispiel bei einem Rezidiv und in der Palliation

Die 2 Jahre Therapie sind fast um, als den Eltern auffällt, dass Max wieder ungewöhnlich bleich ist. Eine Blutbildkontrolle zeigt Auffälligkeiten und die darauf veranlasste Knochenmarkspunktion bestätigt ein Rezidiv der Leukämie.

Da sich zudem die Marker der Leukämie verändert haben, erfährt die Familie, dass Max eine Car-T Therapie mit nachfolgender Stammzelltransplantation braucht, um noch eine Chance zu haben, gesund zu werden. Nicht nur die Familie braucht in dieser Situation viel Information und Unterstützung, auch der in der Zwischenzeit 6-jährige Max muss auf das kommende altersentsprechend vorbereitet werden.

Erfreulicherweise überstehen Max und seine Familie die kommenden anstrengenden Monate recht gut und nach dem Austritt von der Stammzelltransplantationsstation sind alle optimistisch, dass nun das Schlimmste vorbei ist. Max kann eingeschult werden und die kleine Schwester startet mit dem Kindergarten.

Die regelmässigen Kontrollen im Kinderspital werden von der Familie jedes Mal mit Sorge erwartet. Berechtigterweise, wie sich leider herausstellt, nach einem halben Jahr steigen die MRD-Werte wieder an. Die Eltern erfahren, dass die therapeutischen Optionen nun sehr limitiert und eine Heilung nicht mehr möglich ist. Allenfalls können experimentelle Medikamente eingesetzt werden, damit der Verlauf im besten Fall gebremst werden kann. Die experimentellen Studien sind aber mit vielen Untersuchungen inklusive venösen Blutentnahmen verbunden und somit auch mit vielen Spitalaufenthalten. Die Eltern sind sich nicht einig, der Vater möchte alles, was möglich ist probieren, die Mutter möchte Max dies nicht mehr zumuten. Da sich auch im Behandlungsteam nicht alle einig sind, organsiert die APN eine ethische Fallbesprechung. Das Behandlungsteam kann einen Konsens finden und der Familie empfehlen, dass nur noch ein Medikament empfohlen wird, das per os eingenommen werden kann und, dass man die Therapie sofort einstellt, wenn Max unerwünschte Wirkungen entwickeln sollte. Max wird beim Palliative Care Team angemeldet, das heißt zur APN, die die Familie schon von der Erstdiagnose her kennt, kommen nun noch die weiteren Mitglieder des interprofessionellen Teams dazu, welche Max und seine Familie während den letzten Wochen und Monate unterstützen können.

Wie leider zu befürchten war, entwickelt Max massive dermatologische Probleme durch die experimentelle Therapie, welche dann abgesetzt wird.

Die Familie unternimmt noch viel zusammen, macht Ausflüge und geniesst die verbleibende Zeit so gut wie möglich. Die Familie entscheidet sich, dass Max nicht mehr ins Kinderspital soll, sondern zuhause betreut werden soll. Zur Unterstützung der Familie organisiert die APN die Kinderspitex, welche der Familie bei der Pflege hilft. Durch die regelmässigen Besuche des Palliative Care Teams fühlt sich die Familie sicher. Max verstirbt vier Wochen nach dem Absetzen der experimentellen Therapie in seinem gewohnten Umfeld.

Aufgaben der APN bei einem Rezidiv und in der Palliation

- Familien unterstützen im Symptommanagement, proaktiv und vorausschauend im stationären sowie ambulanten Setting in strukturierten Pflegesprechstunden oder mit Hilfe von telefonischen Konsultationen
- Bedürfnis-Assessment ab der Palliation von Kind und Familie
- Erarbeiten eines individuellen palliativen Betreuungsplan für die Familie in Zusammenarbeit mit dem interprofessionellen Team
- Erarbeiten und organisieren eines tragenden Netzwerkes an Professionen, dass das Kind im häuslichen Umfeld palliativ betreut werden kann
- Symptommanagement in der palliativen Phase
- Hausbesuche durchführen
- End-of-Life Phase begleiten
- Die Familie über den Tod hinaus in der Trauerphase begleiten
- Adäquate und individuelle Lösungen erarbeiten mit der Familie zusammen

Zusammenfassung

Die Funktion und Rolle der APN in der pädiatrischen Onkologie und in der Pädiatrischen Palliative Care ist implementiert und sie gehört zum Behandlungsteam. Das Angebot ist implementiert im stationären sowie im ambulanten Bereich. Sie übernimmt die Begleitung der Kinder und Jugendlichen mit ihren Familien ab Diagnosestart. Neben der strukturierten Edukation ist die psychosoziale Begleitung ein ebenso wichtiger Teil ihrer Arbeit. Sie baut eine professionelle Beziehung auf und kann somit die Familien und Kinder und Jugendliche auf den verschiedenen Ebenen begleiten, prospektive Probleme erkennen und mit geeigneten Assessments das Symptommanagement in der kurativen, sowie auch in der palliativen Phase gekonnt durchführen. Im interprofessionellen Team ist die APN an den regelmässigen Rapporten und Visiten anwesend und Teil des Teams im stationären sowie ambulanten Settings. Durch den Beziehungsaufbau und die lange Begleitung der Familie kann sie die Aufgaben ebenfalls in der Palliation übernehmen und die Familie häufig im häuslichen Setting begleiten, bis das Kind verstirbt.

Ebenfalls zeigen sich die strukturieren Pflegesprechstunden vor Ort oder via Telefon als große Bereicherung für die Familien aber auch für das interprofessionelle Team.

Weitere Arbeitsfelder, welche noch etabliert werden können, sind:

- Transitionssprechstunden mit einem Lead der APN
- Das Management der Erhaltungstherapie von z. T. Leukämiepatient*innen
- Nachsorgesprechstunde mit dem Fokus der APN

- Survivorsprechstunde

Aktuell übernehmen die APNs in Bern und Zürich keine interventionellen Maßnahmen, wie Durchführung von Knochenmarkspunktionen, Liquorpunktionen usw. Jedoch führen sie im Rahmen der ambulanten Pflegesprechstunden symptomfokussierte clinical Assessments durch, Beratungen im Rahmen der Advanced Practice und weitere Aufgaben nach dem Hamric Modell.

Literatur zu Kapitel 4.2.2

Schweizerischer Krebsbericht 2021 : Stand und Entwicklungen. (20211103120947). . Bundesamt für Statistik (BFS). 29. Januar January 2024

Aburn G. & Gott M. (2014). Education given to parents of children newly diagnosed with acute lymphoblastic leukemia: the parent's perspective. *Pediatric Nursing* 243–8 256.

Bettle A. Latimer M. Fernandez C. & Hughes J. (2018). Supporting parents' pain care involvement with their children with acute lymphoblastic leukemia: a qualitative interpretive description. *Journal of Pediatric Oncology Nursing : Official Journal of the Association of Pediatric Oncology Nurses* 43–55. https://doi.org/10.1177/1043454217727518

Adams M. Robling M. Grainger J. Tomlins J. Johnson A. Morris S. Velangi M. & Jenney M. (2015). Quality of life evaluation in patients receiving steroids (the quest tool): initial development in children and young people with acute lymphoblastic leukaemia. *Archives of Disease in Childhood (201512): Archdischild-2015–309139.* https://doi.org/10.1136/archdischild-2015-309139

Tiwaree C. Kantawang S. Wonghongkul T. & Lertwatthanawilat W. (2016). Predicting factors of uncertainty in illness among children with leukemia undergoing chemotherapy. *Pacific Rim International Journal of Nursing Research* 33–44.

Ghodsbin F. Asadi N. Javanmardi Fard S. & Kamali M. (2014). Effect of education on quality of life of family caregivers of children with leukemia referred to the oncology clinic at kerman's afzali-poor hospital (iran) 2012. *Investigacion Y Educacion En Enfermeria* 41–8. https://doi.org/10.17533/udea.iee.v32n1a05

Herrmann, L., Spichiger, E. & Schubert, M. (2020). Konzept Advanced Nursing Practice (ANP) Advanced Therapy Practice (ATP) Insel Gruppe, Version 5

Steliarova-Foucher E. Stiller C. Lacour B. & Kaatsch P. (2005). International classification of childhood cancer third edition. *Cancer* 1457–1467. https://doi.org/10.1002/cncr.20910

Radbruch L, De Lima L, Knaul F, et al. Redefining Palliative Care-A New Consensus-Based Definition. J Pain Symptom Manage. 2020;60(4):754–764.

Zernikow B, Michel E, Garske D. Strunkturelle und organisatorische Grundlagen. In: Zernikow B, ed. Palliativversorgung. 2 ed.: Springer; 2013:4–35.

Luckett T, Phillips J, Agar M, Virdun C, Green A, Davidson PM. Elements of effective palliative care models: a rapid review. BMC Health Serv Res. 2014;14:136.

Spix, C., Erdmann, F., Grabow, D., & Ronckers, C. (2023). Krebs im Kindes-und Jugendalter in Deutschland–ein Überblick. Journal of Health Monitoring · 2023 8(2) DOI 10.25646/11367

Robert Koch-Institut, Berlin Claudia Spix, Friederike Erdmann, Desiree Grabow, Cécile Ronckers

Erdmann F, Kaatsch P, Grabow D et al. (2020) Annual Report 2019 (1980–2018). https://www.kinderkrebsregister.de/dkkr/ergebnisse/jahresberichte/jahresbericht-2019.html (Stand: 19.04.2023)

4.3 Österreich

4.3.1 APN-Cancer Care im Setting der onkologischen Gynäkologie am Uniklinikum Salzburg

Alexandra Dalla-Rosa

In diesem Kapitel wird ausschließlich die weibliche Form »Patientinnen« verwendet. Dies erfolgt bewusst, da sich die Tätigkeit dieser expliziten APN-Cancer Care Rolle im Bereich der gynäkologischen Onkologie und speziell im Feld des Pelvic Care ausschließlich auf Patientinnen mit Erkrankungen der weiblichen Organe bezieht. Allgemeine Begriffe wie »patientenzentriert« oder »Patientensicherheit« werden hingegen in der neutralen Form verwendet.

Krebserkrankungen stellen eine der größten gesundheitlichen Herausforderungen unserer Zeit für das österreichische Gesundheitssystem dar. Im Jahr 2019 lebten in Österreich rund 375.000 Menschen mit einer Krebsdiagnose, was etwa 4% der Gesamtbevölkerung entspricht (Statistik Austria 2022). In den vergangenen zwei Jahrzehnten ist die Zahl der Neuerkrankungen kontinuierlich angestiegen – eine Entwicklung, die sowohl mit dem demografischen Wandel als auch mit verbesserten diagnostischen Möglichkeiten zusammenhängt. Trotz dieser Zunahme konnte die Krebssterblichkeit in den letzten Jahren deutlich gesenkt werden. Ausschlaggebend dafür sind vor allem Fortschritte in der Therapie sowie die frühere Diagnosestellung durch Screening-Programme (Statistik Austria 2022). Damit verändert sich jedoch auch das Bild der onkologischen Versorgung: Immer mehr Menschen leben über längere Zeiträume mit einer Krebserkrankung, was neue Anforderungen an Betreuung, Begleitung und Symptommanagement stellt. Neben der medizinischen Behandlung gewinnen pflegerische, psychosoziale und edukative Aspekte zunehmend an Bedeutung. Um diesen vielfältigen Bedürfnissen gerecht zu werden, bedarf es innovativer Versorgungsansätze.

Ein wesentlicher Bestandteil solcher Ansätze ist die Etablierung von APNs im Bereich Cancer Care. APNs verbinden fundiertes pflegerisches Fachwissen mit erweiterten Kompetenzen in Beratung, klinischer Entscheidungsfindung und Koordination. Dadurch tragen sie maßgeblich zur Sicherstellung einer qualitativ hochwertigen, kontinuierlichen und patientenzentrierten Versorgung bei (Decadt et al., 2020). Insbesondere im Setting Krankenhaus, wo die Schnittstellen zwischen verschiedenen Berufsgruppen komplex sind und Patientinnen häufig mit vielschichtigen Herausforderungen konfrontiert werden, kommt der Rolle der APN eine Schlüsselposition zu. Ihre Tätigkeit stärkt nicht nur die Versorgungskontinuität, sondern auch die Kommunikation im multiprofessionellen Team. Somit können APN wesentlich dazu beitragen, die Qualität der onkologischen Versorgung nachhaltig zu verbessern und die Patientinnen in ihrem Krankheitsverlauf bestmöglich zu begleiten. Im Juni 2023 präsentierte die Arbeitsgemeinschaft hämatologischer onkologischer Pflegpersonen (AHOP) in Österreich in Kooperation mit der Österreichischen Gesellschaft für Hämatologie & Medizinische Onkologie (OeGHO) ein Positionspapier zum Thema »Cancer Nurse – Drehscheibe der Krebsversorgung« und forderten gleichzeitig, dass die Rollenentwicklung der Cancer Nurse in Österreich vorangetrieben aber auch vereinheitlicht wird (AHOP & OeGHO, 2023), um die Versorgung onkologischer Patientinnen zu optimieren.

In der Literatur wird der Nutzen von APNs in der onkologischen Versorgung durch zahlreiche Studien belegt. So zeigen Decadt et al. (2020), dass APNs wesentlich zur Verbesserung der Versorgungsqualität beitragen und zugleich die Betreuungskontinuität im gesamten Krankheitsverlauf stärken. Alotaibi und Al Anizi (2020) heben in ihrer systematischen Übersichtsarbeit hervor, dass APNs durch gezielte Beratung, Koordination und klinische Expertise Ängste und Belastungen bei Patientinnen reduzieren und eine patientenzentrierte Versorgung fördern. Auch Spears, Craft und White (2017) kommen in ihrer Review zu dem Ergebnis, dass APN-gestützte Modelle insbesondere die Kontinuität der Betreuung, die Patientinnen Zufriedenheit sowie die Lebensqualität signifikant verbessern.

Ein zentrales Wirkungsfeld der APN-Cancer Care ist dabei das Schnittstellenmanagement innerhalb multiprofessioneller Teams. Durch diese koordinierende Rolle ergeben sich positive Effekte für die Patientensicherheit und eine spürbare Entlastung in der Symptom- und Belastungssituation der Betroffenen.

Wie sich diese Rolle im klinischen Alltag konkret ausgestaltet und inwiefern der Einsatz einer APN im Bereich Cancer Care als »Gamechanger« in der multiprofessionellen Versorgung gynäkologischer Krebspatientinnen wirkt, wird im Folgenden dargestellt und anhand der ▶ Abb. 4.14 »Logisches Modell der APN-Cancer Care-Rolle in der Frauenklinik im Uniklinikum Salzburg« veranschaulicht.

Rollenentwicklung und Implementierungsstrategie der APN-Cancer Care in der gynäkologischen Onkologie im Uniklinikum Salzburg

Die erfolgreiche Implementierung einer neuen APN-Rolle setzt zunächst die Klärung grundlegender Rahmenbedingungen voraus. Am Uniklinikum Salzburg bedeutet dies eine enge Zusammenarbeit zwischen der Pflegedirektion, der Koordination Entwicklung klinischer Pflegepraxis sowie weiteren relevanten Stabstellen. Entscheidend ist eine gemeinsame Vision der APN-Cancer Care Rolle und ein klarer Wille zur Umsetzung seitens Pflegedirektion, Pflegemanagement und aller beteiligten Stakeholder.

Eine zentrale Voraussetzung für die Einführung dieser Rolle ist die Definition der Zielpopulation: Es gilt, die spezielle Gruppe der gynäkologisch-onkologischen Patientinnen mit ihren besonderen Bedarfen und Versorgungsanforderungen präzise zu beschreiben. Nur so können die Aufgaben der APN gezielt ausgerichtet und in den klinischen Alltag integriert werden. Für eine nachhaltige Etablierung empfiehlt sich die Orientierung an einem strukturierten Konzept. International anerkannt ist hierfür das PEPPA-Framework (Participatory, Evidence-Based, Patient-Focused Process for Advanced Practice Nursing), das Bryant-Lukosius und DiCenso (2004) entwickelt haben. Dieses Modell bietet einen systematischen Prozess, um neue APN-Rollen zu planen, einzuführen und zu evaluieren.

Dementsprechend orientiert sich die Rollenentwicklung der APN-Cancer Care im Uniklinikum Salzburg konzeptuell sowohl am PEPPA-Framework als auch an den Empfehlungen des österreichischen Positionspapiers »Advanced Nursing Practice in Österreich« (Neumann-Ponesch et al. 2014). Dieses Positionspapier bietet eine zentrale Orientierungshilfe, da es die spezifischen Rahmenbedingungen und Herausforderungen der österreichischen Gesundheits- und Pflegepraxis berücksichtigt. Es definiert nicht nur die Grundsätze und Zielsetzungen von ANP, sondern beschreibt auch konkrete Handlungsfelder und Kompetenzbereiche, die in Österreich relevant und umsetzbar sind. Damit wird gewährleistet, dass die Einführung der APN-Cancer-Care-Rolle nicht nur internationalen Standards folgt, sondern zugleich auf die rechtlichen, organisatorischen und professionellen Besonderheiten des österreichischen Gesundheitssystems abgestimmt ist.

Darüber hinaus werden die Primärkriterien und Kernkompetenzen von APN nach Hamric et al. (2014) als weitere Grundlage herangezogen, um die Implementierungsstrategie wissenschaftlich fundiert und praxisnah abzusichern. Die Kombination aus einem international etablierten Modell (PEPPA), nationalen Leitlinien (Neumann-Ponesch et al., 2014) und anerkannten Kompetenzprofilen von APN (Hamric et al., 2014) schafft damit ein solides Fundament für die Rollenentwicklung einer neuen APN-Rolle.

Praxisalltag als APN-Cancer Care in der gynäkologischen Onkologie

Die Rolle der APN-Cancer Care im Uniklinikum Salzburg umfasst sowohl klar definierte APN-Tage als auch die Mitarbeit im regulären Stationsalltag. An den vorgesehenen APN-Tagen ist die Pflegeexpertin ausschließlich für ihre erweiterten Aufgaben – wie Beratung, Koordination und Schnittstellenmanagement – freigestellt. Diese strukturierte Zeit ist notwendig, um komplexe Patientinnengespräche zu führen, Schulungen durchzuführen und multiprofessionelle Prozesse zu begleiten. Gleichzeitig ist es jedoch wesentlich, dass die APN regelmäßig an fixen Tagen auch auf der zugehörigen Organisationseinheit im Stationsalltag als verantwortliche diplomierte Pflegefachkraft eingegliedert ist. Diese Einsätze sind im Dienstplan klar vermerkt und stellen sicher, dass die APN unmittelbar an den praktischen Abläufen in der direkten Patientenversorgung teilnimmt. Der direkte Praxisbezug ist unverzichtbar, da er ermöglicht, Veränderungen, Herausforderungen und Bedarfe in der Versorgung frühzeitig wahrzunehmen und darauf zu reagieren. Hamric et al. (2014) betonen in diesem Zusammenhang, dass die direkte klinische Praxis eine zentrale Kernkompetenz von APNs darstellt. Nur durch diese kontinuierliche Einbindung in den Stationsalltag bleibt die Rolle praxisnah verankert, wird von Kolleg*innen akzeptiert und kann ihre volle Wirkung im multiprofessionellen Team entfalten.

Um die Akzeptanz der APN-Cancer-Care-Rolle zu fördern und ihren Tätigkeitsbereich gegenüber anderen Mitgliedern des multiprofessionellen Teams klar abzugrenzen, wurde ein »Logisches Modell der APN-Cancer-Care-Rolle in der Frauenklinik im Uniklinikum Salzburg« entwickelt (► Abb. 4.14). Ein solches Modell ist besonders wertvoll, weil es komplexe Rollen, Aufgaben und Verantwortlichkeiten strukturiert und visuell nachvollziehbar macht. Es schafft Transparenz, erleichtert die Kommunikation im multiprofessionellen Team und unterstützt ein gemeinsames Rollenverständnis. Darüber hinaus trägt es dazu bei, Schnittstellenprobleme frühzeitig zu erkennen und die Zusammenarbeit effizienter zu gestalten. Das Logische Modell verfolgt das Ziel, die zentralen Herausforderungen, Ziele, Tätigkeitsbereiche sowie die erwarteten Outputs und Outcomes des APN-Einsatzes übersichtlich darzustellen und zugleich den Praxisalltag der Pflegeexpertin visuell aufzubereiten. Damit dient es nicht nur als internes Steuerungs- und Evaluationsinstrument, sondern auch als Hilfsmittel zur Vermittlung der Rolle gegenüber externen Stakeholdern.

Inputs

Bezüglich der Inputs, also der Voraussetzungen für den Einsatz einer APN im Bereich Cancer Care, wurden im logischen Modell mehrere Punkte festgehalten. Die APN ist fest in das stationäre Pflegeteam der GYN AB integriert und verfügt über ausgewiesene Expertise in den Bereichen Onko-

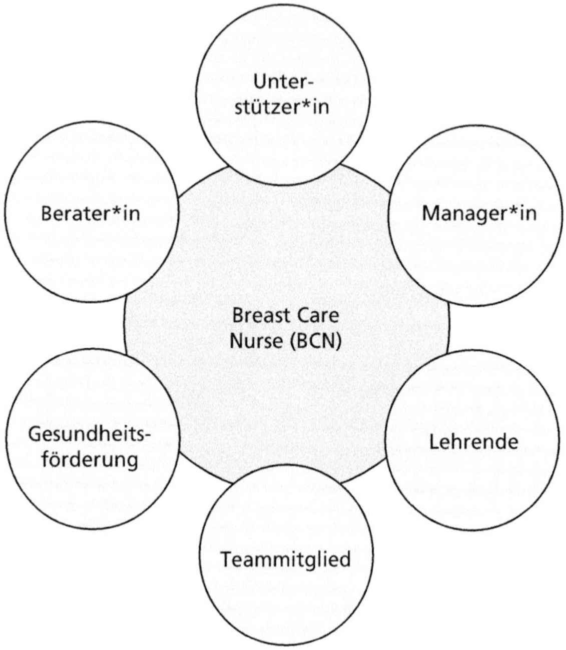

Abb. 4.14: »Logisches Modell der APN-Cancer Care Rolle in der Frauenklinik im Uniklinikum Salzburg«

logie, Palliative Care sowie Kommunikation. Darüber hinaus bringt sie Kompetenzen in der multiprofessionellen Zusammenarbeit mit, die für ihre koordinierende Rolle im Team unerlässlich sind. Um die Arbeit als Pflegeexpertin für Cancer Care adäquat ausüben zu können, bedarf es geplanter zeitlicher Ressourcen sowie einer entsprechenden infrastrukturellen Ausstattung. Dazu gehört insbesondere ein eigenes Büro mit adäquater technischer Ausstattung, das es ermöglicht, Recherchetätigkeiten durchzuführen, Beratungen vorzubereiten oder erbrachte Leistungen zu dokumentieren.

Tätigkeitsbereich

Der Tätigkeitsbereich des logischen Modells orientiert sich an den von Hamric et al. (2014) beschriebenen Kernkompetenzen von APNs. Dazu gehören Coaching und Führung, Beratung und Konsultationen, die Anwendung einer evidenzbasierten Praxis, Leadership, die interprofessionelle Zusammenarbeit sowie die ethische Entscheidungsfindung. Diese Kompetenzbereiche bilden den Rahmen, innerhalb dessen die APN für Cancer Care ihre Aufgaben wahrnimmt und weiterentwickelt. Besonders hervorgehoben wird dabei die Mitarbeit in der direkten klinischen Praxis. Hamric et al. (2014) betonen, dass diese unmittelbare Einbindung unverzichtbar ist, um den Praxisbezug aufrechtzuerhalten, Bedarfe seitens der Patientinnen wie auch des Pflegeteams frühzeitig zu erkennen und zugleich die notwendige Rollenakzeptanz im multiprofessionellen Umfeld zu sichern. Nur durch die Verknüpfung von theoretischem Wissen, erweiterter pflegerischer Expertise und unmittelbarer Praxiserfahrung kann die Rolle ihre volle Wirkung entfalten.

Im Folgenden wird daher dargestellt, wie sich die einzelnen Kernkompetenzen der APN-Cancer Care im Setting der gynäkologischen Onkologie konkret ausprägen. Anhand ausgewählter Beispiele aus dem klinischen Alltag wird aufgezeigt, wie diese Kompetenzen ineinandergreifen und so zu einer qualitativ hochwertigen, patientenzentrierten und teamorientierten Versorgung beitragen.

Coaching und Führung

Die Rolle der APN-Cancer Care umfasst unter anderem die fachliche Leitung der Station GYN AB in der Frauenklinik, die im Rahmen eines »Shared-Governance-Modells« gemeinsam mit der Leitenden Pflegeperson (LPP) wahrgenommen wird. Während die LPP für die operative und disziplinäre Leitung der Station GYN AB zuständig ist, bringt die APN ihre pflegerische Expertise ein und trägt damit zur inhaltlichen Weiterentwicklung der Pflegepraxis bei.

Zusammen mit der Praxisanleitung (PAL) und der LPP werden in regelmäßigen Jour-Fixes aktuelle Herausforderungen der Praxis besprochen. Dazu gehören etwa organisatorische Abläufe, neue gesetzliche Rahmenbedingungen. In diesem Gremium werden entsprechende Strategien entwickelt, die anschließend von der APN gemeinsam mit den PAL in die Praxis umgesetzt werden. Ein aktuelles Beispiel stellt die kürzlich gesetzlich legitimierte Kompetenzerweiterung der PFA zur Anlage peripherer Venenverweilkanülen dar. Hierfür erstellte die APN ein strukturiertes Schulungsmaterial und führte die entsprechenden Schulungen für alle PFA der Station durch.

Ein weiterer Aufgabenbereich im Rahmen von Coaching und Führung besteht in der inhaltlichen Vorbereitung und professionellen Aufbereitung von Themen für die regelmäßigen Teambesprechungen. Darüber hinaus übernimmt die APN-Cancer Care in Kooperation mit der LPP die Durchführung von Pflegevisiten. Dabei kommt ein standardisiertes, hauseigenes Bewertungsinstrument von der Stabstelle Koordination Digital Health Care Nursing zum Einsatz, mit dem die Pflegeplanung und Betreuung eines zufällig ausgewählten Patientenfalls analysiert und ausgewertet wird. Der Einsatz dieses Instruments ist aus mehreren Gründen von zentraler Bedeutung. Zum einen ermöglicht er eine objektive und strukturierte Beurteilung der Pflegequalität, wodurch Stärken sichtbar gemacht und Verbesserungspotenziale systematisch aufgezeigt werden. Zum anderen fördert der standardisierte Ansatz die Vergleichbarkeit von Ergebnissen innerhalb der Station sowie im Gesamtklinikum und dient damit als wichtiges Instrument der Qualitätssicherung. Darüber hinaus trägt die regelmäßige Anwendung des Instruments zur Professionalisierung der Pflegedokumentation bei, indem die Nachvollziehbarkeit, Vollständigkeit und Genauigkeit der Einträge kontinuierlich überprüft und verbessert werden. So wird nicht nur die Versorgungsqualität für Patientinnen gesteigert, sondern auch die Rechtssicherheit und Transparenz der pflegerischen Leistungen gestärkt.

Beratung/Konsultationen

Um als APN für Cancer Care in der gynäkologischen Onkologie professionell beraten zu können, ist es entscheidend, die speziellen Bedarfe und Informationsbedürfnisse der Patientinnen genau zu kennen. Dazu gehört nicht nur das Wissen um krankheitsspezifische Aspekte, sondern auch das Verständnis individueller Belastungen, Fragen und Sorgen, die sich während des gesamten Krankheits- und Behandlungsverlaufs ergeben. Von zentraler Bedeutung ist es daher, dass die APN kontinuierlich auf dem neuesten Stand der wissenschaftlichen Erkenntnisse und Therapiemöglichkeiten bleibt. Nur so kann gewährleistet werden, dass die Patientinnen verlässliche, evidenzbasierte Informationen erhalten und im Sinne eines Shared-Decision-Making-Ansatzes aktiv in ihre Behandlung eingebunden werden. Ebenso müssen alle für Beratungseinheiten konzipierten Informationsmaterialien regelmäßig überprüft und aktualisiert werden, um sicherzustellen, dass sie sowohl fachlich korrekt als auch für die Patientinnen verständlich und praxisrelevant sind. Die Beratungssequenzen können auf unterschiedliche Weise initiiert werden: Sie werden entweder direkt mit den Patientinnen vereinbart, telefonisch durchgeführt oder vom Pflegepersonal der Station konsiliarisch angefordert. Inhaltlich stehen dabei in der Regel konkrete Fragen im Vordergrund, die von den Patientinnen selbst eingebracht werden – beispielsweise zum Nebenwirkungsmanagement, zum Ablauf der Therapie, zu Ernährungsfragen oder zur körperlichen Aktivität während und nach der Behandlung. Darüber hinaus führt die APN bei Bedarf strukturierte Assessments durch, um die individuelle Situation der Patientinnen ganzheitlich einzuschätzen. Ein häufig eingesetztes Instrument ist dabei das NCCN-Distress-Thermometer, das von der National Comprehensive Cancer Network (NCCN) als standardisiertes Screening-Tool zur Erfassung psychosozialer Belastungen entwickelt wurde (NCCN, 2023). Mit diesem Instrument lassen sich Belastungen rasch und valide identifizieren. Werden erhöhte Belastungswerte festgestellt, zieht die APN gezielt weitere Berufsgruppen des multiprofessionellen Behandlungsteams hinzu, etwa Psychologinnen, Sozialarbeiterinnen oder Ernährungsberaterinnen. Dieses Schnittstellenmanagement stellt sicher, dass die Patientinnen nicht nur medizinisch, sondern auch psychosozial umfassend betreut werden. Damit trägt die Beratungsfunktion der APN-Cancer Care wesentlich dazu bei, Lebensqualität zu erhalten, Ängste zu reduzieren und die Patientinnen in ihrer Selbstwirksamkeit zu stärken.

Evidenzbasierte Praxis schaffen

Um die pflegerische Versorgung der Patientinnen auf der Station GYN AB in höchster Qualität sicherzustellen, ist es für die APN-Cancer Care unerlässlich, sich kontinuierlich weiterzubilden. Angesichts der sich rasch entwickelnden Erkenntnisse in der gynäkologischen Onkologie ist die regelmäßige Teilnahme an Kongressen sowie an Fort- und Weiterbildungsveranstaltungen unverzichtbar, um stets über aktuelle Entwicklungen informiert zu sein. Darüber hinaus gehört auch die aktive Beteiligung an pflegewissenschaftlicher Forschung zu den Kernaufgaben der APN. Auf diese Weise wird neues Wissen generiert, das unmittelbar in die klinische Praxis zurückfließt. So wird derzeit ein Forschungsprojekt von der APN-Cancer Care durchgeführt, das die spezifischen Bedarfe und Informationsbedürfnisse der Patientinnen auf der GYN AB untersucht. Mithilfe einer Fragebogenstudie sollen die Ergebnisse genutzt werden, um bestehende Beratungsinstrumente weiterzuentwickeln und besser an die tatsächlichen Bedürfnisse der Patientinnen anzupassen. Ein weiterer Aufgabenbereich der APN umfasst die Erarbeitung und laufende Überarbeitung von Richtlinien, Standards und Handlungschecklisten, die eine evidenzbasierte Pflegepraxis sicherstellen. Dabei werden nicht nur übergeordnete Fragestellungen aufgegriffen, sondern auch praxisnahe Themen bearbeitet. Ein Beispiel hierfür ist die Entwicklung einer Handlungscheckliste für die sogenannten Zytonurses der Gynäkologie, die gemeinsam mit den Onkolog*innen für den Umgang mit CTX-Notfällen auf Grundlage bestehender Guidelines erarbeitet wurde. Dieses standardisierte Vorgehen gewährleistet eine erhöhte Patientinnensicherheit und Klarheit in Akutsituationen. Zentral für die Schaffung einer evidenzbasierten Praxis ist zudem der Wissenstransfer. Dieser erfolgt sowohl innerhalb des internen APN-Netzwerks im Uniklinikum Salzburg als auch durch den Austausch mit externen Cancer Nurses österreichweit. Der kontinuierliche Dialog stellt sicher, dass neue wissenschaftliche Erkenntnisse sowie praktische Erfahrungen breit geteilt und in die Versorgung integriert werden. Im Vordergrund steht dabei stets die Optimierung der Betreuung gynäko-onkologischer Patientinnen durch qualitativ hochwertige, aktuelle und patientenzentrierte Pflege.

Leadership

Das Leadership auf der Station GYN AB gliedert sich in zwei zentrale Verantwortungsbereiche: die fachliche Leitung durch die APN-Cancer Care und die operative Leitung durch die Leitende Pflegeperson (LPP). Beide Funktionen werden im Rahmen eines »Shared-Governance-Modells« gemeinsam wahrgenommen. Dieser Führungsstil ermöglicht es, Synergien zu nutzen, unterschiedliche Perspektiven zusammenzuführen und Entscheidungen über Ressourcen, Praxisabläufe und Projekte im Konsens zu treffen (McKnight & Moore, 2020). Die duale Führung schafft dabei nicht nur Transparenz, sondern stärkt auch die Partizipation des gesamten Pflegeteams. Indem Entscheidungen gemeinsam erarbeitet und getragen werden, entsteht eine Kultur der Mitverantwortung, die sowohl die Qualität der Pflege als auch die Zufriedenheit der Mitarbeiter*nnen fördert. Ein wiederkehrendes Schwerpunktthema im Rahmen des Leaderships ist die Optimierung der Versorgungsprozesse unter Berücksichtigung des Skill-and-Grade-Mix. Ziel ist es, die vorhandenen Qualifikationen im Team bestmöglich einzusetzen, Versorgungslücken frühzeitig zu erkennen und mit gezielten Konzepten zu schließen. In enger Zusammenarbeit mit der Praxisanleitung (PAL) werden dazu praxisnahe Lösungen erarbeitet, die unmittelbar in die Versorgung der Patientinnen auf der Station GYN AB einfließen.

Besonders wichtig ist hierbei die offene Kommunikation zwischen allen Beteiligten. Der kontinuierliche Austausch fördert nicht nur kreative Lösungsansätze, sondern ermöglicht auch, innovative Ideen zeitnah in die Praxis umzusetzen. So werden sowohl die pflegerische Versorgung der Patientinnen als auch die Arbeitsbedingungen des Teams auf der GYN AB nachhaltig verbessert (McKnight & Moore, 2020).

Zusammenarbeit im multiprofessionellen Team

Um das Schnittstellenmanagement der gynäkologisch-onkologischen Patientinnen effektiv zu gestalten, ist es notwendig, dass sich die APN-Cancer Care klar im multiprofessionellen Versorgungsteam positioniert und ihre Rolle aktiv wahrnimmt. Ein wesentlicher Bestandteil dieser Aufgabe ist die Teilnahme am interdisziplinären Tumorboard, in dem wichtige Entscheidungen zu Therapieoptionen und geplanten Interventionen durch ein Expertengremium getroffen werden. Die dort gewonnenen Informationen sind nicht nur für die weitere Behandlungsplanung entscheidend, sondern auch für die Beratungssequenzen der APN von zentraler Bedeutung. Da die Patientinnen ein enges Vertrauensverhältnis zur APN aufbauen, setzen sie voraus, dass diese umfassend über ihren Krankheits- und Therapieverlauf informiert ist und als konstante Ansprechpartnerin fungiert.

Darüber hinaus begleitet die APN einmal pro Woche – sowie bei Bedarf in besonders komplexen Versorgungssituationen – die onkologische ärztliche Visite aller gynäkologischen stationären und tagesklinischen Patientinnen. Durch ihre Teilnahme bringt sie gezielt die pflegerische Perspektive in die Diskussion ein und stellt sicher, dass pflegerische Bedarfe gleichwertig neben medizinischen Aspekten berücksichtigt werden. Auf diese Weise trägt die APN entscheidend dazu bei, die Versorgung der Patientinnen ganzheitlich zu gestalten und Kontinuität sicherzustellen. Ein weiterer wichtiger Beitrag zum Schnittstellenmanagement ist die von der APN initiierte wöchentliche multiprofessionelle Gyn-Onkobesprechung. An dieser nehmen die tagesverantwortlichen Onkolog*innen, Mitarbeiter*innen des Sozialdienstes, klinische Psycholog*innen sowie – abhängig von den zeitlichen Ressourcen – die zuständigen Zytonurses teil. In diesem Rahmen werden kurze Fallbesprechungen ebenso wie komplexe Versorgungssituationen diskutiert und gemeinsame Vorgehensweisen festgelegt. Der strukturierte Austausch ermöglicht es, Informationen aus verschiedenen Disziplinen zusammenzuführen und dadurch ein umfassendes Bild der Patientensituation zu gewinnen. Oftmals ergeben sich dabei neue Erkenntnisse, die ohne die multiprofessionelle Perspektive unentdeckt geblieben wären. Von diesem Ansatz profitieren nicht nur die Patientinnen, die eine koordinierte und individuell angepasste Versorgung erhalten, sondern auch das Versorgungsteam selbst. Denn durch die Zusammenarbeit auf Augenhöhe werden gegenseitiges Verständnis, Vertrauen und ein gemeinsames Verantwortungsgefühl gestärkt.

Ethische Entscheidungsfindung

Auch die ethische Entscheidungsfindung stellt nach Hamric et al. (2014) einen essenziellen Bestandteil der APN-Rolle dar. Gerade im Bereich der gynäkologischen Onkologie treten häufig Situationen auf, die nicht allein durch medizinische Fakten oder pflegerisches Wissen lösbar sind, sondern einer reflektierten Auseinandersetzung mit ethischen Fragestellungen bedürfen. Dazu zählen insbesondere diffizile und komplexe Behandlungssituationen im palliativen Kontext, in denen Fragen nach Lebensqualität, Therapiezielen oder auch Therapiebegrenzung eine zentrale Rolle spielen. Um dieser Aufgabe gerecht zu werden, initiiert die APN bei Bedarf gezielte ethische Fallbesprechungen. Diese erfolgen zusätzlich zu den regelmäßigen multiprofessionellen Onkobesprechungen und bieten Raum, unterschiedliche Perspektiven – pflegerische, medizinische, psychosoziale und nicht zuletzt die der Patientinnen und ihrer Angehörigen – zusammenzuführen. Die APN übernimmt hierbei eine vermittelnde und strukturierende Rolle, indem sie relevante Informationen aufbereitet, die Anliegen der Patientinnen einbringt und gemeinsam mit dem Team Entscheidungsprozesse begleitet. Auf diese Weise trägt die APN-Cancer Care maßgeblich dazu bei, Entscheidungsfindungen patientenzentriert reflektiert und im Einklang mit ethischen Grundprinzipien wie Autonomie, Fürsorge, Schadensvermeidung und Gerechtigkeit zu gestalten. Damit wird nicht nur die Qualität der Versorgung erhöht, sondern auch die Handlungssicherheit des multiprofessionellen Teams in schwierigen Entscheidungssituationen gestärkt.

Outputs der APN-Cancer Care

Ein direktes Ergebnis des patientennahen Einsatzes der APN-Cancer Care in der gynäkologischen Onkologie ist die Entwicklung strukturierter Konzepte für die pflegerische Beratung. Ein zentrales Beispiel hierfür ist die Erstellung eines Informationsblattes für Patientinnen, die ihre erste Chemotherapie erhalten. Dieses Dokument vermittelt nicht nur einen Überblick über den Ablauf der spezifischen Therapie, sondern gibt auch klare Hinweise zu möglichen Nebenwirkungen sowie zu geeigneten Maßnahmen zu deren Linderung. Darüber hinaus enthält es wichtige Notfallkontakte – etwa für Situationen wie hohes Fieber oder anhaltendes Erbrechen – und trägt damit wesentlich zur Sicherheit der Patientinnen und ihrer Angehörigen bei. Nach jedem Beratungsgespräch dokumentiert die APN die Inhalte in Form von Dekursen (Verlaufsberichten), die im hauseigenen Dokumentationssystem allen Mitgliedern des multiprofessionellen Teams zugänglich sind. Diese Vorgehensweise schafft Transparenz, verbessert die Nachvollziehbarkeit von Beratungsinhalten und erleichtert die interdisziplinäre Zusammenarbeit. Falls erforderlich, führt die APN zusätzlich strukturierte Assessments durch, um individuelle Risikofaktoren zu erfassen und auf deren Basis gezielte Interventionen einzuleiten. Auf diese Weise wird eine kontinuierliche Anpassung der Versorgung an die jeweilige Patientensituation sichergestellt. Darüber hinaus trägt die APN durch ihre interne und externe Vernetzung im Bereich der Onkologie maßgeblich zur Qualitätssicherung und Wissensvermittlung bei. Sie entwickelt und überarbeitet beratungsrelevante Schulungsunterlagen, beispielsweise zur Verabreichung subkutaner Injektionen oder zum Umgang mit PleurX-Systemen, Ports oder PICC-Line-Systemen. Ergänzend recherchiert sie geeignete extramurale Unterstützungsangebote, die den Patientinnen bedarfsgerecht zur Verfügung gestellt werden können. Damit erweitert sie nicht nur das Unterstützungsangebot der Station, sondern trägt auch zur Entlastung der Patientinnen und ihrer Angehörigen im häuslichen Umfeld bei. Neben der direkten Arbeit mit Patientinnen fungiert die APN auch als zentrale Ansprechpartnerin für das Pflegeteam der GYN AB. Durch gezielte Schulungen zu aktuellen pflegerischen Themen, regelmäßige Supervisionen und ihre aktive Teilnahme an Teammeetings unterstützt sie Kolleginnen bei komplexen Versorgungssituationen – insbesondere im palliativen Kontext. Diese teamnahen Interventionen stärken das Selbstbewusstsein und die Handlungskompetenz des Pflegeteams und fördern eine kontinuierliche Weiterentwicklung der pflegerischen Praxis. Nicht zuletzt engagiert sich die APN in der Planung, Durchführung und Mitgestaltung pflegewissenschaftlicher sowie professionsübergreifender Projekte. Dadurch generiert sie neues Wissen, das unmittelbar in die Versorgung gynäko-onkologischer Patientinnen zurückfließt. Die Ergebnisse dieser Projekte werden regelmäßig auf onkologischen Fachkongressen präsentiert und in Fachzeitschriften veröffentlicht, wodurch sie nicht nur der eigenen Einrichtung, sondern auch der breiteren Fachöffentlichkeit zugutekommen. Auf diese Weise leistet die APN-Cancer Care einen nachhaltigen Beitrag zur Weiterentwicklung der onkologischen Pflegepraxis auf nationaler und internationaler Ebene.

Outcomes der APN-Cancer Care

Die im logischen Modell dargestellten Outcomes zeigen deutlich, dass der Einsatz einer APN-Cancer Care zu einer spürbaren Verbesserung der Versorgung gynäkologisch onkologischer Patientinnen beiträgt. Wie bereits in der Literatur beschrieben (Schober & Affara, 2008), stärkt die kontinuierliche Begleitung durch eine APN insbesondere die Autonomie und Selbstwirksamkeit der Patientinnen. Diese Erkenntnisse decken sich mit den praktischen Erfahrungen der Station GYN AB. Durch gezielte Beratungs- und Schulungsangebote werden Patientinnen befähigt, aktiver an ihrem Behandlungspfad teilzunehmen und informierte, autonome Entscheidungen zu treffen. Darüber hinaus ermöglicht die kontinuierliche Betreuung im tagesklinischen und stationären Setting, dass Probleme, Risiken und Bedürfnisse der Patientinnen frühzeitig erkannt und adressiert werden können. Der enge und vertrauensvolle Kontakt zwischen APN und Patientinnen führt zudem dazu, dass patientenspezifische Informationen erfasst und an das multiprofessionelle Team weitergegeben werden. Diese Informationen können entscheidend für die Anpassung des weiteren Behandlungsprozesses sein und tragen damit zur Sicherheit und zur individuellen Ausrichtung der Versorgung bei. Auch auf Teamebene lassen sich wesentliche Outcomes feststellen. Durch den regelmäßigen

Austausch im multiprofessionellen Setting verbessert sich die Kommunikation zwischen den beteiligten Berufsgruppen nachhaltig. Dies fördert nicht nur das gegenseitige Verständnis für die jeweiligen Aufgaben und Perspektiven, sondern erhöht auch die Effizienz der Zusammenarbeit. Gleichzeitig wird die Rolle der APN im Team klar sichtbar, was zu einer stärkeren Rollenakzeptanz und einer Verbesserung des Schnittstellenmanagements beiträgt. Nicht zuletzt wirkt sich die Arbeit der APN-Cancer Care auch auf die Organisationsebene aus: Das logische Modell macht deutlich, dass durch standardisierte Prozesse, frühzeitige Risikoerkennung und eine kontinuierliche Evaluation der Pflegepraxis eine langfristige Qualitätssicherung gewährleistet wird. So entsteht ein Mehrwert, der über die individuelle Patientenversorgung hinausgeht und zur nachhaltigen Weiterentwicklung der onkologischen Pflege im Uniklinikum Salzburg beiträgt.

Literaturverzeichnis zu Kapitel 4.3.1

Alotaibi, T., & Al Anizi, F. (2020). The impact of advanced nurse practitioner (ANP) role on adult patients with cancer: A quantitative systematic review. *International Journal of Nursing Studies*, 101, 103412. https://doi.org/10.1016/j.ijnurstu.2019.103412

AHOP, OeGHO. (2023). Positionspapier Cancer Nurse-Drehscheibe der Krebsversorgung. https://www.oegho.at/service/oegho-ahop-positionspapier-cancer-nurse/

Bryant-Lukosius, D., Dicenso, A., Browne, G., & Pinelli, J. (2004). Advanced practice nursing roles: development, implementation and evaluation. *Journal of advanced nursing*, *48*(5), 519–529. https://doi.org/10.1111/j.1365-2648.2004.03234.

Decadt, I., Goossens, G., Courtens, A., Daem, M., Decoene, E., Reymen, M., Vandezande, L., Coolbrandt, A. (2020). *The advanced practice nurse (APN) in oncology: an opportunity to meet the fast evolving needs in cancer care.* Belgian Journal of Medical Oncology, 14(3), 93–99.

Hamric, A. B., Hanson, C. M., Tracy, M. F., & O'Grady, E. T. (2014). Advanced practice nursing: An integrative approach (5e éd.). *St. Louis, MO: Saunders Elsevier.*

McKnight, H., & Moore, S. M. (2023). Nursing Shared Governance [Updated 2022 Sep 19]. *StatPearls. Treasure Island (FL): StatPearls Publishing.* https://www.ncbi.nlm.nih.gov/books/NBK549862/

Neumann-Ponesch, S. et al. (2014). Advanced Nursing Practice in Österreich. Positionspapier, 2. Aktualisierte Aufl. Wien: Facultas.

National Comprehensive Cancer Network (NCCN). (2023). *Distress management (NCCN Guidelines, Version 2.2023).* NCCN. https://www.nccn.org/professionals/physician_gls/pdf/distress.pdf

Schober, M., Affara, F. (2008). Advanced Nursing Practice (ANP) (1.Aufl).Bern: Huber

Statistik Austria (2022), Krebserkrankungen in Österreich, Zugriff am 17.10.2023. https://www.statistik.at/services/tools/services/publikationen/detail/1411

Spears, J. A., Craft, M., & White, S. (2017). Outcomes of cancer survivorship care provided by advanced practice RNs compared to other models of care: A systematic review. *Oncology Nursing Forum, 44*(1), E34–E41. https://doi.org/10.1188/17.ONF.E34-E41

4.3.2 ANP Onkologie Universitätsklinikum Allgemeines Krankenhaus Wien

Martina Spalt & Daniela Haselmayer

Patient*innen an der Universitätsklinik für Innere Medizin I (klinischen Abteilung für Hämatologie/Hämostaseologie und klinische Abteilung für Onkologie) des Universitätsklinikums AKH Wien, werden von Pflegepersonen der Ambulanz, Tagesklinik und/oder Station mit Basisinformationen zu ihrer Therapie, der Symptomkontrolle und dem Nebenwirkungsmanagement betreut.

In den Pflegeteams sind auch Pflegepersonen mit abgeschlossener Weiterbildung »Onkologische Pflege« (GuKG § 64, 2023) tätig, welche vertieftes Wissen in der Hämato-/Onkologie aufweisen. Ergänzend zu

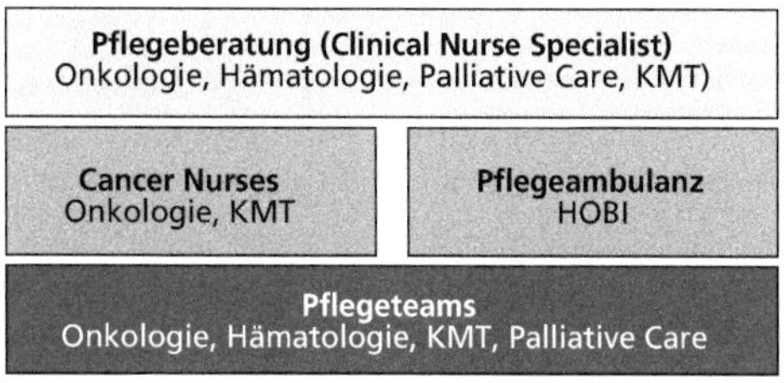

Abb. 4.15: Struktur der onkologischen Pflege Universitätsklinik für Innere Medizin I (eigene Darstellung).

den regulären pflegerischen Tätigkeiten, können sie den Patient*innen die Beratung in der Pflegeambulanz-HOBI (**H**ämatologische & **O**nkologische **B**eratung und **I**nformation) anbieten. Für ein ausgewähltes Patient*innen-Kollektiv sind Cancer Nurses im Einsatz. Cancer Nurses begleiten »ihre« Patient*innen kontinuierlich im Rahmen der Behandlung (Follow-up Gespräche bei den Behandlungsterminen). Die Rolle und Aufgaben der *Pflegeberatung* (Clinical Nurse Specialist) und *Cancer Nurse* werden in den nachfolgenden Kapiteln beschrieben. Ein Überblick über das Zusammenspiel der Rollen der Pflegexpert*innen an der Universitätsklinik für Innere Medizin I, ist in ▶ Abb. 4.15 dargestellt.

Pflegeberatung

ANP Rollen werden vom gesellschaftlichen, legislativen und institutionellen und Kontext geformt (Müller et al. 2022). Wird bei der Rollenentwicklung anhand des PEPPA-Frameworks vorgegangen, werden in einem partizipativen Prozess Problemfelder und Versorgungslücken in der (pflegerischen) Versorgung aufgezeigt und Lösungen entwickelt.

Aufgabenfelder von APN's werden im Rapid Review von Müller et al. (2022) im deutschsprachigen Raum mit »Direkte Patient*innenversorgung«, »Management und Verwaltung«, »Kommunikation und Vernetzung«, »Forschung« sowie »Unklare Aufgaben« beschrieben. Während Cancer Nurses am Universitätsklinikum AKH Wien zur Unterstützung und Begleitung von Patient*innen eingesetzt werden, zielt die Pflegeberatung auf die Qualitätsverbesserung der professionellen Pflege in organisationalen, und strukturellen Belangen sowie der fachlichen Entwicklung der Pflegepersonen ab. Anhand des Hamric-Modells ist ersichtlich, dass sich diese beiden Rollen ergänzen und gemeinsam das ganze Spektrum an ANP Kompetenzen und Rollenausprägungen, die bereits oben ausgeführt wurden, abbilden.

Am Universitätsklinikum AKH Wien wurden ab dem Jahr 2008 kontinuierlich Rollen etabliert, die auf die fachliche Weiterentwicklung und kollegiale Beratung abzielen (▶ Abb. 4.16). Die Besonderheit liegt in ihrer Funktion im Change-Management. Die Integration von evidenzbasiertem Wissen ist als strategisches Ziel im Leitbild des Universitätsklinikums AKH Wien verankert. Pflegepersonen in der Rolle der Pflegeberatung sind vorgesehen in der direkten Praxis an der Seite ihrer Kolleg*innen zu arbeiten und damit als Drehscheibe zwischen Theorie und Praxis zu fungieren und Unterstützung in komplexen Pflegesituationen zu bieten. Zusätzlich erstellen sie Leitlinien und Richtlinien und führen fachkollegiale Schulungen durch. Entsprechend ihrem fachlichen Schwerpunkt kommt ihnen auch eine repräsentative Rolle nach außen zu. Die Basis ihres Wissensspektrums bildet einerseits das erworbenen klinische Erfahrungswissen und andererseits die Auseinandersetzung und das Studium von pflegewissenschaftlichen Erkenntnissen. Bei Kongressen und Netzwerktreffen wird so das Wissen um Innovationen am Universitätsklinikum AKH Wien weitergeben und gleichzeitig das eigene Fachwissen im jeweiligen Spezialbereich erweitert. Die wissenschaftliche Kompetenz der Pflegepersonen wird zunehmend auch aktiv in Pflegeforschungsprojekte am Point of Care eingebracht. Die Rollen der Pflegeberatung unterliegen einem ständigen Prozess der Weiterentwicklung und Adaptierung um ihre Rolle im Change Management und der fachkollegialen Beratung bestmöglich wahrzunehmen.

Aufgabenbereich der Pflegeberatung

Ziel der Pflegeberatung ist

die Weiterentwicklung der Pflege.

Wir unterstützen und begleiten Pflegepersonen, sind Netzwerk und Drehscheibe für Theorie und Praxis.

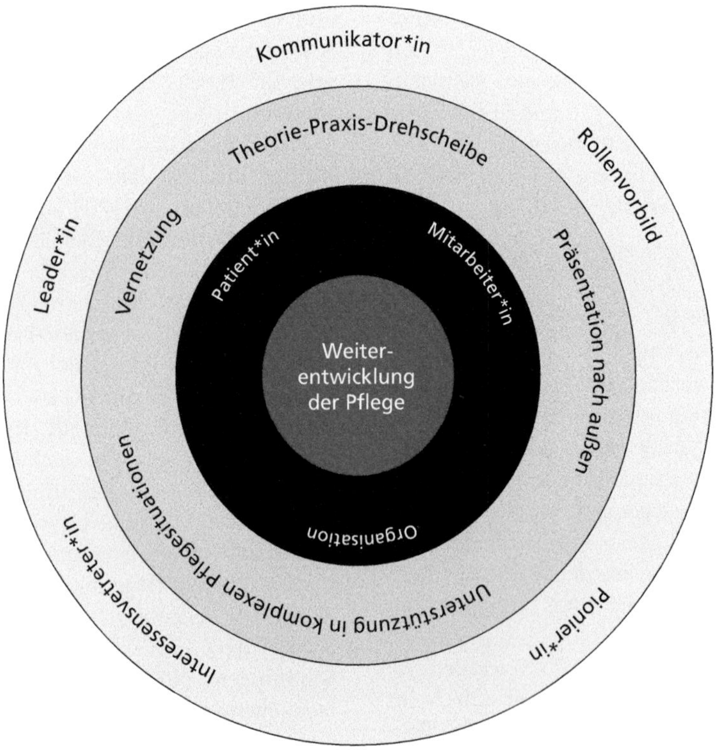

Abb. 4.16: Weiterentwicklung der Pflege.

Cancer Nurse

Definition

»[...] a cancer nurse is a qualified registered nurse who has the authority and full responsibility to provide essential nursing care to people affected by cancer. This care is based upon their evidence-based, specialised, ethical and personal knowledge and skills. Cancer nurses are fully accountable in all cancer care settings and across the care continuum for all nursing services and associated patient outcomes provided under their direction«
(European Oncology Nursing Society [EONS], 2022, S.6).

Der Tätigkeitsbereich der Cancer Nurse im Universitätsklinikum AKH Wien entspricht dem einer Diplomierten Gesundheits- und Krankenpflegeperson (lt. Gesundheits- und Krankenpflegegesetz Österreich) mit mehrjähriger Praxiserfahrung im onkologischen Setting und entsprechender Weiterbildung/Studium zur Kompetenzvertiefung für diese Rolle. Sie ist keinem bestimmten Pflegeteam zugeteilt, sondern agiert je nach Bedarf in der Ambulanz, Tagesklinik oder Station – multiprofessionelle Zusammenarbeit ist hier wesentlich (z. B. Medizin, Diätologie, Psychologie, Sozialarbeit, andere Pflegeexpert*-innen). Sie richten in ihrer Arbeit den Fokus auf Edukation, Selbst-, Symptom- und Schnittstellenmanagement – je nach Bedarf und Bedürfnis der Patient*innen und Angehörigen. Die Cancer Nurse übt ihre Hauptaufgaben im Rahmen der Zusammenarbeit mit Patient*innen und Angehörigen aus, die dem festgelegten Kollektiv entsprechen (z. B. Krebserkrankungen der Lunge).

Nachfolgend ein Auszug aus der Stellenbeschreibung mit definierten Aufgaben einer Cancer Nurse an der Universitätsklinik für Innere Medizin I:

1. Kontinuierliche Begleitung und Beratung
   - Bedarfs- und ressourcenorientierte Information, Schulung und Beratung bei der Diagnosestellung, Behandlung und Nachsorge
   - Teilnahme am multiprofessionellen Erstgespräch durch aktives Vertreten der professionellen pflegerischen Sicht
   - Führt Assessments durch und leitet festgelegte Maßnahmen im Rahmen ihres Kompetenzbereichs ein (z. B. Schmerzmanagement)
   - Management von unerwünschten Wirkungen und Symptomen bei allen Formen der antitumoralen Therapie
   - Unterstützt und fördert die ethische Entscheidungsfindung in herausfordernden Situationen oder ethischen Dilemmas
   - Schnittstellenmanagement in Bezug intra- und extramurale Unterstützungsangebote (z. B. Sozialarbeit, Diätologie, Psychologie, Selbsthilfegruppen, ...)
2. Wissensweitergabe (Multiplikator*inneneffekt)
   - Weitergabe von Expert*innenwissen an Hospitat*innen, Auszubildende intern und extern
   - Mitwirkung an fachspezifischen Fortbildungen intern und extern
3. Mono- und multiprofessionelle Zusammenarbeit
   - Zusammenarbeit und Austausch zwischen Cancer Nurse und allen involvierten Pflegepersonen und Kolleg*innen des multiprofessionellen Teams
   - Teilnahme am Tumorboard sowie an Befundbesprechungen von Patient*innen
4. Forschung/Weiterentwicklung
   - Mitwirkung bei multiprofessionellen Forschungsprojekten
   - Kritische Beurteilung von Forschungsergebnissen sowie anlassbezogene Recherchetätigkeit

Implementierungsprozess Cancer Nurse

Die Rolle der Cancer Nurse wurde partizipativ, anhand des PEPPA Frameworks entwickelt und implementiert. Daher wurden sowohl die Erfahrungswerte aus der Praxis, als auch Erkenntnisse aus der Wissenschaft herangezogen um die erfolgreiche Etablierung und Implementierung zu ermöglichen. Die Partizipation aller Stakeholder wird in der Literatur als entscheidender Erfolgsfaktor genannt (Bryant-Lukosius, 2004).

Zu diesem Zweck wurden mehrere Workshops zur Präzisierung der Cancer Nurse-Rolle abgehalten. Somit konnte das Erfahrungswissen der ärztlichen Abteilungsleitung, der pflegerischen Bereichsleitung, der Pflegeberatung, der Cancer Nurse und den Stationsleitenden der Pflege eingebracht werden. Optimierungsmöglichkeiten im Behandlungspfad von Patient*innen können durch das kontextuelle, transdisziplinäre Wissen identifiziert werden. Es finden auch kontinuierlich Workshops zum Abgleich der Vorstellungen und der aktuellen Bedarfsermittlung statt. Durch die partizipative Herangehensweise wird die Akzeptanz der neuen Rolle gefördert und der kontinuierliche Prozess der Weiterentwicklung im Sinne des PEPPA Frameworks am Leben erhalten.

Die Unterstützung durch das mittlere Management und der Direktion des Pflegedienstes sind ebenfalls als Erfolgsfaktoren zu nennen. Ebenfalls wird bei Bryant-Lukosius (2004) und Serena et al. (2018) die Rollenklarheit als Schlüssel für eine erfolgreiche Rollenimplementierung genannt. Dieser Forderung wurde mit der Entwicklung eines Konzeptes begegnet. Die dargelegte und präzisierte Rolle lehnt sich in den Kompetenzen am EONS Education Framework an. Mit der Einbettung der Cancer Nurse Rolle in die bereits etablierte Pflegeambulanz konnten erarbeitete Strukturen und Netzwerke genutzt und erweitert werden.

Die Rollen-Ausformung ist mit dem international bekannten Konzept des *Oncology Nurse Navigator* gut zu beschreiben. Durch die derzeitige Gesetzgebung bewegt sich der Wirkungsgrad der Cancer Nurse im rechtlichen Rahmen des GuKG (2023). Damit entspricht sie Pflegeexpert*innen mit einem vertieften Wissen aber fehlender rechtlichen Kompetenz- bzw. Befugniserweiterung.

Einbettung im Versorgungsprozess

Cancer Nurses können in allen Phasen des Behandlungsweges involviert sein oder punktuell hinzugezogen werden (► Abb. 4.17). An der Universitätsklinik für Innere Medizin I, sind Cancer Nurses für Patient*innen zu bestimmter Tumorentitäten eingeteilt – und haben ein entsprechend vertieftes Wissen (Diagnose, Behandlung, Symptommanagement).

Im Regelfall lernt die Cancer Nurse die Patient*innen nach Erstvorstellung bei der Onkologin/beim Onkologen kennen. Dieser erste Kontakt findet entweder vor oder ihm Rahmen des ersten Therapie Termins statt. Je nach Diagnose und Behandlungsplan werden Assessments/Screenings eingesetzt, um potenzielle Risiken zu erkennen, gezielt präventive Maßnahmen mit den Patient*innen besprochen und in enger Zusammenarbeit mit den zuständigen Ärzt*innen supportive Maßnahmen vereinbart. Bei den geplanten Wiedervorstellungen (für die nächste Therapieeinheit) wird auf die Inhalte des letzten Aufenthalts Bezug genommen (z. B. ob und in welcher Form Nebenwirkungen aufgetreten sind) und die Situation gemeinsam mit den Betroffenen und ggf. den Angehörigen evaluiert. Ebenso wird bei Beendigung der geplanten Therapie bzw. im Übergang zu Best supportive Care (BSC) vorgegangen.

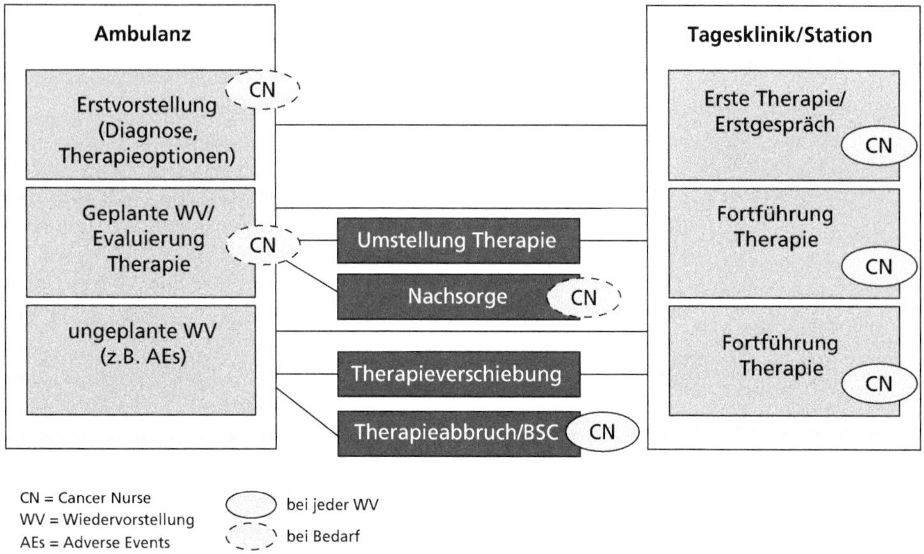

Abb. 4.17: Einsatz Cancer Nurses im Versorgungsprozess (eigene Darstellung).

Praxisbeispiel

Bei Patient*innen mit kolorektalen Karzinomen, zeigt sich ein breites Spektrum der zu betreuenden Patient*innen. Diese befinden sich in unterschiedlichen Krankheitsstadien und Lebenssituationen (z. B. 39-Jährige mit neu diagnostiziertem metastasierten Karzinom, 82-Jähriger mit einem Rezidiv, 55-Jähriger in kurativer Behandlung). Neben den körperlichen Beschwerden aufgrund der Erkrankung ergeben sich psycho-soziale Belastungen wie Ungewissheit über den weiteren Krankheitsverlauf und Zukunftsängste, insbesondere bei den jungen Erwachsenen (Shaha 2003; Kaufmann-Molnàr et al. 2019). Die Patient*innen benötigen hier vor allem eine gute Vorbereitung für die Zeit zwischen den ambulanten Therapieterminen (z. B. nochmalige Erklärung der verordneten antiemetischen Therapie, Information zu Hautreaktion, Strategien bei Fatigue). Bei Bedarf werden telefonische Follow-up Gespräche zwischen den Behandlungsterminen vereinbart.

Praxisbeispiel

Frau S. ist eine 73-jährige Wienerin, welche im Februar 2016 die Diagnose Sigma Karzinom Stadium 3 erhielt. Nach erfolgter Chemotherapie und Operation waren bei allen Nachsorgeterminen keine Auffälligkeiten – also keine Krankheitsaktivität – nachweisbar. Leider stellte sich im Mai 2022 heraus, dass sie ein Rezidiv hat. Es wurde ihr empfohlen, wieder mit einer Chemotherapie zu starten (Kombination: Cetuximab und 5-FU). Mein erster Kontakt mit Frau S. war am Tag des Starts der neuen Chemotherapie. Am selben Tag wurde auch der Portkatheter implantiert. Als ich das Zimmer betrat, um mich als Cancer Nurse vorzustellen, brach sie in Tränen aus. Sie erzählte mir, dass sie gerade unfassbar überfordert sei, starke Schmerzen an der OP Wunde habe und sich alleine gelassen fühlt. Sie erhielt von mir ein Analgetikum und im Gespräch stellte sich heraus, dass sie alleine lebt, keine lebenden Familienangehörigen hat und kaum Freunde. Sie hat vor 6 Jahren sehr schlechte Erfahrungen mit der Chemotherapie gemacht und entsprechend große Angst vor den Nebenwirkungen. Nach einem entlastenden Gespräch, informierte ich sie über Möglichkeiten der Unterstützung zu Hause, welche sie sehr gerne in Anspruch nehmen würde (Hilfsdienst für Einkauf, Apothekengänge, etc., sowie Besuchsdienste gegen die Einsamkeit). Weiters bekam sie von mir ein Informationsblatt mit wichtigen Hinweisen zur Prävention (und zum Management) möglichen Nebenwirkungen. Diese Beratungsinhalte habe ich mit ihr 3 Tage nach Entlassung telefonisch nochmals besprochen. Bei diesem Telefonat hatte sie auch nochmal die Möglichkeit offene Fragen zu stellen. Ich habe ihr empfohlen, dass sie nicht dringliche Fragen aufschreiben soll und wir diese bei den geplanten Terminen im Krankenhaus immer gemeinsam besprechen können.

Pflegeambulanz HOBI

Die **h**ämatologische und **o**nkologische **B**eratung und **I**nformation (HOBI) ist ein Angebot von Pflegeexpert*innen für Patient*Innen und Angehörige. Die Beratung kann im Anschluss an das Gespräch mit den behandelnden Ärzt*innen in Anspruch genommen werden – oder zu einem anderen Zeitpunkt ihm Rahmen der antitumoralen Therapie. Die Beratungsgespräche durch Pflegeexpert*innen werden an die individuellen Bedürfnisse der Patient*innen und/oder Angehörigen angepasst.

*Die Pflegeexpert*innen informieren beispielsweise über:*

- Wirkungen und Nebenwirkungen von Krebstherapien
- Möglichkeiten einen persönlichen Beitrag zur Krebstherapie zu leisten
- Versorgung zu Hause/Unterstützungsangebote außerhalb des AKH
- spezielle Pflegemaßnahmen, z. B. Wundversorgung
- Gesundheitsthemen, die die Krebserkrankung betreffend, z. B. Ernährung
- Kontakt zu weiteren Expert*innen des Behandlungsteams, z. B. Diätologie, klinische Psychologie, Sozialarbeit, Physiotherapie

Das Team der Pflegeambulanz besteht aus Expert*innen der onkologischen und hämatologischen Pflege, die über langjährige Erfahrung verfügen und eine Weiterbildung abgeschlossen haben. Durch die Arbeit auf der Bettenstation und an der ambulanten Tagesklinik sind diese auf dem neuesten Stand bezüglich aktueller Therapien und damit verbundener Anforderungen. Da Angehörige ebenso von der Krankheit »betroffen« sind, haben auch sie die Möglichkeit in die Informations- und Beratungsgesprächen eingebunden zu werden.

Die Beratungsgespräche können via E-Mail Anfrage, telefonisch oder vor Ort an jedem Montag, Mittwoch und Freitag zwischen 13:00–15:00 Uhr erfolgen.

Planung/Inhalte Patient*innen-Edukation

Patient*innen und Angehörige können zu unterschiedlichen Zeitpunkten der Erkrankung Beratungs- und Informationsgespräche in Anspruch nehmen. Im Rahmen des ersten Kontaktes ist es als Cancer Nurse oder im HOBI somit essentiell, Bedürfnisse und Bedarfe aus Sicht der Betroffenen zu erfragen.

Die Bedarfe und Bedürfnisse können sich unterschiedlich darstellen: z. B. Fragen zum organisatorischen Ablauf bei Terminen auf der Station/Tagesklinik, Fragen zu Symptomen der Erkrankung, Anleitung zu präventiven Maßnahmen von möglichen Nebenwirkungen, sozialrechtliche Belange, psychische Belastungen, uvm. Als Screening-Instrument kann hierbei das Symptom-Distress Thermometer des *National Comprehensive Cancer Network* (NCCN, 2021) inkl. Liste möglicher Problembereiche verwendet werden (Der Thermometer der Stressoren sowie die Liste der Probleme des NCCN 2021 sind unter folgendem Link aufrufbar: https://www.nccn.org/docs/default-source/patient-resources/nccn_distress_thermometer.pdf). Auf Basis dieser Informationen können entsprechend Inhalte/Maßnahmen für die Patient*innen-Edukation geplant und gezielt Kolleg*innen des multiprofessionellen Team hinzugezogen werden.

Für die edukativen Maßnahmen stehen eine Vielzahl an nationalen und internationalen Leitlinien sowie Informationsmaterial in der Hämatologie und Onkologie zur Verfügung.

Resümee

Auf Basis zahlreicher wissenschaftlicher Erkenntnisse werden positive Outcomes durch den Einsatz von APNs international beschrieben (Kobleder et al. 2021; Kerr et al. 2021 & ONS 2021). Alle derzeitigen und zukünftigen ANP-Rollen am Universitätsklinikum AKH Wien sind auf die Wissenszirkulation des praktischen und theoretischen Wissens am Point of Care ausgerichtet. Sie unterscheiden sich jedoch in ihrer Perspektive. Während die Pflegeberatung als Facilitator Kolleg*innen anhand von fachkollegialer Beratung auf Basis von Phronesis und konzeptuellem Wissen unterstützt, sind Cancer Nurses auf die Begleitung von Patient*innen ausgerichtet. Die Rolle der Cancer Nurse als Berater*in und Navigator*in wirkt sich sowohl auf die Patient*innen als auch auf das multiprofessionelle Behandlungsteam positiv aus, indem sie für Kontinuität in der Versorgung und verbesserte Kommunikation sorgen kann (McMullen 2013; Oncology Nursing Society 2021 & Bachofner et al. 2021). In der Praxis werden von Kolleg*innen des multiprofessionellen Teams sowie von Patient*innen und Angehörigen immer wieder positive Rückmeldungen zur Zufriedenheit mit den in diesem Kapitel beschriebenen Rollen der professionellen Pflege an der Universitätsklinik für Innere Medizin I kommuniziert.

Literatur zu Kapitel 4.3.2

Bryant-Lukosius, D. (2004). A framework for the introduction and evaluation of advanced practice nursing roles. *Journal of Advanced Nursing*, 48 (5), 530–540.

EONS Cancer Nursing Education Framework (2022). ©European Oncology Nursing Society. Abgerufen von: https://cancernurse.eu/education/cancer-nursing-education-framework/

GuKG (2023) Bundesgesetz über Gesundheits- und Krankenpflegeberufe. Gesundheits- und Krankenpflegegesetz. Zuletzt abgerufen am 31.01.2024 von: https://www.ris.bka.gv.at/GeltendeFassung.wxe?Abfrage=Bundesnormen&Gesetzesnummer=10011026

NCCN® (National Comprehensive Cancer Network) (2021). Clinical Practice Guidelines in Oncology, Distress Management. Guidelines for Patients (nccn.org)

Serena, A., Dwyer, A.A., Solange, P., Eicher, M. (2018). Acceptance of the Advanced Practice Nurse in Lung Cancer Role by Healthcare Professionals and Patiente: A qualitative Exploration. *Journal of Nursing Scholarship*, 50, 540–548.

Shaha, M. (2003). Leben mit Darmkrebs. Eine ontisch-empirische Studie. *Pflege*, 16, 323–330.

Kaufmann-Molnàr, I., Hofmann Checchini, H., Fringer, A. (2019). Chemotherapeutische Nebenwirkungen bei Kolonkarzinom – eine qualitative Studie aus Betroffenensicht. *Pflege*, 1–8.

McMullen, L. (2013). Oncology nurse navigators and the continuum of cancer care. *Seminars in Oncology Nursing*, 29/2, 105–117.

Müller, K.S., Strunk-Richter, G., Denninger, N.E. (2022). Rollen und Aufgaben einer Advanced Practice Nurse (APN): Ein Rapid Review. *Pflegewissenschaft*, 24, Supplement III. doi: 10.3936/12103

Oncology Nursing Society (ONS) (2021). Role of the Oncology Nurse Navigator Throughout the Cancer Trajectory. Abgerufen von: https://ww

w.ons.org/make-difference/advocacy-and-policy/position-statements/ONN

Bachofner, E., Stamm, S. L., Staudacher, S., & Spichiger, E. (2021). Betreuung durch ein Advanced Nursing Practice-Team – Erfahrungen Lymphombetroffener und ihrer Angehörigen: Eine qualitative Studie. *Pflege*, 34(5), 231–239.

Kerr H, Donovan M, McSorley O (2021). Evaluation of the role of the clinical Nurse Specialist in cancer care: an integrative literature review. *European Journal of Cancer Care*, 30 (5).

Kobleder, A., Mayer, H., Senn, B. (2016). Feeling someone is there for you' – experiences of women with vulvar neoplasia with care delivered by an Advanced Practice Nurse. *Journal of Clinical Nursing*, 26, 456–465.

4.3.3 Erfahrungsbericht: Onkologische Pflegeexpertise am Ordensklinikum Linz Elisabethinen

Johanna Kienmeyer

Das Ordensklinikum Linz Elisabethinen als onkologisches Leitspital legt zwei seiner Schwerpunkte auf die Hämato-Onkologie sowie die Uro-Onkologie. Ersteres ist seit 2020 von der Deutschen Krebsgesellschaft onkologisch zertifiziert, das uroonkologische Zentrum Linz bereits seit 2013.Onkologische Zentren sind darauf ausgerichtet, speziell auf die Besonderheiten der Erkrankung und die jeweiligen Bedürfnisse der Betroffenen einzugehen. Sie stehen für eine ganzheitliche Betreuung sowie eine spitzenmedizinische Versorgung durch Expert*innen. Speziell weitergebildete onkologische Fachkräfte mit einem erweiterten Aufgabenspektrum sind erforderlich, um eine leitlinienbasierte Versorgung anbieten und umsetzen zu können.

Die Anzahl der Krebspatient*innen nimmt bekanntermaßen zu, bedingt durch den demografischen Wandel, verbesserte Diagnoseverfahren und Therapiemöglichkeiten. Das erhöhte Patient*innenaufkommen in den Krankenhäusern, die Fortschritte in der Krebstherapie und die daraus resultierten veränderten Nebenwirkungen führen zu einem steigenden Bedarf an Information und Beratungen bei den Betroffenen. Die Herausforderungen, denen sich Patient*innen und ihre Angehörigen durch eine Krebserkrankung stellen, sind vielfältig. Sie umfassen nicht nur die Verarbeitung der Diagnose selbst, sondern auch den Umgang mit der entsprechenden Therapie und deren Folgen (Mehler-Klamt et al. 2023). Insbesondere zu Beginn, wenn zahlreiche Informationen und Eindrücke auf sie einströmen, befinden sich Patient*innen in einer äußerst belastenden Situation. Ängste und Sorgen stehen im Vordergrund und es bleibt kaum Zeit, die Diagnosestellung zu verarbeiten. In dieser Situation jemanden mit Fachwissen an seiner Seite zu haben, der ausreichend Zeit hat und Informationen verständlich vermitteln kann, ist für Betroffene sehr wertvoll und unterstützend.

Onkologische Pflegeexpert*innen

Seit 2017 arbeite ich als Diplomierte Gesundheits- und Krankenpflegerin (DGKP) auf der Hämato-Onkologie. Meine duale Ausbildung umfasste zusätzlich einen Bachelorabschluss in Pflegewissenschaften. Den akademischen Lehrgang zur Advanced Practice Nurse mit dem Schwerpunkt auf Cancer Nursing schloss ich Anfang 2024 erfolgreich ab. Seit 2023 bin ich gemeinsam mit zwei weiteren Kolleginnen in der Funktion der onkologischen Pflegeexpertin am Ordensklinikum Linz Elisabethinen angestellt, zusätzlich zu der Tätigkeit als DGKP auf der Station. Die Rolle der onkologischen Pflegeexpertin besteht bereits seit mehreren Jahren. Um den aktuellen Herausforderungen in der onkologischen Pflege entgegenzuwirken, wurde sie ausgebaut und um Tätigkeiten erweitert. Dadurch besteht nun die Möglichkeit, für Patient*innen mit hämato-onkologischen und uro-onkologischen Erkrankungen eine Pflegeberatung anzubieten.

Meine Aufgabe als onkologische Pflegeexpertin liegt hauptsätzlich in der Beratung. Die onkologische Pflegeberatung für Patient*innen stellt den größten Tätigkeitsbereich dar. Für neue Mitarbeiter*innen führen wir beispielsweise verpflichtende Basisschulungen durch und halten Vorträge zu Nebenwirkungen der Krebstherapien ab, um das Pflegepersonal auf dem aktuellsten Wissensstand zu halten. Durch das Organisieren von Arbeitsgruppen und das Mitwirken im nichtärztlichen Onkologiebeirat stehen wir in regelmäßigem Austausch mit anderen Kolleg*innen und Expert*innen und können so unsere Kenntnisse und Kompetenzen kontinuierlich erweitern und verbessern. Zusätzlich stellt das Erstellen und Aktualisieren von Leitlinien und internen Standards einen wichtigen Aufgabenbereich dar. Als onkologische Pflegeexpertinnen sind wir weder in die Diagnostik noch in die Verabreichung von Therapien involviert, sondern arbeiten autonom in unserem Verantwortungsbereich. Diese Selbstständigkeit und Eigenverantwortung schätzen wir sehr.

Onkologische Pflegeberatung

Die onkologische Pflegeberatung für Patient*innen mit hämato-onkologischen oder uro-onkologischen Erkrankungen hat das Ziel, Betroffene in ihrer Krankheitsbewältigung zu unterstützen. Durch das Bereitstellen relevanter Informationen zur Erkrankung, Behandlung und deren Auswirkungen werden Patient*innen dazu befähigt, ihre Situation besser zu verstehen und informierte Entscheidungen in Zusammenhang mit ihrer Erkrankung zu treffen. Das Stärken ihrer persönlichen Ressourcen und Gesundheitskompetenzen ermöglicht Betroffenen ihren Alltag mit der Krebserkrankung selbstständig zu bewältigen. Als onkologische Pflegeexpertinnen stellen wir eine kontinuierliche Ansprechpersonen dar, die Patient*innen und deren Angehörige über den Zeitraum ihrer Diagnosestellung, Behandlung und Nachsorge betreuen und begleiten.

Die Beratung wird für Patient*innen, und bei Bedarf deren Angehörige, in Einzelgespräche durchgeführt. Informationen darüber werden bei der pflegerischen Anamnese und im medizinischen Aufklärungsgespräch gegeben. Eine Erstberatung wird allen Patient*innen mit einer Erstdiagnose angeboten, Folgeberatungen und Wiederzuweisungen erfolgen auf Wunsch und bei Bedarf der Betroffenen.

Stationäre Beratung

Bei stationären Patient*innen erfolgt die Zuweisung elektronisch und kann von jeder Berufsgruppe angelegt werden. Für die onkologische Pflegeberatung wurde ein Erhebungsbogen erstellt, um relevante Daten der Patient*innen strukturiert zu erfassen und übersichtlich darzustellen, beispielsweise zum persönlichen Hintergrund, zur Diagnose und zur (geplanten) Therapie der Betroffenen. Dadurch lassen sich mögliche Nebenwirkungen der Behandlung, Problemfelder aber auch wichtige Ressourcen der Patient*innen ableiten und die Beratung danach ausrichten. Der Erhebungsbogen enthält zusätzlich eine angehängte Liste mit den wichtigsten Inhalten für ein Erstgespräch. Er wird dadurch nicht nur als Hilfsmittel für die Vorbereitung auf das Beratungsgespräch genutzt, sondern dient auch als Gesprächsleitfaden, wodurch sichergestellt werden kann, dass alle relevanten Themen angesprochen wurden. Die Inhalte für das Erstgespräch wurden aus dem Gesprächsleitfaden zur Pflegeberatung nach Große-Kunstleve et al. (2019) übernommen und für die Anwendung am Ordensklinikum Linz Elisabethinen adaptiert.

Die Gesprächsinhalte in der onkologischen Pflegeberatung richten sich prinzipiell nach den individuellen Bedürfnissen der Patient*innen. Für ein Erstgespräch gibt es jedoch relevante Aspekte, die wir in der Beratung besprechen. Grundsätzlich ist es wichtig, an den aktuellen Wissensstand der betroffenen Person anzuknüpfen und sowohl Informationen zur Erkrankung, zur Therapie als auch zu prophylaktische Maßnahmen in einer angepassten Sprache zu vermitteln. Weiter wird geklärt, ob die orale Medikamenteneinnahme verständlich ist, welche Verhaltensmaßnahmen im Notfall zu ergreifen sind und welche weiterführenden Unterstützungsmöglichkeiten den Patient*-innen angeboten werden können, wie beispielsweise die Sozialberatung bei finanziellen Fragen. Für die Betroffenen ist es auch immer wichtig zu erfahren, was sie selbst aktiv zu ihrer Gesundheit beitragen können. Hierbei werden Themen zur Ernährung, zu Bewegung und Sport oder zu Entspannungsmethoden besprochen. Im Abschluss an die Beratung werden die Kontaktmöglichkeiten zum Behandlungsteam geklärt, dass Patient*innen jederzeit die Möglichkeit haben, weitere Beratungsgespräche anzufordern.

Ambulante Beratung

In der hämato-onkologischen Ambulanz sind wir an drei Tagen in der Woche präsent. Patient*innen werden im Zuge des Aufnahmeprozesses gefragt, ob der Wunsch an einer onkologischen Pflegeberatung teilzunehmen besteht. Auf diese Anfragen reagieren wir direkt und ohne Vorbereitungen mittels Erhebungsbogen und besprechen die anfälligen Fragen. Zusätzlich werden wir von Fachärzt*innen und Onkolog*innen gezielt hinzugezogen, wenn Patient*innen während ihrer Arztgespräche über einschränkende Nebenwirkungen oder eine hohe Symptomlast berichten. Diese enge Zusammenarbeit hat sich bereits gut etabliert und ermöglicht es, Betroffenen die benötigte Unterstützung zukommen zu lassen.

In unserer urologischen Ambulanz finden einmal wöchentlich die Befundbesprechungen mit den Patient*innen statt. Dabei arbeiten ein Facharzt der Urologie, ein Onkologe sowie meine Kollegin eng zusammen. In diesem Rahmen erfolgt nicht nur die medizinische Aufklärung über die Ergebnisse der durchgeführten Diagnostik und die empfohlene onkologische Behandlung, sondern auch eine kurze pflegerische Beratung. Sollte sich während dieser Besprechung herausstellen, dass ein erhöhter Bedarf an Unterstützung besteht, wird ein weiterführendes, ausführlicheres Beratungsgespräch vereinbart. Üblicherweise findet dieses bei der ersten stationären Therpiegabe statt und bietet einen geeigneten Rahmen, um auf relevante Themen und Bedürfnisse der Patient*innen einzugehen. Insbesondere in der uro-onkologischen Beratung sind Aspekte wie Sexualität und Intimität von Bedeutung, die im Rahmen einer onkologischen Beratung auf professioneller Ebene angemessen behandelt werden können.

Fazit

Die bisherigen Erfahrungen, die ich in der onkologischen Pflegeberatung machen durfte, waren ausnahmslos positiv. Dass sich jemand mit Fachwissen Zeit nimmt, zu den Patient*innen setzt und in Ruhe und einer verständlichen Sprache über die Erkrankung und ihre Herausforderungen spricht, ist für die Betroffenen von unschätzbarem Wert. Aus meiner Sicht ist es wichtig, Betroffene zu bestärken, auf den eigenen Körper zu hören und demensprechend zu handeln, damit sie ihr Leben so normal wie möglich führen können, dabei aber stets auf ihre Gesundheit und ihr Wohlbefinden achten. An meiner

Arbeit schätze ich besonders, dass ich durch meine persönlichen Erfahrungen und fachlichen Inputs den Patient*innen das nötige Wissen und die Sicherheit im Umgang mit ihrer Erkrankung und Behandlung vermitteln kann und sie so dabei unterstützen darf, die Krebserkrankung bestmöglich zu bewältigen und handlungsfähig zu bleiben.

Literatur zu Kapitel 4.3.3

Große-Kunstleve, U., Kelber, S., Hofmann, T. (2019). Pflegeberatung in der Onkologie am Beispiel einer hämatologischen Patientin. Onkologische Pflege, 2, 23–29

Mehler-Klamt, A.C., Naegele, M., Lippach, K. (2023). Onkologische Pflege: Assess-ments im Erstgespräch. Pflegezeitschrift, 76, 22–25

4.3.4 Die Rolle der Breast Care Nurse im Brustkompetenzzentrum des Kepleruniversitätsklinikum Linz

Anna Maria Dieplinger, Carmen Leisch & Monika Weiß

Brustkrebs ist laut der Weltgesundheitsorganisation (WHO) die häufigste Krebserkrankung weltweit. Zwölf von einhundert Frauen erkranken im Laufe ihres Lebens an Brustkrebs. 2022 war die Anzahl der Brustpatientinnen 7098, davon waren 60% Neuerkrankungen und 16% Sterbefälle (Krebshilfe 2024). Diese Erkrankung stellt auch zukünftig die Medizin vor große Herausforderungen (AHOP 2024).

Die Diagnose Brustkrebs ist mit unzähligen Fragen, Unsicherheiten und Ängsten verbunden. Um Patient*innen umfassend zu beraten, zu begleiten und zu unterstützen, stehen dem multidisziplinären und interprofessionellen Team des Brustkompetenzzentrums (BKZ) speziell ausgebildete Breast Care Nurses (BCN) zur Seite. Die BKZs entstanden in Deutschland und Österreich im Jahr 2000. Nach den Anforderungen der European Society of Mastoloy (EUSOMA) wurden zunehmen die BCN in diesen Fachbereichen etabliert (AHOP 2024).

Im Kepleruniverstitätsklinikum in Linz werden jährlich rund 7098 (2022) Patient*innen untersucht, behandelt und betreut. Von der Routinekontrolle in der Radiologie bis zu operativen Versorgung, einschließlich der onkologischen Begleitung, findet hier eine multiprofessionelle Betreuung statt.

Patient*innen werden von der Befundmitteilung über die präoperative Behandlung, bis hin zur Nachsorge begleitet und betreut. Speziell ausgebildete Pflegekräfte haben einen nachweislichen positiven Effekt auf die Lebensqualität der Betroffenen. Pflegeexpert*innen (PEX) und künftig APNs können diese spezialisierte Pflege mit den erweiterten Kompetenzen, bereichern und Entwicklungen anstoßen. Diese nehmen bereits in vielen Ländern unterschiedliche Rollen im Gesundheitssystem ein und tragen nachweislich dazu bei der Versorgung der Bevölkerung zu optimieren (Müller, Strunkt-Richter & Denninger 2022). Die Integration in die Versorgung orientieren sich an den Kernkompetenzen nach Hamric (Hamric & Tracy 2019). Die klinische Praxis, das Coaching, die Konsultation, die evidenzbasierte Praxis, das Leadership, die interdisziplinäre Zusammenarbeit und die ethische Entscheidungsfindung spielen nach diesem Modell eine wesentliche Rolle. Die Verwendung von Assessmentinstrumenten, klinischem Assessment und pflegewissenschaftlicher Recherche und dem Einbezug von aktueller Evidenz werden in der Betreuung von Brustkrebspatient*innen implementiert. Die eigentliche Bedeutung bezieht sich auf das Empowerment der Patient*innen in der Krankheitsbewältigung und Gesundheitsversorgung (O'Grady & Johnson 2019). Die Vorgehensweise in der Betreuung dieser komplexen Gesundheitsproblematiken soll strukturiert und klar nachvollziehbar sein. Der multiprofessionelle Ansatz ist für die ganzheitliche Betrachtung der physischen, psychischen und sozialen Aspekte wesentlich. Betrachtet man die Darlegung von Hamric, so werden Pflegeexpert*innen in der Zusammenarbeit zur Bewältigung von ethisch schwierigen Situationen einbezogen (Wocia 2019).

Am BKZ des Kepleruniversitätsklinikums Linz ist die BNC Teil eines multidisziplinären Teams. Die Pflegenden haben eine fachliche sehr umfassende Weiterbildung und Berufserfahrung, jedoch noch kein Masterstudium. Die Pflegeexpert*innen arbeiten mit den Chirurg*innen, Radiolog*-innen, dem Team der Onkologie, der Psychologie, der Sozialarbeit, der Plastischen Chirurgie, der Physiotherapie, der Gynäkologie, der Humangenetik, der Palliativ Care und der Ernährungsberatung im interdisziplinären Kontext zusammen. Im extramuralen Bereich ist die Zusammenarbeit mit den Strahlenambulanzen, Bandagist*innen und Perückenmacher*innen, der Krebshilfe und den Selbsthilfegruppen wichtig. Die Brustkrebspatient*innen werden von der Befundmitteilung und der präoperativen Behandlung bis zum postoperativen Verlauf und der Nachsorge pflegerisch, medizinisch und therapeutisch betreut und versorgt. Die enge Zusammenarbeit mit den plastischen Chirurg*innen – gerade beim Wiederaufbau der weiblichen Brust – ist im prä- und postoperativen Management von Bedeutung. Die BCNs beraten zu den Themen Körperbildveränderungen und –störungen, Haarverlust, Lymphödem und epithetische Versorgung. Sie beraten Patient*innen im Selbstmanagement und leiten Angehörige z. B. bei der Wundpflege an (AHOP 2024).

Die Tätigkeit in der Ambulanz umfasst die Aufgabenbereiche interdisziplinäre Zusammenarbeit im Nahtstellenmanagement, administrative Aufgaben rund um die Befundorganisation, Behandlungsmanagement, Vorbereitung und Nachsorge bei Eingriffen in Lokalanästhesie, Verbandversorgung und Wundmanagement sowie diagnostische Maßnahmen.

Die spezielle Rolle der Breast Care Nurse

Die BCN ist im Betreuungsteam des Zentrums und erste Anlaufstelle für unsere Patient*innen und deren Angehörige. In der Vermittlungsrolle und als gleichbleibende Ansprechperson ist die BCN eine Vertrauensperson für Betroffene. Sie begleitet sie während der gesamten medizinischen Betreuung im BKZ. Dieser Prozess dauert oft über Monate oder Jahre. Gerade tumorerkrankte Menschen schätzen eine Kontinuität in der Betreuung. Hamric definiert diese Kompetenz als »Konsultation«. Hier findet Beratung, Ratschläge und Edukation statt (Pearson 2019). Veränderte Lebensrealitäten, die Erhebung des Betreuungsbedarfes und die Evaluierung der Unterstützungsleistungen sind Teil der Patient*innenedukation. Wissensvermittlung und Informationsweitergabe innerhalb der Berufsgruppen, das Anleiten von Studierenden, Schulungen, Vorträge zur Fortbildung und die Evidence based Nursing/Medizin (EBN/M) Weiterentwicklung der Rollen der BCN (APN) zählen zu den Tätigkeitsbereichen einer BCN im Kepleruniversitätsklinikum. Im Zuge des Qualitätsmanagements ist die pflegerische Mitwirkung bei jährlichen Zertifizierungen durch die Deutsche Krebsgesellschaft und die Deutsche Gesellschaft für Senologie erforderlich.

Die im BKZ betreuten Patient*innen werden in einer wissenschaftlichen Datenbank geführt und laufend wissenschaftlich ausgewertet. In Boards werden die Fälle interdisziplinär besprochen und nach gleichen Standards behandelt. Das Tumorzentrum erlaubt in einem klinikübergreifenden Vergleich eine EBN/M Betreuung der Patient*-innen. Die aktive Teilnahme von BCN (APN) an Forschung ist dadurch für die

Pflege möglich. Durch den noch geringen Anteil an Masterabsolvent*innen für APN in der Pflege muss sich in Österreich künftig auch dieser Weg klarer abzeichnen. Derzeit sind wissenschaftliche Arbeiten auf Bachelorniveau oder in vereinzelten Publikationen der APN zu verzeichnen.

Die Kompetenz des Leaderships von BCN (Pflegeexpert*innen und/oder APN) bezieht sich aber nicht nur auf die Übernahme der fachlichen Verantwortung in der Einrichtung, sondern schließen die Aufgaben in der Lehre, der Gesundheitsförderung, der Beratung und Unterstützung und der Mitwirkung im interdisziplinären Team ein.

Kriterien und zukünftige Kompetenzen der BCN (APN) nach dem Hamric-Modell

Laut dem Hamric-Modell müssen einige Kriterien erfüllt sein, damit eine Pflegekraft als APN betrachtet werden kann. Diese Kriterien stellen sicher, dass die Qualität und Kompetenz in der Pflege gewährleistet ist. APNs müssen über einen abgeschlossenen Hochschulabschluss mit Schwerpunkt auf einer spezifischen Population/Erkrankung verfügen. Diese Ausbildung geht über das Bachelorstudium hinaus. Des Weiteren ist eine professionelle Zertifizierung auf nationaler Ebene für die Qualitätssicherung und des Nachweises der Kenntnisse und Fähigkeiten erforderlichen.

Der direkte Kontakt mit Patient*innen unter dem Einbezug des familiären Kontextes, sowie der individuellen Bedürfnisse ist Schwerpunkt in der klinischen Praxis von APNs. Die Grundlage von APN's wird durch sieben Kernkompetenzen definiert, wobei die direkte klinische Praxis als zentral angesehen wird. In der Abbildung zum Modell von Hamric werden die Kriterien und Kompetenzen einer APN und die Umwelteinflüsse, die auf die APN wirken dargestellt (Hamric & Tracy, 2019).

Diese direkte klinische Praxis bildet das Fundament, auf dem die anderen Kompetenzen aufbauen. Dazu gehören Coaching und Führung, Beratung und Konsultation, evidenzbasierte Praxis, Leadership, Zusammenarbeit und ethische Entscheidungsfindung (Hamric & Tracy 2019). Das *Coaching und Führen* von Patient*innen spielt eine entscheidende Rolle bei der Förderung und der Verbesserung der Gesundheitsergebnisse bei Tumorerkrankungen. Es geht darum, das Engagement der Patient*innen in ihrer Behandlung zu fördern und sie dazu zu ermutigen, eine aktive Rolle in ihrer eigenen Gesundheit und Gesundheitsversorgung zu übernehmen (O'Grady & Johnson 2019). Im Gegensatz impliziert *Beratung und Konsultation* die Bereitstellung von fachkundigen Informationen an andere Gesundheitsdienstleistenden oder Organisationen, die in die Versorgung involviert sind. Der Zweck besteht darin, Fachkenntnisse und Ratschläge bereitzustellen, um die Qualität der Versorgung zu verbessern oder bestimmte Herausforderungen anzugehen (Pearson 2019). *Evidenzbasierte Praxis* ist der dominierende Ansatz in der klinischen Entscheidungsfindung und daher eine Kernkompetenz von APNs. Für die Praxis ist es entscheidend aktuelle Evidenz einzubeziehen. Die Kenntnisse und Fähigkeiten dies zu tun wird durch das Ausbildungsniveau vermittelt (Gray 2019). *Leadership* bezeichnet die Fähigkeit und Verantwortung in verschiedenen Bereichen des Gesundheitswesens zu führen. Dies umfasst klinische Führung in direkter, organisatorische Führung zur Verbesserung von Qualität und Effizienz, interprofessionelle Führung zur Förderung der Teamarbeit, politische Führung durch Engagement in Gesundheitspolitik sowie Bildungs- und Forschungsführung zur Weiterentwicklung des Fachwissens und zur Erweiterung der Evidenzbasis. Insgesamt tragen APNs durch ihr Leadership dazu bei positive Veränderungen in der Gesundheitsversorgung zu bewirken und die bestmögliche Versorgung für Patient*innen sicherzustellen. Für ein erfolgreiches Leadership gibt es verschiedene Konzepte und Modelle, die von APNs angewendet werden können (Carter & Reed 2019). Die *Zusammenarbeit* oder auch Kollaboration genannt, bezieht sich auf die Zusammenarbeit zwischen APNs, Patient*innen, Familien und anderen Gesundheitsdienstleistenden, um auf in Basis einer authentischen und konstruktiven Interaktion, Lösungen für Probleme zu finden und Ziele gemeinsam zu erreichen (Carter, Dabney & Hanson 2019). Die Komplexität der Praxis wird durch die Interaktion zwischen direkter klinischer Praxis und den anderen Kernkompetenzen deutlich. Die Entwicklung und Integration dieser komplexen Kompetenzen erfolgt im Laufe der Zeit und erfordert eine entsprechende Ausbildung und praktische Erfahrung. Es ist wichtig anzumerken, dass unmittelbar nach Abschluss des Studiums keine vollständige Vorbereitung auf alle Kompetenzen gegeben ist. Vielmehr bieten die Ausbildungsprogramme eine Grundlage auf der die APNs ihre Praxis aufbauen und weiterentwickeln können. Das Bewusstsein für die Umweltfaktoren, die auf die APNs Einfluss nehmen ist essentiell, um sie adäquat managen zu können und am Gesundheitsmarkt bestehen zu können (Hamric & Tracy 2019).

All dieser Kompetenzen nach Hamric & Tracy werden in der Rolle der BCN als Pflegeexpert*in im Kepleruniversitätsklinikum praxisbezogen bereits umgesetzt. Die Pflegenden besitzen eine jahrelange berufliche Erfahrung, haben Spezialausbildungen und fachliche Weiterbildungen und unterstützen direkt im interdisziplinären Team Mediziner*innen und Therapeut*innen.

Die BCN hat in der Rolle der klinischen Praxis ein hohes Entwicklungspotenzial. Sei es in der Patient*innenedukation, der Leistungserfassung und Publikation, Beratung bei Hilfsmitteln und der Erweiterung der fachlichen Kompetenzen. Zukünftig können im Leadership in der Forschung und in der Mitgestaltung in der Gesundheitspolitik gesundheitsförderliche Konzepte in der Versorgung auf der Meso- und Makroebene entwickelt werden. Durch den medizinischen Fortschritt und die demographische Entwicklung in der Bevölkerung aber auch in der Pflege selbst, können neue berufliche Aufgabenbereiche für eine BCN angedacht werden. Prävention und Früherkennung sind gerade in der Tumordiagnostik von Bedeutung. Durch Informationsveranstaltungen und Schulungen in der Brustgesundheit wäre für BCN ein neuer Bereich zu sehen, welcher die Gesellschaft frühzeitig über die Wichtigkeit in der Vorsorge aufklärt.

Die Spezialisierung in der Pflege zeigt in vielen Fachbereichen der Medizin einen Fortschritt. Weg von herkömmlichen Bildern der Pflege, hin zu einer professionellen Mitwirkung und kompetenten Behandlung von Patient*innen. Für diese zukünftigen Aufgaben sind die Pflegenden des BKZ im Kepleruniversitätsklinikum heute schon gerüstet. Mit einer jahrelangen Erfahrung, gelebter EBN/M Praxis kann für Betroffene vieles verbessert werden.

Literatur zu Kapitel 4.3.4

Arbeitsgemeinschaft hämatologischer und onkologischer Pflegepersonen in Österreich (AHOP), Zugriff am 20. Mai 2024 unter Die Rolle der Breast Care Nurse im Wandel | AHOP-news (medmedia.at)

AZW Innsbruck, Zugriff am 20. Mai 2024 unter Breast Care Nurse | azw

Carter, M., Dabney, C. & Hanson, C.M., 2019, Collaboration. In: M.F. Tracy & E.T. O'Grady, Hamric and Handson's Advanced Practice Nursing (Edition 6), (S. 286–309). Missouri: Elsevier.

Carter, M. & Reed, L., 2019, Leadership. In: M.F. Tracy & E.T. O'Grady, Hamric and Handson's Advanced Practice Nursing (Edition 6), (S. 256–285). Missouri: Elsevier.

European Society of Mastology (Eusoma), Zugriff am 20. Juni, 2024 unter Organisationen international A – Z (frauengesundheitsportal.de)

Eicher, M., Marquard, S., et al., 2020, Lehrbuch für Breast Care Nurses und Fachpersonen in der Onkologie, Hogrefe, 2. Auflage, Huber, Bern
Krebshilfe, 2024, Zugriff am 21. Mai 2024 unter Krebserkrankungen in Österreich – Österreichische Krebshilfe
Müller, K.S., Strunk-Richter, G. & Denninger, N.-E., 2022, Rollen und Aufgaben einer Advanced Practice Nurse (APN): Ein Rapid Review. Pflegewissenschaft Supplement III, 24(1), 01–09. doi: 10.3936/12103
O'Grady, E.T. & Johnson, J.E., 2019, Guidance and Coaching. In: M.F. Tracy & E.T. O'Grady, Hamric and Handson's Advanced Practice Nursing (Edition 6), (S. 180–202). Missouri: Elsevier.
Pearson, G.S. (2019). Consultation. In: M.F. Tracy & E.T. O'Grady, Hamric and Handson's Advanced Practice Nursing (Edition 6), (S. 204–224). Missouri: Elsevier.
Wocial, L. (2019). Ethic Decision Making. In: M.F. Tracy & E.T. O'Grady, Hamric and Handson's Advanced Practice Nursing (Edition 6), (S. 310–342). Missouri: Elsevier.

4.3.5 Tumor- und therapiebedingte Fatigue

Katharina Jetzinger

Eine der häufigsten Nebenwirkungen einer Krebserkrankung oder ihrer Therapie ist die tumor- und therapiebedingte Fatigue. Von den Betroffenen wird sie als äußerst belastend erlebt und wirkt sich negativ auf die Lebensqualität und Stimmungslage, das Arbeitsleben und soziale Beziehungen sowie auf tägliche Aktivitäten aus (Bower 2014). Das National Comprehensive Cancer Network (NCCN) definiert die tumor- und therapiebedingte Fatigue als ein persistierendes, subjektives Gefühl physischer, emotionaler und/oder kognitiver Ermüdung oder Erschöpfung, einhergehend mit Distress, bedingt durch die Krebserkrankung oder -behandlung. Diese Müdigkeit oder Erschöpfung steht nicht im Verhältnis zur zuletzt ausgeführten Aktivität und beeinflusst die normale Funktionsfähigkeit (NCCN 2023). 70 bis 90% der Krebspatient*innen erleben während der Tumortherapie diese extreme körperliche, geistige oder emotionale Erschöpfung. Sogar nach Abschluss der Therapie sind noch cirka ein Drittel der Cancer Survivors (= Krebs-Überlebende) über Jahre hinweg betroffen (Bower 2014). Das Screening und die Behandlung der tumor- und therapiebedingten Fatigue wird in der aktuellen Literatur als suboptimal bezeichnet. Als mögliche Ursache wird beispielsweise genannt, dass Betroffene ihre Beschwerden nicht äußern. Sie haben Angst vor Therapieänderungen oder erachten die Fatigue als unvermeidliche Konsequenz der Tumorerkrankung oder -therapie. Darüber hinaus fehlt es den Gesundheitsfachkräften möglicherweise an Wissen über die Pathophysiologie und die zugrundeliegenden Mechanismen der Fatigue sowie an Wissen über geeignete Behandlungskonzepte (NCCN 2023).

Bislang gibt es im deutschsprachigen Raum keine Leitlinie zur tumor- und therapiebedingten Fatigue. Auf internationaler Ebene wurden bereits mehrere Leitlinien veröffentlicht. Empfehlungen werden vom NCCN und von der European Society for Medical Oncology (ESMO) ausgesprochen. Es gibt noch weitere Empfehlungen, wie beispielsweise von der Oncology Nursing Society (ONS), die zuletzt 2014 aktualisiert wurde. Die Leitlinie der American Society of Clinical Oncology (ASCO) legt ihren Fokus auf Cancer Survivors. Die tumor- und therapiebedingte Fatigue sollte unabhängig von Alter und Tumorstadium wahrgenommen, beurteilt, dokumentiert, überwacht und behandelt werden. Und dies über den gesamten Behandlungszeitraum, ab dem Verdacht einer möglichen Tumorerkrankung bis hin zu Kontrollterminen in der Nachsorge (NCCN 2023). In der Behandlung der tumor- und therapiebedingten Fatigue stehen verschiedenste Optionen zur Verfügung, die auf die Bedürfnisse jeder einzelnen Person abgestimmt werden müssen.

Um ein adäquates Fatigue-Management sicherzustellen, empfehlen die Leitlinien der NCCN und ESMO folgendes Vorgehen:

1. Edukation und Beratung
2. Screening
3. (Differenzial-)Diagnostik
4. Behandlung (Fabi et al. 2020; NCCN 2023)

Edukation und Beratung

Edukation und Beratung stellen zentrale Aspekte in der Prävention, im erfolgreichen Management sowie in der Vermeidung einer Chronifizierung der tumor- und therapiebedingten Fatigue dar (Fabi et al. 2020; NCCN 2023). Edukation und Beratung sollen nicht nur zu Beginn einer Tumortherapie stattfinden, sondern während des gesamten Behandlungsprozesses sowie in der Nachsorge (Fabi et al. 2020). Es ist notwendig, bei den Betroffenen sowie deren An- und Zugehörigen ein umfassendes Verständnis über das Phänomen zu schaffen. Dazu muss den Patient*innen vermittelt werden, dass die Fatigue aus der Tumorerkrankung oder ihrer Behandlung resultieren kann und welche diversen Ursachen sowie Risikofaktoren zur Entwicklung und Verstärkung beitragen (Weis 2011). Weitere Inhalte sind die Aufklärung über mögliche Auswirkungen und Folgen der Fatigue (Fabi et al. 2020). Eine wesentliche Information ist, dass die tumor- und therapiebedingte Fatigue nicht zwingend ein Hinweis auf den Progress einer Krebserkrankung ist (NCCN 2023).

Neben der Edukation ist die Beratung zu Interventionen oder Management- Strategien im Umgang mit der tumor- und therapiebedingten Fatigue zu nennen. Mögliche Empfehlungen können die Anregung zu körperlicher Aktivität im Rahmen von Bewegungsprogrammen beinhalten oder auch Tipps im Umgang mit den eigenen Energiereserven (NCCN 2023). Dazu zählt unter anderem die Priorisierung der geplanten Aktivitäten oder die gezielte Einteilung der Energieressourcen (Bennett et al. 2016; NCCN 2023; Weis 2011). Horneber et al. (2012) nennen weiters die Planung von Pausen und Phasen der Ruhe sowie gesundheitsfördernde Maßnahmen als wichtige Therapiemöglichkeiten (ebd.). Die Information über die Vorteile gesunder Schlafhygiene, von Entspannungsübungen, gesunder Ernährungsgewohnheiten und sportlicher Betätigung können Beratungsbestandteile sein (Bennett et al. 2016). Das Aktivitäts- und Energiemanagement könnte beispielsweise durch ein Energietagebuch beobachtet werden (de Vries et al. 2012). Die Empfehlung zur Selbstbeobachtung der Patient*innen spricht auch das NCCN (2023) aus (▶ Tab. 4.9).

Das Alter der betroffenen Person, die Intensität der Fatigue, die Präferenzen und Erfahrungen sowie das Ergebnis bereits erfolgter Behandlungsmaßnahmen sind in der Edukation von Patient*innen immer zu berücksichtigen (Fabi et al. 2020). Die Informationsweitergabe kann in mündlicher, schriftlicher oder medialer Form erfolgen. Hierbei kann auf Broschüren und Website-Inhalte von Krebsgesellschaften zurückgegriffen werden, um das besprochene zu festigen. Das NCCN (2023) nennt ebenso die Nutzung der Telemedizin in der Edukation und Beratung.

Informationsmaterial

- Deutsche Fatigue Gesellschaft: https://deutsche-fatigue-gesellschaft.de/
- Deutsche Krebshilfe – Die blauen Ratgeber – Fatigue (chronische Müdigkeit bei Krebs): https://www.krebshilfe.de/infomaterial/Blaue_Ratgeber/Fatigue-Chronische-Muedigkeit-bei-Krebs_BlaueRatgeber_DeutscheKrebshilfe.pdf

- Deutsche Krebshilfe – Die blauen Ratgeber – Bewegung und Sport bei Krebs: https://www.krebshilfe.de/infomaterial/Blaue_Ratgeber/Bewegung-und-Sport-bei-Krebs_BlaueRatgeber_DeutscheKrebshilfe.pdf
- Deutsches Krebsforschungszentrum – Fatigue bei Krebspatienten: Was tun bei Müdigkeit und Erschöpfung?: https://www.krebsinformationsdienst.de/nebenwirkungen-bei-krebs/fatigue
- Österreichische Krebshilfe – Bewegung bei Krebs: https://www.krebshilfe.net/fileadmin/user_upload/Dachverband/Brosch%C3%BCren/Brosch%C3%BCren_Grafiken/2024117_Bewegung_bei_Krebs___web.pdf
- Krebsliga Schweiz – Fatigue bei Krebs: https://shop.krebsliga.ch/files/kls/webshop/PDFs/deutsch/rundum-muede-fatigue-bei-krebs-011028012111.pdf

Screening

Das Screening der Prävalenz und Intensität der tumor- und therapiebedingten Fatigue sollte bei jeder onkologischen Patientin bzw. jedem onkologischen Patienten regelmäßig im Rahmen ihres/seines tagesklinischen, ambulanten oder stationären Aufenthaltes erfolgen. Regelmäßig bedeutet ab dem Zeitpunkt der Diagnose, während der Therapie und Nachsorge sowie bei klinischer Indikation (Fabi et al. 2020; NCCN 2023).

Tab. 4.10: Nicht-pharmakologische Interventionen in der Behandlung der Fatigue unter aktiver Tumortherapie (Fabi et al., 2020; NCCN, 2023).

	ESMO	NCCN
Training/körperliche Bewegung		
Körperliche Bewegung	I, B	Kategorie 1
Moderate körperliche Bewegung, Ausdauer- und Krafttraining	I, B	Kategorie 1
Walking sowie Ausdauer -und Krafttraining	II, B	Kategorie 1
Massagetherapie	Keine Beurteilung	Kategorie 1
Akupunktur	Keine Übereinstimmung	Kategorie 2 A
Psychosoziale Interventionen		
Psychoedukation	II, B	Kategorie 1
Kognitive Verhaltenstherapie	II, B	Kategorie 1
Achtsamkeitsbasierte Stressreduktion	II, C	Nach Behandlung (Kategorie 1)
Yoga	II, C	Kategorie 1
Supportiv-expressive Therapien	Keine Beurteilung	Kategorie 2 A
Ernährungsberatung	Keine Beurteilung	Kategorie 2 A
Lichttherapie	Keine Beurteilung	Kategorie 2 A

Zur Entwicklung eines adäquaten, personalisierten Therapieplans für die betroffene Person bedarf es einem umfassenden Assessment. Dies sollte stufenweise und in interdisziplinärer Zusammenarbeit erfolgen (NCCN 2023). In der Leitlinie der ESMO wird die Durchführung des Screenings durch eine/n Clinical Nurse Specialist empfohlen (Fabi et al. 2020). Da es sich bei der tumor- und therapiebedingen Fatigue um ein subjektives Empfinden handelt, eignet sich als Screeningverfahren die Selbsteinschätzung der Betroffenen (NCCN, 2023). Im Rahmen der pflegerischen Anamnese könnte die gezielte Frage nach Fatigue anhand einer numerischen Rating-Skala (NRS) erfolgen. Die Einteilung der Fatigue erfolgt von keiner Fatigue (0 Punkte) über milde Fatigue (1–3 Punkte) oder moderate Fatigue (4–6 Punkte) bis hin zu einer schweren Ausprägung der Fatigue (7–10 Punkte). Beide Leitlinien sind sich einig, dass ab einer moderaten Intensität weitere Diagnostik notwendig wird (Fabi et al. 2020; NCCN 2023). Liegt keine Prävalenz oder eine milde Ausprägung der tumor- und therapiebedingten Fatigue vor, dann stellen Edukation und Beratung zu allgemeinen Fatigue-Management-Strategien wesentliche Maßnahmen dar (Fabi et al. 2020; NCCN 2023).

(Differenzial-)Diagnostik

Ab einer moderaten Intensität der tumor- und therapiebedingten Fatigue ist eine gezielte Anamnese durchzuführen und eine weitere Abklärung durch Mediziner*innen notwendig. Der Beginn, die Intensität, der Verlauf sowie die Symptomatik der Fatigue soll erfasst werden. Auch Faktoren, welche die Fatigue verstärken oder ihre Ausprägung lindern, sind dabei wesentlich. Die An- und Zugehörigen der betroffenen Person sollen dabei miteinbezogen werden. Der Einsatz validierter Fragebögen erscheint sinnvoll, um die ärztliche Beurteilung unterstützen zu können. Die ESMO empfiehlt dafür das Brief Fatigue Inventory (BFI) (Fabi et al. 2020). Weitere Faktoren, die es zu erheben gilt, sind das aktuelle Tumorstadium und die Therapie, die soziale Situation sowie Komorbiditäten (NCCN 2023). Validierte Assessmentinstrumente werden auch bei der Abgrenzung zu anderen Krankheitsbildern verwendet, wie Angst und/oder Depression (Fabi et al. 2020). Außerdem wird eine Überprüfung und gegebenenfalls Anpassung der derzeitigen Medikation empfohlen (NCCN 2023). Die medizinische Untersuchung und Labortests zählen zu einer umfassenden Diagnostik (Fabi et al. 2020). Das Ziel ist es, mögliche reversible Faktoren, die zur tumor- und therapiebedingten Fatigue beitragen, ausschließen zu können oder falls nötig zu behandeln (NCCN 2023). Bei Fortbestehen der Symptomatik können gezielt medikamentöse und/oder nicht-medikamentöse Therapien eingeleitet werden (Cuhls et al. 2014).

Behandlung

In der Behandlung der tumor- und therapiebedingten Fatigue werden sowohl pharmakologische als auch nicht-pharmakologische Maßnahmen genannt. In der ► Tab. 4.9 und den anschließenden Ausführungen nehme ich Bezug auf nicht-medikamentöse Maßnahmen, die unter aktiver Tumortherapie empfohlen werden. Anhand der aktuellen Literatur zeigt sich, dass vor allem nicht-medikamentöse Interventionen zur Behandlung der tumor- und therapiebedingten Fatigue geeignet sind. Besonders hervorzuheben sind Training bzw. körperliche Bewegung sowie psychosoziale Interventionen.

4.3.6 Einsatz von Advanced Practice Nurses in der Pneumologie – Internationale Erfahrung aus der fachlichen Literatur

Alessandra Concas

Einleitung

Advanced Practice Nurses (APNs) im Bereich Pneumologie spielen eine entscheidende Rolle in der umfassenden Versorgung von Patient*innen, sowohl im ambulanten als auch im stationären Kontext.

Im Rahmen der *ambulanten Betreuung* konzentrieren sich APNs auf die Bewältigung von Atemwegserkrankungen wie Asthma, chronisch obstruktive Lungenerkrankung (COPD) und interstitielle Lungenerkrankungen. Sie bieten spezialisierte Pflege und unterstützen die Patient*innen bei der Selbstverwaltung ihrer Erkrankungen. APNs sind in der Lage, Exazerbationssymptome zu erkennen, gesunde Verhaltensweisen zu fördern und Patient*innen zu coachen und anzuleiten (Schmid-Mohler et al. 2020). Zu den Aufgabenfeldern von APNs zählen Gesundheitsprobleme zu erkennen, chronische Krankheiten zu behandeln, Notfalltriage anzubieten sowie Gesundheitserziehung, Beratung und Führungsmanagement anzubieten (Sánchez-Gómez et al. 2019).

Auf *stationärer Ebene* sind APNs insbesondere in *palliativen Versorgungseinheiten* und auf *Respiratory Care Units* (RCU) tätig. In palliativen Settings spielen sie eine Schlüsselrolle bei der Linderung von Symptomen, der emotionalen Unterstützung von Patient*innen und ihren Familien sowie der Förderung einer würdevollen Lebensqualität am Lebensende. Auf RCU übernehmen APNs die Überwachung und Betreuung von Patient*innen mit schweren Atemwegserkrankungen, wie beispielsweise akutes Atemnotsyndrom (ARDS) oder fortgeschrittene COPD.

Außerdem spielen APNs eine entscheidende Rolle bei der Behandlung von Patient*innen, die eine *nicht-invasive Beatmung (NIV)* benötigen. Nicht-invasive Beatmung ist eine Therapiemethode zur Behandlung von akutem und chronischem Atemversagen, insbesondere bei Erkrankungen wie COPD, Herzinsuffizienz (CHF) und neuromuskulären Erkrankungen. APNs bringen Fachwissen und Fähigkeiten in das multidisziplinäre Team ein, das an der Betreuung dieser Patient*innen beteiligt ist, und tragen so zu besseren Ergebnissen und einer verbessterten Patient*innenversorgung bei.

Die wesentlichen Optimierungen in der NIV-Therapie durch den Einsatz von Advanced Practice Nurses (APNs) lassen sich in folgenden Punkten zusammenfassen:

1. Verbesserte Patientenauswahl und Anpassung der Beatmung: APNs verfügen über spezialisierte Kenntnisse in der Auswahl geeigneter Patienten für die nicht-invasive Beatmung (NIV) und in der Anpassung von Beatmungsparametern. Dies erhöht die Erfolgsrate der NIV und reduziert das Risiko von Beatmungsversagen, da die korrekte Auswahl und Einstellung entscheidend für den Therapieerfolg ist (Bello et al. 2016).
2. Optimierte Überwachung und frühzeitige Erkennung von Komplikationen: APNs sind in der Lage, Patienten engmaschig zu überwachen und frühzeitig Komplikationen wie Leckagen, Hautläsionen oder eine Verschlechterung des klinischen Zustands zu erkennen. Dadurch können sie schnell intervenieren und die Therapie anpassen, was die Sicherheit und den Komfort der Patienten verbessert (Cabrini et al. 2015).
3. Steigerung der Patientenzufriedenheit und Adhärenz: Durch die patientenzen-

trierte Betreuung, Aufklärung und Unterstützung durch APNs wird die Akzeptanz und Toleranz der NIV erhöht. Dies führt zu einer besseren Adhärenz und damit zu einer effektiveren Behandlung, insbesondere bei Patienten mit chronischen Erkrankungen wie COPD, wie auch die Global Initiative for Chronic Obstructive Lung Disease betont (Wilson et al. 2020).

Die wichtigsten *Einsatzbereiche für APNs* in der nicht invasiven Beatmung werden zusammengefasst:

- Beurteilung und Patient*innenauswahl: APNs sind häufig an der Erstbeurteilung von Patient*innen beteiligt, die von einer nicht-invasiven Beatmung profitieren könnten. Sie führen umfassende Beurteilungen des Atemzustands durch, einschließlich Sauerstoffversorgung, Beatmung und Atemmechanik (Lemons & Peterson, 2016).
- Behandlungsplanung und -durchführung: APNs arbeiten mit Ärzt*innen und Atemtherapeut*innen zusammen, um individuelle Behandlungspläne für Patient*innen zu entwickeln, die eine nicht-invasive Beatmung benötigen. Sie überwachen die Einleitung und Titration von NIV-Einstellungen, basierend auf der Reaktion des Patient*innen und klinischen Indikatoren (Hess & Hill 2020).
- Überwachung und Therapie-Optimierung: APNs überwachen Patient*innen, die nicht-invasive Beatmung erhalten und beurteilen die Wirksamkeit, Komplikationen und die Notwendigkeit von Therapie-Anpassungen. Sie bieten Patient*innen und Pflegepersonal kontinuierliche Schulungen zum richtigen Einsatz nicht-invasiver Beatmungsgeräte und -techniken an (Goligher & Ferguson 2015).
- Zusammenarbeit und Koordination: APNs arbeiten mit Atemtherapeut*innen, Ärzt*innen und anderen Mitgliedern des Gesundheitsteams zusammen, um eine koordinierte Versorgung von Patient*innen sicherzustellen, die nicht-invasive Beatmung erhalten.
- Sie nehmen an multidisziplinären Runden, Fallkonferenzen und Pflegeplanungstreffen teil, um die Patient*innenergebnisse zu optimieren (Wilkins & Dexter 2016).

Beurteilung und Nachsorge:

- APNs führen regelmäßige Untersuchungen von Patient*innen durch, die sich einer nicht-invasiven Beatmung unterziehen, um den Fortschritt zu beurteilen, Bedenken auszuräumen und Empfehlungen für die weitere Versorgung abzugeben.
- Sie erleichtern Pflegeübergänge, einschließlich der Entlassungsplanung und der Koordination der ambulanten Nachsorge (Black & Budden2017).

Diese Punkte unterstreichen die wesentliche Rolle, die APNs bei der Behandlung von Patient*innen spielen, die eine nicht-invasive Beatmung in der Lungenmedizin benötigen. Ihr Fachwissen, ihre Zusammenarbeit und ihr patient*innenzentrierter Ansatz tragen wesentlich zur Bereitstellung einer qualitativ hochwertigen Versorgung und verbesserten Ergebnissen für diese Patient*innengruppe bei.

Im *diagnostischen Bereich* tragen APNs zum Beispiel zur Identifizierung und Behandlung von schlafbezogenen Atemstörungen bei. Sie führen umfassende Schlafstudien durch, interpretieren die Ergebnisse und entwickeln individualisierte Pflegepläne für Patient*innen mit Schlafapnoe oder anderen schlafbezogenen Problemen (Rogers & Valerio 2011).

APNs in der Spezialambulanz für schweres Asthma bronchiale – Ein Beispiel von APNs Einsatz in der Pneumologie

Die ersten wissenschaftlichen Artikel stammen aus dem Anfang der 2000er Jahre, als sich der Einsatz von spezialisiertem Pflegepersonal im Bereich der Patient*innenbetreuung mit Asthma bronchiale im englischsprachigen Raum zu verbreiten begann. Die Rolle von APNs in spezialisierten Ambulanzen wurde vertieft und gestärkt wodurch mehr Erfahrungen in der Betreuung von Asthma-Patient*innen im internationalen Umfeld gemacht wurden.

Das Asthma bronchiale ist eine chronische respiratorische Krankheit, die etwa 6,6 % der österreichischen Bevölkerung betrifft, was etwa 0,5 Millionen Menschen bei einer Gesamtbevölkerung von 8,7 Millionen entspricht. Davon leiden zwischen 52.000 und 243.000 Personen (ungefähr 0,6–2,8 %) an einer schweren Form von Asthma (Breyer-Kohansal, et al., 2019) Das Krankheitsbild von Asthma bronchiale stellt mehrere Herausforderungen dar, nicht nur medizinisch, sondern auch aus sozialer Sicht. Um eine gute Kontrolle der Symptome und somit eine bessere Lebensqualität zu erreichen, müssen die Patient*innen die Therapie richtig und regelmäßig anwenden, die eventuellen Risikofaktoren vermeiden, die Zeichen einer auftretenden Verschlechterung prompt erkennen und ihren Lebensstil anpassen. Eine adäquate Spezialisierung durch Schulungen oder spezifische Weiterbildungen sind für das Gesundheitspersonal erforderlich, um über die notwendigen Vorkenntnisse und Kompetenzen zu verfügen. Der Einsatz von APNs im Rahmen der Betreuung für Patient*innen mit Asthma bronchiale stellt sich somit extrem relevant und effizient heraus. In der Literatur wurden die folgenden Tätigkeitsbereiche ausführlich beschrieben:

1. Diagnose der Asthmaerkrankung: APNs können die Symptome der Patient*innen untersuchen und eine Diagnose der Asthmaerkrankung in Erwägung ziehen.
2. Asthma-Management und -Bildung: APNs können die Patient*innen und ihre Familien bei der Verbesserung der Asthma-Kontrolle durch gezielte Bildung und Anleitung in der Asthma-Verwaltung unterstützen.
3. Erstellung von Asthma-Handlungsplänen: APNs können die Patient*innen bei der Erstellung individueller Asthma-Handlungspläne zur Erreichung der Asthma-Kontrolle unterstützen.
4. Koordination der Gesundheitsversorgung: APNs arbeiten mit anderen Berufsgruppen des Gesundheitsteams zusammen, um eine umfassende Versorgung für die Patient*innen gewährleisten zu können.
5. Schulungen und Patient*innenberatung: APNs bieten den Patient*innen und ihren Familien Schulungen und Beratung über das Management der Asthmaerkrankung an.

Die Schulung durch APNs zeigte ebenso eine soziale Relevanz, da in der Literatur klar beschrieben wurde, wie die Patient*innen und ihre Betreuer*innen eine offenere Kommunikation und eine interaktivere und vertrauensvollere Beziehung mit den Pflegekräften (insbesondere im englischsprachigen Raum) als mit dem ärztlichen Personal aufbauen (Griffiths et al. 2004). Wie aktuelle medizinische Fachliteratur und Metaanalysen belegen, resultiert dies in einer höheren Patient*innenzufriedenheit, verbesserter Adhärenz, reduzierter psychischer Belastung sowie einer gesteigerten Lebensqualität (Henriksen et al. 2025; Fajarini et al. 2025; Franziska et al. 2024; Donald et al. 2013).

APNs können den klinischen Verlauf von Asthma-Patient*innen verbessern

Aus klinischer Sicht ermöglicht die Behandlung von Asthma-Patient*innen durch APNs eine ausreichende Kontrolle der Symptome, eine Verbesserung der Lungenfunktion, eine Reduzierung der Exacerbationen, eine Reduzierung der Einnahme der Bedarfsmedikation (insbesondere der systemischen Kortikosteroiden, die mit mehreren, auch schweren, Nebenwirkungen verbunden sind), eine Reduzierung der Besuche in der Notaufnahme sowie eine Verringerung der Abwesenheitstage von der Arbeit oder von der Schule aufgrund der Asthma-Symptome. Im Vergleich zur konventionellen, primär ärztlich organisierten Betreuung zeigt das APN-basierte Versorgungsmodell eine mindestens gleichwertige, teilweise überlegene Effektivität, wobei insbesondere die strukturierte Schulung, die kontinuierliche Verlaufskontrolle und die frühzeitige therapeutische Intervention durch APNs als entscheidende Wirkmechanismen identifiziert wird. (Lindberg et al. 1999, Levy et al. 2000, Pilotto et al. 2004, Kuethe et al. 2011, Kuethe, Vaessen-Verberne, Elbers & Van Aalderen 2013).

APNs können die Compliance und Krankheitsbewusstsein bei Asthma steigern

Die klinische Verbesserung bei Asthma- Patient*innen findet hauptsächlich durch eine verbesserte Compliance und ein verbessertes Krankheitsbewusstsein statt, indem die Behandlung durch APNs eine ausführliche Schulung der Patient*innen und deren *Caregivers* ermöglicht (Cave et al. 2001, Morice & Wrench 2001, Wang, Timmer & Rosenman 2020, Jayaram et al. 2023). Die Rolle der APNs im Rahmen der Asthma-Schulung wird in der Literatur ausführlich beschrieben. Eine Studie aus den Niederlanden beschrieb zum Beispiel Pflegekliniken, wo spezialisiertes Pflegepersonal Asthma-Patient*innen behandelte, und verglich sie mit vom ärztlichen Personal geführten traditionellen Ordinationen. Die Pflegekliniken konnten eine positive Innovation darstellen. Die Patient*innen erhielten in den Kliniken zusätzliche Informationen und die Pflegekräfte waren für die Patient*innen besser erreichbar als andere Anbieter*innen, wie etwa Kinderärzt*innen. Eine weitere Studie bestätigt diese Vorteile gegenüber die konventionelle, primär ärztliche organisierte Betreuung auch innerhalb des ambulanten Settings. Die Pflegekräfte haben mehr Zeit mit den Eltern als in einer Kinderarztpraxis.

Dies gab den Pflegekräften die Möglichkeit, den Eltern zusätzliche Informationen zu den Informationen des ärztlichen Personals zur Verfügung zu stellen. Außerdem viel es den Eltern bei manchen Problemen (z. B. Unwissenheit über die Anwendung der Medikamente) leichter, diese mit dem Pflegepersonal zu besprechen als mit dem ärztlichen Personal (Temmink et al.1999).

2009 schrieb Ellis zum ersten Mal gezielt über APNs und Asthma. Der Einsatz wurde im Rahmen von Asthma Kinderambulanzen in Florida (USA) untersucht. Die Ergebnisse bestätigten die wichtige Rolle von APNs in Bezug auf die Anamnese-Erhebung und -Erfassung, die Schulung über die Krankheit und die Therapie, die eventuelle Anpassung der Medikation und sogar die körperliche Untersuchung. Es wurde den ANPs somit erstmals eine entscheidende Rolle bei der Erleichterung der Diagnostizierung von Asthma, der Sicherstellung der Asthma Kontrolle und der Schulung für die Patient*innen und ihre Familien über das Management von Asthma zugeschrieben.

Die Rolle der Schulung durch entsprechend ausgebildetes Pflegepersonal für Kinder mit unkontrolliertem Asthma bronchiale und für ihre *Caregiver* wurde unlängst von Frey, Contento & Halterman (2021) im Rahmen einer stark besetzten Asthma Ambulanz untersucht.Trotz der vielen Patient*-innen wurde eine signifikant höhere Verantwortungsübernahme der Kinder, des Selbstbewusstseins der Kinder und der Betreuer*innen, der Lebensqualität der Betreuer*innen und der Symptome, sowohl bei der ersten Visite als auch bei der Verlaufskontrolle nach einem Monat.

APNs unterstützen bei einer effizienterer Patient*innenbetreuung

Der Einsatz von APNs ermöglicht eine effizientere Patient*innenbetreuung, indem die Kosten für das Gesundheitssystem und die Inanspruchnahme von Gesundheitsdienstleistungen reduziert werden. Die APNs sind kostengünstiger als das ärztliche Personal und können bei mehreren Aufgaben ebenso wirksame Ergebnisse anbieten.

Eine Studie aus den Niederlanden zeigte einen interessanten Vergleich zwischen Asthma-Ambulanzen im niedergelassenen Bereich (von Allgemeinmediziner*innen betreut), Asthma-Ambulanzen in Krankenhäusern (von Kinderärzt*innen betreut) sowie Ambulanzen, die von spezialisiertem Pflegepersonal für Asthma durchgeführt werden (Kuethe et al. 2011). Die Ergebnisse zeigen, dass die ambulante Betreuung von Kindern mit stabilem Asthma durch spezialisierte Pflegepersonen eine gleichwertige Wirksamkeit hinsichtlich klinischer Outcomes wie Symptomkontrolle, Exazerbationsrate und Lungenfunktion erzielt wie die traditionelle Behandlung durch Kinderärzt:innen oder Allgemeinmediziner:innen .Diese Studie zeigte, dass unter optimalen Bedingungen (wie angemessene Fortbildung und ausreichende Zeitressourcen) die Asthma-Pflegekraft relativ unabhängig arbeiten konnte und nur in wenigen Fällen die Hilfe des überwachenden ärztlichen Personals benötigte. Darüber hinaus reduziert diese Delegation der Pflege die Arbeitsbelastung der Ärzt*innen – ein wichtiger Vorteil, denn die zu hohe Arbeitslast stellt oft ein Hindernis für die Bereitstellung optimaler Versorgung bei chronischen Erkrankungen dar (Kuethe et al. 2011).

Ähnliche Ergebnisse wurden auch bei der pädiatrischen Population in einer in Ohio durchgeführten Studie nachgewiesen, wo der Einsatz von APNs gegenüber Kinderärzt*innen in Bezug auf Asthma-Schulung und Einhaltung der Asthma Leitlinien verglichen wurde (Sheikh et al. 2022). An der Studie nahmen 176 Kinder teil. Sie wurden in zwei Gruppen unterteilt (eine Gruppe von Kinderpneumolog*innen und eine Gruppe von APNs betreut) und über 3 Jahre untersucht. Asthma Kenntnisse und Compliance spielen eine wichtige Rolle bei der Kontrolle des Asthmas bronchiale: wenn unzureichend, kann es zu Exacerbationen auch mit Notwendigkeit eines Besuchs in der Notaufnahme führen. Die Einhaltung der internationalen Asthma Leitlinien ermöglicht eine Besserung der Kontrolle der Asthma Krankheit (unter anderem auch durch eine ausführliche Kommunikation mit den Patient*innen, um die Asthma Kenntnisse und Compliance zu steigern, GINA Dokument 2023). Die Umsetzung leitliniengerechter Versorgung ist jedoch mit zahlreichen Herausforderungen verbunden. Diese betreffen sowohl individuelle Faktoren – etwa den Wissensstand und die spezifische Expertise des Gesundheitspersonals sowie die Adhärenz der Patient:innen – als auch strukturelle Rahmenbedingungen wie organisatorische, gesundheitspolitische und finanzielle Restriktionen. Zu den zentralen Barrieren zählen Zeitmangel, begrenzte personelle und materielle Ressourcen, inadäquate Vergütungsstrukturen sowie Schwierigkeiten in der korrekten Kodierung von Diagnosen. (Helen et al.

Insbesondere im ärztlichen Bereich stellen hohe Arbeitsbelastung und eng getaktete Terminpläne wesentliche Hindernisse für eine konsequente Leitlinienimplementierung dar (Pang 2010 zitiert in Sheikh et al

2022). APNs können jedoch bei diesem Prozess einen wichtigen Beitrag leisten, um die Kontrolle der Asthma-Symptome zu verbessern. Die Ergebnisse legen Nahe, dass durch die Bereitstellung einer auf den Richtlinien basierenden Asthmaversorgung (einschließlich einer angemessenen Therapie entsprechend der Asthmakontrolle, Aktionsplänen und Asthmaaufklärung für Familien), die Asthmakontrolle unabhängig von der Art der Gesundheitsdienstleister*-innen (ärztliches Personal oder APNs) verbessert wird. Bei der oralen Einnahme von Kortikosteroiden und der Anzahl von ungeplanten dringenden ärztlichen Betreuungen in der Lungenambulanz zeigte sich, dass die von APNs betreute Gruppe sogar statistisch signifikant bessere Ergebnisse zeigte ($p < 0.05$), als die von ärztlichem Personal betreute Gruppe.

Die für die Pneumologie wichtige Zeitschrift Thorax publizierte 2003 die Ergebnisse einer Studie in der pädiatrischen Population. Die Ergebnisse zeigen, dass von auf Asthma spezialisierten Pflegekräften geführte Asthma-Ambulanzen in Krankenhäusern, Kinder mit Asthma bronchiale erfolgreich behandeln können, sofern eine gute und enge Zusammenarbeit mit dem ärztlichen Personal besteht. Die Asthma-Kontrolle verbesserte sich im Follow-up, trotz einer Reduktion der Therapie, unabhängig davon ob die Nachbetreuung durch ärztliches Personal oder durch das von auf Asthma spezialisierte Pflegepersonal durchgeführt wurde (Kamps et al. 2003). Nachdem der Erfolg von solchen Ambulanzen beschrieben wurde, konnten die Autor*innen auch nachweisen, dass, zumindest für das englische Gesundheitssystem, diese Umstellung kostengünstiger war, als traditionelle, nur von Ärzt*innen geführte, Ambulanzen (Kamps et al. 2004).

Schlussfolgerungen

In der Literatur sowie in der alltäglichen Praxis wird die Wirksamkeit, die Effizienz und die Qualität des APN-Einsatzes in der Pneumologie ausführlich bestätigt. Die Rolle der APNs in der Pneumologie stellt einen entscheidenden Beitrag zur Patient*-innenversorgung und zum Gesundheitssystem dar. Als enge Verbündete der Ärzt*innenschaft tragen APNs maßgeblich dazu bei, dass die multiprofessionelle Zusammenarbeit erfolgreich ist und eine effektive Kooperation gewährleistet wird. Diese symbiotische Beziehung ermöglicht eine umfassende Betreuung der Patient*innen und trägt dazu bei, die Herausforderungen im Gesundheitswesen effizient zu bewältigen.

Literatur zu Kapitel 4.3.6

Bello, G., De Pascale, G., & Antonelli, M. (2016). Noninvasive Ventilation. *Clinics in chest medicine, 37*(4), 711–721. https://doi.org/10.1016/j.ccm.2016.07.011

Black, P., & Budden, J. S. (2017). The advanced practice nurse in a primary healthcare setting. In S. H. McHugh & M. R. Aiken (Eds.), *Clinical management for the advanced practice nurse* (1st ed., pp. 29–42). Springer Publishing Company.

Breyer-Kohansal, R., Hartl, S., Burghuber, O. C., et all.(2019). The LEAD (Lung, Heart, Social, Body) Study: Objectives, Methodology, and External Validity of the Population-Based Cohort Study. *Journal of epidemiology, 29*(8), 315–324. https://doi.org/10.2188/jea.JE20180039

Cabrini, L. et all. (2015). Noninvasive ventilation and survival in acute care settings: a comprehensive systematic review and metaanalysis of randomized controlled trials. *Critical care medicine, 43*(4), 880–888. https://doi.org/10.1097/CCM.0000000000000819.

Cave, A. J., Wright, A., Dorrett, J., & McErlain, M. (2001). Evaluation of a Nurse-run asthma clinic in general practice. *Primary care respiratory journal : journal of the General Practice Airways Group, 10*(3), 65–68. https://doi.org/10.1038/pcrj.2001.21

Donald, F., Martin-Misener, R., Carter, N., Donald, E. E., Kaasalainen, S., Wickson-Griffiths, A., Lloyd, M., Akhtar-Danesh, N., & DiCenso,

A. (2013). A systematic review of the effectiveness of advanced practice nurses in long-term care. *Journal of advanced nursing*, *69*(10), 2148–2161. https://doi.org/10.1111/jan.12140

Ellis K. C. (2009). The differential diagnosis and management of asthma in the pre school-aged child. *Journal of the American Academy of Nurse Practitioners*, *21*(9), 463–473. https://doi.org/10.1111/j.1745-7599.2009.00423.x

Fajarini, M., Setiawan, A., Sung, C. M., Chen, R., Liu, D., Lee, C. K., Niu, S. F., & Chou, K. R. (2025). Effects of advanced practice nurses on health-care costs, quality of care, and patient well-being: A meta-analysis of randomized controlled trials. *International journal of nursing studies*, *162*, 104953. https://doi.org/10.1016/j.ijnurstu.2024.104953

Franziska, Z., Ramona, T., Hansruedi, S., Monique, S. S., Franziska, V., & Kornelia, K. (2024). Advanced practice nurses' daily practices delivering primary care to residents in long-term care facilities: a qualitative study. *BMC primary care*, *25*(1), 203. https://doi.org/10.1186/s12875-024-02455-9

Frey, S. M., Contento, N. C., & Halterman, J. S. (2021). Nurse-delivered outpatient asthma education for children and caregivers: a pilot study to promote shared asthma management. The Journal of asthma : official journal of the Association for the Care of Asthma, 58(3), 413–421. https://doi.org/10.1080/02770903.2019.1692028

Goligher, E. C., & Ferguson, N. D. (2015). Overview of mechanical ventilation. In J. A. Fishman, M. A. Elias, & J. A. Fishman (Eds.), Fishman's pulmonary diseases and disorders (5th ed., pp. 469–484). McGraw-Hill Education.

Global Initiative for Asthma. Global Strategy for Asthma Management and Prevention, 2023. Available from www.ginasthma.org [22.06.2023].

Griffiths, C., Foster, G., Barnes, N., Eldridge, S., Tate, H., Begum, S., Wiggins, M., Dawson, C., Livingstone, A. E., Chambers, M., Coats, T., Harris, R., & Feder,
G. S. (2004). Specialist nurse intervention to reduce unscheduled asthma care in a deprived multiethnic area: the east London randomised controlled trial for high risk asthma (ELECTRA). BMJ (Clinical research ed.), 328(7432), 144. htt
ps://doi.org/10.1136/bmj.37950.784444.EE

Henriksen, S. L., Eekholm, S., Poulsen, I., & Kristensson, J. (2025). The Lived Experience of the Trusting Nurse-Patient Relationship Among Patients Admitted to Internal Medicine Wards. *Journal of advanced nursing*, 10.1111/jan.70344. Advance online publication. https://doi.org/10.1111/jan.70344

Hess, D. R., & Hill, N. S. (2020). Noninvasive ventilation. In N. S. Hill (Ed.), UpToDate. https://www.uptodate.com/contents/noninvasive-ventilation

Jayaram, L., Gillman, A., Casanelia, S., Yee, V., Hocking, V., Wasgewatta, S., Reid-Price, L., Botlero, R., & Southcott, A. M. (2023). A nurse-led Asthma Care Team transitioning patients from hospital to home improves asthma control: A pilot study exploring an alternative model of care. Health promotion journal of Australia: official journal of Australian Association of Health Promotion Professionals,
34(2), 429–436. https://doi.org/10.1002/hpja.620

Jo EJ, Kim MY, Kim SH, et al. (2020). Implementation of Asthma Management Guidelines and Possible Barriers in Korea. Journal of Korean Medical Science.

Kamps, A. W., Brand, P. L., Kimpen, J. L., Maillé, A. R., Overgoor-van de Groes, A. W., van Helsdingen-Peek, L. C., & Roorda, R. J. (2003). Outpatient management of childhood asthma by paediatrician or asthma nurse: randomised controlled study with one year follow up. Thorax, 58(11), 968–973. https://doi.org/10.1136/
thorax.58.11.968

Kamps, A. W., Roorda, R. J., Kimpen, J. L., Overgoor-van de Groes, A. W., van Helsdingen-Peek, L. C., & Brand, P. L. (2004). Impact of nurse-led outpatient management of children with asthma on healthcare resource utilisation and costs. The European respiratory journal, 23(2), 304–309. https://doi.org/
10.1183/09031936.03.00052203

Kuethe, M., Vaessen-Verberne, A., Mulder, P., Bindels, P., & van Aalderen, W. (2011). Paediatric asthma outpatient care by asthma nurse, paediatrician or general practitioner: randomised controlled trial with two-year follow-up. Primary care respiratory journal: journal of the General Practice Airways Group, 20(1), 84–91. https://doi.org/10.4104/pcrj.2011.00003

Kuethe, M. C., Vaessen-Verberne, A. A., Elbers, R. G., & Van Aalderen, W. M. (2013). Nurse versus physician-led care for the management of asthma. The Cochrane
database of systematic reviews, (2), CD009296. https://doi.org/10.1002/14651858.CD009296.pub2

Lemons, L. M., & Peterson, A. M. (2016). Noninvasive positive-pressure ventilation. In R. M. Kacmarek, J. K. Stoller, & A. J. Heuer (Eds.),

Egan's fundamentals of respiratory care (11th ed., pp. 583–601). Elsevier.

Levy, M. L., Robb, M., Allen, J., Doherty, C., Bland, J. M., & Winter, R. J. (2000). A ran domized controlled evaluation of specialist nurse education following accident and emergency department attendance for acute asthma. Respiratory medicine, 94(9), 900–908. https://doi-org.ez.srv.pmu.ac.at/10.1053/rmed.2000.0861

Lindberg, M., Ahlner, J., Möller, M., & Ekström, T. (1999). Asthma nurse practice – a resource effective approach in asthma management. Respiratory medicine, 93(8), 584–588. https://doi-org.ez.srv.pmu.ac.at/10.1016/s0954-6111(99)90159-2

Morice, A. H., & Wrench, C. (2001). The role of the asthma nurse in treatment compliance and self-management following hospital admission. Respiratory medicine, 95(11), 851–856. https://doi.org/10.1053/rmed.2001.1166

OECD/European Observatory on Health Systems and Policies (2021), Austria: Country Health Profile 2021, State of Health in the EU, OECD Publishing, Paris, https://doi.org/10.1787/d4349682-en. [12.05.2023]

Pang P. (2010). Clinical practice guideline dissemination and a new approach using Haddon matrix as a conceptual framework of evidence-based implementation strategies. World journal of emergency medicine, 1(1), 6–11.

Pilotto, L. S., Smith, B. J., Heard, A. R., McElroy, H. J., Weekley, J., & Bennett, P. (2004). Trial of nurse-run asthma clinics based in general practice versus usual medical care. Respirology (Carlton, Vic.), 9(3), 356–362. https://doi.org/10.1111/j.1440–1843.2004.00589.x

Reddel, H.K.; Bacharier, L. B. ; Bateman, E.D. et al. (2024). Global Strategy for Asthma Management and Prevention. Global Initiative for Asthma.

Rogers A.E., Valerio T.D. (2011) 23: The Role of Advanced Practice Nurses (APRNs) in Specialized Sleep Practice. In Redeker, N.S., Mc Enany G.P., (Hg). Sleep Disorders and Sleep Promotion in Nursing Practice (1. Aufl.). 371–377. Ney York. Springer Publishing Company.

Sánchez-Gómez, M. B., Ramos-Santana, S., Gómez-Salgado, J., Sánchez-Nicolás, F., Moreno-Garriga, C., & Duarte-Clíments, G. (2019). Benefits of Advanced Practice Nursing for Its Expansion in the Spanish Context. International journal of environmental research and public health, 16(5), 680. https://doi.org/10.3390/ijerph16050680

Schmid-Mohler, G., Clarenbach, C., Brenner, G., Kohler, M., Horvath, E., Spielmanns, M., & Petry, H. (2020). Advanced nursing practice in COPD exacerbations: the solution for a gap in Switzerland?. ERJ open research, 6(2), 00354–2019. https://doi.org/10.1183/23120541.00354-2019

Sheikh, S. I., Ryan-Wenger, N. A., May, A., Krivchenia, K., & Pitts, J. (2022). Impact of type of health care provider on long term asthma control. The Journal of asthma: official journal of the Association for the Care of Asthma, 59(5), 1012–1020. https://doi-org.ez.srv.pmu.ac.at/10.1080/02770903.2021.1892750

Statistik Austria (2015), Österreichische Gesundheitsbefragung 2014. (78–80). Verfügbar unter: https://www.statistik.at/fileadmin/publications/OEsterreichische_Gesundheitsbefragung_2014.pdf

Temmink, D., Hutten, J. B., van der Zee, J., & Huyer Abu-Saad, H. (1999). Dutch nurse clinics for children with asthma: views of professionals and parents. Journal of nursing care quality, 14(1), 63–71. https://doi-org.ez.srv.pmu.ac.at/10.1097/00001786–199910000–00008

Wang, L., Timmer, S., & Rosenman, K. (2020). Assessment of a University-Based Outpatient Asthma Education Program for Children. Journal of pediatric health care: official publication of National Association of Pediatric Nurse Associates & Practitioners, 34(2), 128–135. https://doi.org/10.1016/j.pedhc.2019.09.004

Wilkins, R. L., & Dexter, J. R. (2016). Respiratory care: Principles and practice (3rd ed.). Jones & Bartlett Learning.

Wilson, M. E., et all. (2020). Association of Home Noninvasive Positive Pressure Ventilation With Clinical Outcomes in Chronic Obstructive Pulmonary Disease: A Systematic Review and Meta-analysis. *JAMA*, *323*(5), 455–465. https://doi.org/10.1001/jama.2019.22343.

5 Versorgungsansätze und gesetzliche Vorgaben im deutschsprachigen Raum

5.1 Gesetzliche Rahmenbedingungen in Deutschland

Sabrina Pelz

Was war

International – ein Beispiel

International sind Handlungsfelder von APNs vielfach implementiert und beschrieben (Schober & Affara 2008). Der gesteigerte Mehrwert in der gesundheitlichen Versorgung der Bevölkerung ist unumstritten und gilt als finalisiert (Mundinger, Kane & Lenz 2000; Horroks, Anderson & Salisbury 2002; Lenz et al. 2004; Sangster-Gormley 2007; Cook, McIntyre & Recoche 2015; Chavez, Dwyer & Ramelet 2018). APNs haben die Qualifikation eines Masterabschlusses oder Promotion (ICN, 2020). In den USA sind erste Aufzeichnungen seit den 1960iger Jahren im pädiatrischen ambulanten Handlungsfeld beschrieben (Ford & Gardenier 2015). Dr. Loretta Ford versorgte Kinder in der Umgebung Colorados. Diese pädiatrische Versorgung hatte zu dem Zeitpunkt auf dem Land Versorgungslücken. Diese Versorgungslücke identifizierte auch Dr. Henry Silver. Dr. Loretta Ford arbeitete in der Rolle einer Nurse Practitioner. Durch die interprofessionelle Unterstützung von Dr. Henry Silver konnten sie 1965 einen Masterstudiengang für APN starten. Dies war der Startschuss für ANP (Ford & Gardenier 2015) in den USA. Seitdem wird in mehr als 103 Ländern weltweit APN studiert, etabliert und gelebt (Schober & Affara 2008). Die Entwicklungen von Strukturen und Rahmenbedingungen sind derzeit noch nicht in allen Ländern abgeschlossen. Der Rahmen von gesetzlichen Bedingungen und Schutz der beruflichen Bezeichnung spielen hierbei eine wichtige Rolle (Pelz et al. 2022; Schober & Affara 2008). APN Rollen beinhalten zwei unterschiedliche Rollenbilder (ICN 2020; Ullmann et al. 2011). Zum einen das Rollenbild der Clinical Nurse Specialist und zum anderen die Nurse Practitioner (ICN, 2020). Beide Rollenbilder charakterisieren sich durch unterschiedliche Kompetenzen. Der Bedarf von beiden Rollenbildern steigt mit jedem Jahr an. Hier treffen historisch gewachsene Strukturen von Gesundheitssystemen aufeinander und der Bedarf der Versorgung der Bevölkerung in den Ländern. Schober & Affara (2008) beschreiben einzelne Wege und Lösungsmöglichkeiten rund um das Thema der Etablierung von APN in ihrem Buch, welches mittlerweile in viele Sprachen übersetzt wurde.

National

Anfang der 2000 Jahre etablierten sich in ein paar Kliniken APNs in Deutschland. Diese Pflegefachpersonen haben ihre Masterqualifikation im Ausland erworben, da das Angebot der Hochschulen und Universitäten für Pflegefachpersonen noch absent war.

Durch die Empfehlung des Sachverständigenrates (2007) eine Tätigkeitsübertragung von Aufgaben an Pflegefachpersonen mit größerer Handlungsautonomie zu substituieren, wurde der Weg für APN in Deutschland geebnet (Sachverständigenrat 2007; 2014). Erste Masterstudiengänge akkreditierten sich in Deutschland (Ulmann et al. 2011). Der erste konzipierte sich in Jena (2007) gefolgt von Frankfurt am Main in 2010. Der Wissenschaftsrat (2012; 2023) identifizierte einen steigenden Bedarf an hochschulisch bzw. universitär ausgebildeten Pflegefachpersonen, die auf Masterebene in ihrer Spezialisierung autonom arbeiten sollten, um den steigenden Versorgungsbedarf der Bevölkerung gerecht zu werden. Der demographische und epidemiologische Wandel offenbart veränderte Versorgungsbedarfe von Erkrankungen, Behinderungen und hochkomplexen pflegerischen Situationen. Diese veränderten Versorgungsbedarfe erfordern hochschulisch/universitäre pflegerische Qualifikationsebenen und neue pflegerische Handlungsfelder (siehe Kasten).

Verantwortungsbereiche und wissenschaftliche Kompetenzen von hochschulisch ausgebildeten Pflegefachpersonen (Wissenschaftsrat, 2023, S.21)

- selbständige Diagnostik
- körperliche Untersuchungen
- Bewertung der Selbstpflege- und Versorgungsfähigkeit
- Einschätzung der psychosozialen Situation von Patient*innen und ihren Familien
- Erkennen von Wirkzusammenhängen
- Erkennen von Auswirkungen von Polypharmazie
- Fähigkeit interventionale Konsequenzen aus Untersuchungs- und Einchätzungsergebnissen erkennen
- Therapiemonitoring und -bewertung
- Verordnung von Hilfsmitteln
- Entwicklung von Beratungs- und Schulungsprogrammen
- Übernahme von Steuerung im Versorgungsprozess durch Veranlassung von weiterführender Diagnostik, Therapie und Versorgung
- Prävention von Krisensituationen
- Erweiterung von strukturellen Einsatzorten z.B. Sprechstunden, Hausbesuche, Konsile

Hierbei sind die Bachelor – und Masterqualifikationen der Pflegefachpersonen (Pflegeberufegesetz § 1) zu unterscheiden. Bachelorstudiengänge für Pflegefachpersonen vermitteln Kompetenzen für generalistisch angelegte Versorgungsbedarfe aller Altersklassen und Handlungsfelder. Während erweiterte Kompetenzen in spezialisierten hochkomplexen Versorgungsbedarfen durch klinische Masterstudiengänge für Pflegefachpersonen vermittelt werden. Am Rande gesagt, in diesem klinischen Masterfeld ist die Errichtung klinischer pflegerischer Professuren erforderlich.

Die Verantwortungsbereiche mit wissenschaftlichen Kompetenzen erfordern daher eine Erweiterung, Spezialisierung und Vertiefung der bisherigen Verantwortungsbereiche der Pflegefachpersonen, ebenso unter der Einbeziehung von autonomer Heilkunde, welche durch einen Masterabschluss in APN legitimiert werden. Jedoch erfordert der gesetzliche Rahmen dafür im Heilpraktikergesetz § 1 Absatz 1, 1939 eine notwendige Änderung. Die Pflegefachpersonen haben sich seit dem letzten Jahrhundert wissenschaftlich und fachpraktisch weiterentwickelt (Wissenschaftsrat 2012; 2023). Im Pflegeberufegesetz (2020) werden Vorbehaltsaufgaben definiert (siehe folgender Kasten). Demzufolge üben Pflegefachpersonen einen eigenständigen Bereich von Heilkunde aus. In der pflegerischen Diagnostik werden Pflegediagnosen benannt, Pflegebedürftigkeit ermittelt und der gesamte Pflegeprozess gesteuert und evaluiert.

Auszug Berufegesetz-Pflegeberufegesetz Abschnitt 2 § 4

§ 4 Vorbehaltene Tätigkeiten

(1) Pflegerische Aufgaben nach Absatz 2 dürfen beruflich nur von Personen mit einer Erlaubnis nach § 1 durchgeführt werden. Ruht die Erlaubnis nach § 3 Absatz 3 Satz 1, dürfen pflegerische Aufgaben nach Absatz 2 nicht durchgeführt werden.

(2) Die pflegerischen Aufgaben im Sinne des Absatzes 1 umfassen
   1. die Erhebung und Feststellung des individuellen Pflegebedarfs nach § 5 Absatz 3 Nummer 1 Buchstabe a,
   2. die Organisation, Gestaltung und Steuerung des Pflegeprozesses nach § 5 Absatz 3 Nummer 1 Buchstabe b sowie
   3. die Analyse, Evaluation, Sicherung und Entwicklung der Qualität der Pflege nach § 5 Absatz 3 Nummer 1 Buchstabe d.

(3) Wer als Arbeitgeber Personen ohne eine Erlaubnis nach § 1 oder Personen, deren Erlaubnis nach § 3 Absatz 3 Satz 1 ruht, in der Pflege beschäftigt, darf diesen Personen Aufgaben nach Absatz 2 weder übertragen noch die Durchführung von Aufgaben nach Absatz 2 durch diese Personen dulden.[7]

Eine Awareness über die dringende Notwendigkeit der Änderung von erweiterten heilkundlichen Befugnissen besteht. Das Bundesministerium für Gesundheit hat zur »Erprobung der Übernahme der selbstständigen Ausübung einer erweiterten Heilkunde« für Pflegefachpersonen (Pflegeberufegesetz § 1) ein Gesetz erlassen zur Weiterentwicklung der Gesundheitsversorgung § 64d SGB V (GVWG). Hier sollten verbindlich Modellvorhaben in allen 16 Bundesländern umgesetzt werden. Retrospektiv ist das Ergebnis der Umsetzung für die Bundesländer bestürzend. Lediglich die Katholische Hochschule Mainz unter der Konsortialführung durch Frau Prof. Dr. Renate Stemmer und der Beteiligung von Konsortialpartner*innen (siehe Kasten unten) führten ein Modellvorhaben »Fallbezogene Versorgung multimorbider Patient*innen in der Hausarztpraxis durch Advanced Practice Nurses (FAMOUS)« durch. Gefördert wurde das Projekt durch den Innovationsfond und die Projektzeit lief von 2020 bis 2024 (KH Mainz 2022). Sie führten u. a. Visitationen und Edukationen im häuslichen Umfeld durch. Schwerpunktmäßig zählte zu ihren Kompetenzen die Versorgung von chronisch erkrankten Menschen in einer hausarztnahen Versorgung. Chronisch kranke Patient*innen sind hochkomplexe Patient*innen mit überschneidenden Symptomen, Pflegephänomenen und Behandlungsstrategien. Hier birgt sich ein erhöhtes Sicherheitsrisiko für Patient*innen in der Therapie- und Versorgungssteuerung. Die masterqualifizierten APNs waren tätig in den Bereichen der Medikationssicherheit, Schnittstellenmanagement, der Kontinuität des Versorgungsprozesses und personenzentrierten Versorgung. Die Ergebnisse und Erlebnisse wurden publiziert und auf Kongressen vorgetragen (Leyendecker & Kopp 2023). Im Kurzpapier: Vorläufige Eckpunkte Pflegekompetenzgesetz vom 19. 12. 2023 geht hervor, dass die Regelungen für Modellprogramme nach § 63 Abs. 3b und 3c sowie § 64d SGB V erlassen werden. Stattdessen erhalten nach § 14 Pflegeberufegesetz

7 +++ § 4: Zur Anwendung vgl. § 58 Abs. 3 +++ Textnachweis ab: 1. 1. 2020

qualifizierte Pflegefachpersonen erweiterte Handlungskompetenzen in der Regelversorgung in den Bereichen der (komplexen) Wundversorgung, Diabetes mellitus und Demenz (BMG 2023). Des Weiteren werden erweiterten Handlungskompetenzen für masterqualifizierte Pflegefachpersonen in heilkundlichen Bereichen thematisiert (BMG 2023).

Konsortialpartner*innen im FAMOUS Projekt

- Institut für Medizinische Biometrie, Epidemiologie und Informatik der Universitätsmedizin der Johannes-Gutenberg-Universität (IMBEI)
- Kassenärztliche Vereinigung Rheinland-Pfalz (KV-RLP)
- Universität Bremen, Institut für Public Health und Pflegeforschung
- Krankenkassen:
  - BKK Landesverband Mitte
  - Kooperationspartner*innen u. a.: Hausärzteverband RLP; Ministerium für Soziales, Arbeit, Gesundheit und Demografie RLP, Landesverband Geriatrie RLP, Landespflegekammer RLP; Verbraucherzentrale RLP;
- Deutsche Gesellschaft für Pflegewissenschaft (DGP)

In der vergangenen Legislaturperiode wurde ein Rechtsgutachten vom Bundesministerium für Gesundheit in Auftrag gegeben, welches die Spielräume zur Heilkundeübertragung dem Ministerium aufzeigt. Stock (2021) beschreibt den Heilkundebegriff aus gesetzlicher Sicht und leitet daraus drei mögliche Lösungsvorschläge zu den Teilungen der Heilkunde ab. Die Dreiteilung besteht aus: ärztlicher Heilkunde, Alternativheilkunde und sektoraler Heilkunde. Die Teilung in die sektorale Heilkunde (siehe Zitat) kann ein möglicher Schritt für masterqualifizierte APNs sein. Laut Stock (2021) beinhalten unter anderem ärztliche Fachkenntnisse auch heilkundlichen Fachkenntnisse. Sogenannte Gesundheitsfachberufe, wozu die Pflegefachpersonen zählen, werden zur Ausübung ihres Berufes heilkundliche Kenntnisse vorausgesetzt. Die Gesetzgebung unterscheidet zwischen ärztlicher Tätigkeit und heilkundlicher Tätigkeit. Die sektorale Heilkunde beinhaltet ein autonomes berufsmäßiges Handlungsfeld (siehe Kasten). Anforderungen an die Pflegefachpersonen zu heilkundlicher Tätigkeit sollten gesetzlich geregelt werden. Das Rollenbild der Nurse Practitioner wäre somit in Deutschland etablierbar.

> *»Sektorale Heilkunde ist die eigenverantwortliche und weisungsfreie berufsmäßig vorgenommene Tätigkeit auf einem gesetzlich festgelegten Gebiet der Schulmedizin oder der Alternativheilkunde. Insbesondere die Gesetze betreffend die Gesundheitsfachberufe können zukünftig derartige Sektoren einschließlich der zur Berufsausübung erforderlichen Kompetenzen festlegen.«*
> (Stock 2021, S. 120)

Zahlreiche pflegerische (Fach-) Verbände, der Deutsche Pflegerat und die Pflegekammern haben sich zu all diesen Themenbereichen rund um APN in den vielfältigsten Broschüren, Flyern, Stellungnahmen, Pressemitteilungen oder Positionspapieren geäußert (DN APN & ANP 2022; 2024; DBfK 2019, Robert Bosch Stiftung 2018; Ullmann et al. 2011). Darin werden Qualifikationen, Implementierungen, Definitionen, Anforderungen, Handlungsfelder und -kompetenzen und vieles mehr beschrieben.

Elf Jahre nach seiner letzten Veröffentlichung publizierte der deutsche Wissenschaftsrat (2023) Ergebnisse zur HQGplus-Studie zu Hochschulischen Qualifikationen für das Gesundheitssystem. In Jahr 2019 lag die Prozentzahl der akademisch ausgebildeten Pflegefachpersonen (AQP), welche einen primärqualifizierten, bzw. auf patient*innen- und klient*innennahe Tätigkeiten basierenden, Studiengang absolvierten bei 3,2 %, gegenübersteht die Forderung des Wissenschaftrates (2023; 2012) von 20 %. Die Prozentzahl der gesamten masterqualifizierenden Abschlüsse wurde nicht beschrieben. Die Pflegewissenschaft hat unter den beschriebenen Studiengängen die meisten Absolvent*innen in den gesamten Gesundheitsfachberufen. Vorwiegend arbeiten die akademischen Pflegefachpersonen an Universitätskliniken.

Weiter beschreibt der Wissenschaftsrat, dass die Gesundheitsfachberufe in Deutschland mit mehr als 2,3 Millionen Beschäftigenten mehr als 1/3 aller Beschäftigten im gesamten Gesundheitssystem stellen (Wissenschaftsrat 2023). Die Investition in den Ausbau und die Weiterentwicklung der Gesundheitsfachberufe mit Bachelor-, Master- und Promotionsqualifikation sollte Priorität in Deutschland haben. Gerade unter dem bereits seit mehr als zwei Jahrzehnten bekannten demografischen und epidemiologischen Wandel.

Im vorläufigen Eckpunktepapier Pflegekompetenzgesetz des BMG vom 19. 12. 2023 werden drei Punkte (Nr. 6–8) zu APN geschildert. Dabei geht es um die autonome Ausführung von Heilkunde und gesetzliche Legitimierung mit einem Masterabschluss in APN in Deutschland zu praktizieren in ärztlich als auch pflegegeleiteten Einrichtungen. Im weiteren Kontext geht es um die Verschreibung von Heil- und Hilfsmitteln und häuslicher Krankenpflege, sowie der Zugang zu einem Hochschul- und Universitätsstudiengang für APN.

Zahlreiche Pflegefachverbände, Pflegekammern und Krankenkassen haben den Entwurf in Stellungsnahmen und Pressemitteilungen kommentiert (DN APN & ANP 2024; DGF 2024; DFPP 2024; Pflegekammer- NRW 2024; DPR 2024; Pflegekammer-RP 2023; AOK,2023; Barmer 2023). Die Handlungskompetenzen und Entscheidungsautonomie von Pflegefachpersonen werden nach mehr als einem Jahrzehnt thematisiert im Bundesministerium für Gesundheit.

Was ist 2024

Gesundheitsminister Lauterbach gibt in einem Interview am 20. März 2024 an, dass das Pflegekompetenzgesetz in zwei Teile aufgeteilt wird. Die Verabschiedung soll noch vor der Sommerpause 2024 in Kraft treten. Er gibt an, dass das Pflegekompetenzgesetz diesmal mit Praktiker*innen zusammen entwickelt werden soll. Frau Christine Vogler, Präsidentin des Deutschen Pflegerates ist Ansprechperson für das Bundesministerium für Gesundheit bis die Bundespflegekammer ihre Arbeit aufnehmen kann.

Im ersten Teil soll es um die Verbesserung der Pflegekompetenzen in Deutschland gehen. Zitat Herr Lauterbach aus dem Video am 20. 03. 2024: »Pflege kann mehr als sie darf«. Pflegefachpersonen sollen mehr Autonomie erhalten. Pflegefachpersonen sollen zukünftig Zitat Herr Lauterbach 20. 03. 2024: »ohne ärztliche Weisung entscheiden« in erweiterten Handlungskompetenzen zu Diabetes Mellitus, Wundheilungsstörungen und Demenz. Des Weiteren führt er aus, dass Pflegefachpersonen Entscheidungen zu Pflegegraden und die Leitung von sogenannten Level 1i Krankenhäusern übernehmen können. Im zweiten Teil soll es um eine neue Versorgungsform gehen, wo Patient*innen mit professioneller pflegefachlicher Versorgung im häuslichen Bereich durchgehend versorgt werden, auch bei Änderung der Lebenssituationen und des Pflegegrades. Eine Art Mischform zwischen dem Kontext, in dem Patient*innen nicht mehr selbständig allein zu Hause ihren Alltag bewältigen können und der Versorgung in einer Langzeitpflegeeinrichtung. APN Handlungsfelder erschließen sich automatisch hieraus.

In Kommentaren von Anwesenden des 2. Treffens zum Pflegekompetenzgesetz in Berlin wurde mitgeteilt, dass es im Herbst

2024 im Kontext des Pflegekompetenzgesetzes (Entwurf 19.12.2023) ein eigenes Berufe- und Leistungsrecht für APNs geben soll in 2024. In der Zeit der Recherche konnte hierzu vom BMG keine schriftlichen Hinweise gefunden werden. Das wäre ein großer Meilenstein für alle APNs in Deutschland.

Fachgesellschaften und Pflegekammern werden eine große Bereitschaft zeigen beim Pflegekompetenzgesetz mitzuwirken. Dies wird aus den zahlreichen Stellungsnahmen und Pressemitteilungen sichtbar. Weniger erwähnt, jedoch ebenfalls bedeutend, ist die Thematisierung der Spezialisierungen in deutschen Pflegeberufen. Damit sind die zweijährigen Fachweiterbildungen z. B. für die Onkologie oder Intensivpflege und Anästhesie gemeint. Die Handlungskompetenzen von zweijährig Fachweitergebildeten Pflegefachpersonen unterscheiden sich zu den der Pflegefachpersonen. Eine Integration der zweijährigen Fachweiterbildungen in Masterstudiengänge zu APN mit Spezialisierungen sind zukünftig mit zu Bedenken für eine Regulierung in Deutschland. Ein erster Masterstudiengang wurde hierzu in Baden-Württemberg konzipiert und startete im Sommersemester in 2024 (DHBW CAS, 2024).

Was sollte sein

Qualifizierte APNs sollten auf nationaler Ebene in die Leistungs- und Arbeitsgruppen des Bundesministeriums für Gesundheit miteinbezogen werden. Hier könnten Sie Ihre Handlungsautonomie in den erweiterten Handlungskompetenzen mit entwickeln. APNs sollten in den bestehenden Landespflegekammern und dem DPR eine Vertretung besetzen, worin ihre Registrierung Kompetenzentwicklung weiterentwickelt wird. Sie sollten sich für den Schutz Ihrer beruflichen Bezeichnung stark machen. Um den steigenden Bedarf der Lehre von masterqualifizierenden APNs an den Hochschulen und Universitäten zu decken, bedarf es der Errichtungen von klinisch pflegerischen Professuren (Wissenschaftsrat 2023). Der Wissenschaftsrat schreibt in seinem Papier in 2023, dass die Einrichtung an Hochschulen, Universitäten und Gesundheitsinstituten zu evaluieren ist und eine flächendeckende Institutionalisierung zielführend sein sollte. Im Vordergrund sollte Forschung und Lehre stehen (Wissenschaftsrat 2023).

Forderungen für Deutschland (Wissenschaftsrat 2023)

- Errichtung klinisch pflegerischer Professuren an Universitäten und Hochschulen
- Regulierung der Masterstudiengänge für APN in Deutschland
- Gesetzlicher Schutz der beruflichen Bezeichnung APN
- Eigenes Berufe- und Leistungsrecht für APNs
- Einbezug von masterqualifizierten und/oder promovierten APNs mit fachlicher Expertise in ihrem Handlungsfeld in nationalen Arbeitsgruppen

Literatur zu Kapitel 5.1

AOK- Bundesverband. (2023). Statement. AOK begrüßt geplante Ausweitung von Kompetenzen für Pflegeberufe, abgerufen am 03.03.20224, https://www.aok.de/pp/bv/statement/eckpunkte-pflegekompetenzgesetz/

Barmer. (2023). Position der Barmer zum Pflegekompetenzgesetz, abgerufen am 03.03.2024, https://www.barmer.de/politik/aktuelle-gesetzgebung/pflegekompetenzgesetz-1257006

Bundesministerium für Gesundheit (BMG). (2023). Kurzpapier: Vorläufige Eckpunkte Pflegekompetenzgesetz – für Fachgespräch am 19. Dezember 2023; nicht ressortabgestimmt –, abgerufen am. 19.12.2023, https://www.bundesgesundheitsministerium.de/fileadmin/Dateien/3_Downloads/P/Pflegekompetenzreform/Kurzpapier_Vorlaeufige_Eckpunkte_PflegekompetenzG.pdf

Chavez, K., Dwyer, A., & Ramelet, A. (2018). International practice settings, interventions and outcomes of nurse practitioners in geriatric care: A scoping review. International Journal of Nursing Studies, 78, S. 61–75.

Cook, O., Mcintyre, M., & recoche, K. (2015). Exploration of the role of specialist nurses in the care of women with gynaeco- logical cancer: a systematic review. Journal of Clinical Nursing, 24(5–6), S. 683–695.

Deutscher Berufsverband für Pflegeberufe (DBFK). (2023). Pressemitteilung, Pflegekompetenzgesetz kann großer Wurf werden, abgerufen am 03.03.2024, http://dbfk.de/de/newsroom/pressemitteilungen/meldungen/2023/Eckpunktepapier-Pflegekompetenzgesetz.php

Deutscher Berufsverband für Pflegeberufe (DBFK). (2019). Broschüre: Advanced
Practice Nursing Pflegerische Expertise für eine leistungsfähige Gesundheitsversorgung, abgerufen am 03.03.2024, https://www.dbfk.de/media/docs/newsroom/publikationen/Advanced-Practice-Nursing-Broschuere-2019.pdf

Deutsche Fachgesellschaft für Psychiatrische Pflege (DFPP). (2024). Statement Pflegekompetenzgesetz, abgerufen am 03.03.2024, https://dfpp.de/pflegekompetenzgesetz/

Deutsche Gesellschaft für Fachkrankenpflege und Funktionsdienste (DGF). (2024). DGF-Pressemitteilung 2.1.2024 »Pflegefachpersonen können Mehr«, abgerufen am 03.03.2024, https://www.dgf-online.de/dgf-pressemitteilung-2-1-204-pflegefachpersonen-koennen-mehr/

Deutscher Pflegerat. (2024). Anmerkungen des Deutschen Pflegerates e.V. (DPR) zu den »Vorläufigen Eckpunkten Pflegekompetenzgesetz«, abgerufen am 03.03.2024, https://deutscher-pflegerat.de/download/240118_dpr_bmg_eckpunktepapier_pflegekompetenzgesetz.pdf

Deutschsprachiges Netzwerk für Advanced Practice Nursing & Advanced Nursing Practice g.e.V. (DNAPN & ANP). (2022). Thesenpapier Empfehlungen für den Einsatz von Advanced Practice Nursing, abgerufen am 03.03.2024, https://dnapn.de/wp-content/uploads/2023/02/Thesenpapier-Advanced-Practice-Nurses.pdf

Deutschsprachiges Netzwerk für Advanced Practice Nursing & Advanced Nursing Practice g.e.V. (DN APN & ANP). (2024). Stellungnahme zum Eckpunktepapier Pflegekompetenzgesetz, abgerufen am 03.03.2024, https://dnapn.de/wp-content/uploads/2024/03/Pflegekompetenzgesetz_Gemeinsame_Stellungnahme_DNAPN_AFG.pdf

Duale Hochschule Baden Württemberg, Center of Advanced Studies (DHBW CAS). (2024). Master Intensive Care, abgerufen am 10.04.2024, https://www.cas.dhbw.de/fileadmin/user_upload/Studium/Gesundheit/M_G_IC_Modulblatt.pdf

Ford, L., & Gardenier, D. (2015). Fasten Your Seat Belts – It's Going To Be a Bumpy Ride. The Journal for Nurse Practitioners, 11(6), S. 575–577.

Horrocks, S., Anderson, A., & Salisbury, C. (2002). Systematic review of whether nurse practitioners working in primary care can provide equivalent care to doctors. British Medical Journal, 324(7341), S. 819–823

ICN International Council of Nurses (2020). Guidelines on Advanced Practice Nursing. Abgerufen am 03.03.2024 von https://www.icn.ch/system/files/documents/2020-04/ICN_APN%20Re port_EN_WEB.pdf

Katholische Hochschule Mainz (KH Mainz) (2022): Projekt Fallbezogene Versorgung multimorbider Patient/innen in der Hausarztpraxis durch Advanced Practice Nurses (FAMOUS), https://khmz.de/forschung/famous/ [08.03.2023]

Lenz, E., Mundinger, M., Kane, r., Hopkins, s., & lin, s. (2004). Primary care outcomes by nurse practitioners in patients treated by nurse practitioners or physicians: Two year follow-up. Medical Care Research and Review, 61(3), S. 332–351.

Leyendecker, C.; Kopp, I. (2023). Das ist bisher niemandem aufgefallen …« – Patient:innensicherheit in der ambulanten Versorgung durch APNs; In: Kongressband zum 7. Internationalen Kongress des DN APN & ANP, Advanced Practice Nursing & Advanced Nursing Practice, Let's go – APNs together for save patient care in health systems; S. 17–18

Mundinger, M., Kane, R., & Lenz, E. (2000). Primary care out-comes in patients treated by nurse practitioners or physicians. JAMA, 283(1), S. 59–68

Sachverständigenrat zur Begutachtung der Entwicklung im Gesundheitswesen (SVR Gesundheit). (2014). Bedarfsgerechte Versorgung – Perspektiven für ländliche Regionen und ausgewählte Leistungsbereiche. abgerufen am 03.03.2024 von http://www.svr-gesundheit.de/fileadmin/user_upload/Gutachten/2014/SVR-Gutachten_2014_Langfassung.pdf

Pelz S, Albers A, Creemers C, Roiter S, Kaufmann L (2022) Schutz der beruflichen Bezeichnung Advance Practice Nurse-eine Initiative der rAFG Nord; Pflegezeitschrift 07, S. 23–25

Pflegekammer Nordrhein- Westfalen. Pflegekammer- NRW. (2024). Stellungnahme zum Kurzpapier »Vorläufige Eckpunkte Pflegekompetenzgesetz«, abgerufen am 03.03.2024, https://www.pflegekammer-nrw.de/wp-content/uploa

ds/2024/01/2024-01-05_PKNRW_Stellungnahme_Pflegekompetenzgesetz.pdf

Pflegekammer Rheinland-Pfalz (Pflegekammer-RP). (2023). Eckpunkte zur Umsetzung des Pflegekompetenzgesetzes vorgestellt, abgerufen am 03.03.2024, https://pflegekammer-rlp.de/eckpunkte-zur-umsetzung-des-pflegekompetenzgesetzes-vorgestellt/

Robert Bosch Stiftung. (2018). Broschüre: Mit Eliten pflegen, Für eine exzellente, zukunftsfähige Gesundheitsversorgung in Deutschland, abgerufen am 03.03.2024, https://www.bosch-stiftung.de/sites/default/files/publications/pdf/2018-02/RBS_Broschuere_360Grad_Pflege_Manifest_WEB_ES.pdf

Sachverständigenrat zur Begutachtung der Entwicklung im Gesundheitswesen. (07.09.2007). Kooperation und Verantwortung – Voraussetzungen einer zielorientierten Gesundheitsversorgung. 82. Deutscher Bundestag Drucksache 16/6339. Bonn: Bundesanzeiger.

Sangster-Gormley, E. (2007). Nurse practitioner sensitive outcomes. Canada: Halifax: College of Nurses Nova Scotia.

Schober, M., & Affara, F. (2008). Advanced Nursing Practice (ANP). (R. Spirig, & S. de Geest, S., Hrsg.) Bern.

Stock, C. (2021). Rechtsgutachten zum Heilpraktikerrecht, abgerufen am 03.03.2024, https://www.bundesgesundheitsministerium.de/fileadmin/Dateien/5_Publikationen/Gesundheit/Berichte/Stock_Gutachten_Heilpraktikerrecht_bf.pdf.

Ullmann, P., Thissen, K., Ullmann, B., Schwerdt, R., Haynert, H., Grissom, B., Keogh, J., Lehwaldt, D., Schmitte, H., Merki, D., Haider, AZ., Platt, P., Williams, D., Maier, R., Holzknecht, A. (2011). Positionspapier Advanced Practice Nursing, Advanced Nursing Practice, Advanced Practice Nurse – die kopernikanische Wende. (Deutsches Netzwerk APN & ANP g.e.V., Hrsg.) Witten.

Verband der Pflegedirektorinnen und Pflegedirektoren der Universitätskliniken und Medizinischen Hochschulen Deutschlands e.V. (VPU). (2024)

Waydhas, C.; Deininger, M.; Dubb, R.; Hoffmann, F.; Van den Hooven, T.; Janssens, U.; Kaltwasser,K.; Markewitz, M.; Pelz, S. (2024). Interprofessionelle Handlungsfelder in der Intensivmedizin –Empfehlungen der DIVI, Dtsch Med Wochenschr 2024; 149: 400–406, Thieme.

Wissenschaftsrat. (2012). Empfehlungen zu hochschulischen Qualifikationen für das Gesundheits-Wesen; Berlin, abgerufen am 03.03.2024, http://www.wissenschaftsrat.de/download/archiv/2411-12.pdf.

Wissenschaftsrat. (2023): Perspektiven für die Weiterentwicklung der Gesundheitsfachberufe, Wissenschaftliche Potenziale für die Gesundheitsversorgung erkennen und nutzen; Köln., abgerufen am 03.03.2024, https://www.wissenschaftsrat.de/download/2023/1548-23

Pflegekompetenzgesetz Gesundheitsminister Karl Lauterbach, 20.03.2024, 2. Fachaustausch zu den Eckpunkten für ein Pflegekompetenzgesetz, Pflege kann mehr als sie darf, 4.03.2024, https://www.bundesgesundheitsministerium.de/ministerium/meldungen/pflegekompetenzgesetz

5.2 Ambulantisierung

Fenna Leentje Ranft

Da dieser Themenbereich sehr komplex ist, konzentriert sich dieser Abschnitt auf spezifische Herausforderungen und Chancen der Ambulantisierung in Hinblick auf die onkologische Versorgung und insbesondere die erweiterte Pflege, im Sinne von APN. Aufbauend auf den vorherigen Abschnitt zu gesetzlichen Veränderungen durch die Krankenhausreform, wird im Folgenden auf die wesentlichen Ziele des Zertifizierungssystems und des Nationalen Plans gegen Krebs eingegangen. Mit diesem Hintergrund werden mögliche Versorgungsansätze beschrieben, in denen ein Bezug zwischen den Kernkompetenzen von APNs und den Chancen der Ambulantisierung hergestellt wird.

Aktuelle Entwicklungen der onkologischen Versorgung

Eine Herausforderung der Ambulantisierung besteht darin, den kostenintensiven, stationären Versorgungsbereich zu entlasten und so zu hinterfragen in welchem Setting welche Leistungen in der Gesundheitsversorgung am sinnvollsten erbracht werden können (Schimitzek & Schreyögg, 2025).

Parallel dazu lassen sich bundesweit immer mehr Kliniken und medizinische Versorgungszentren durch die Deutsche Krebsgesellschaft (DKG) zu onkologischen Zentren zertifizieren (Bruns et al. 2019; Robert Koch-Institut 2016; 2023), um die Versorgungsstruktur- und -qualität von Patient*innen mit Tumorerkrankungen transparenter zu gestalten. Diese Zentren sind sinnbildlich Netzwerke, bestehend aus mehreren Gesundheits- und Sozialberufen, die interdisziplinär eng zusammenarbeiten. Neben der Sichtbarmachung von hochqualitativer Versorgung, ist ein zentrales Ziel die Lebensqualität der Betroffenen langfristig zu verbessern (Deutsche Krebsgesellschaft e. V. 2023). Damit leistet dieses Zertifizierungssystem einen wichtigen Beitrag zum Nationalen Plan gegen Krebs.

Die Ziele des Nationalen Plan gegen Krebs stehen in Verbindung mit dem Prozess der Ambulantisierung. Im Folgenden werden einige aufgelistet:

»Ziel 7: Eine sektorenübergreifende, integrierte onkologische Versorgung ist gewährleistet:

- (...) Bessere sektoren- und berufsgruppenübergreifende Vernetzung der onkologischen Versorgung
- Engere Einbindung der Selbsthilfe in die Versorgung

Ziel 8: Es existiert eine aussagekräftige onkologische Qualitätsberichterstattung für Leistungserbringer, Entscheidungsträger, Patientinnen und Patienten:

- (...) Rückmeldung der Daten an alle beteiligten Leistungserbringer in Form einer strukturierten, kritischen Ergebnisbewertung
- (...) Einheitliche Datensätze für die Tumordokumentation

Ziel 9: Alle Krebspatienten erhalten bei Bedarf eine angemessene psychoonkologische Versorgung:

- (...) Sicherstellung der notwendigen psychoonkologischen Versorgung im stationären und ambulanten Bereich

(...) Ziele 11a und 11b: Es liegen für alle Krebspatienten und ihre Angehörigen niederschwellige, zielgruppengerechte und qualitätsgesicherte Informationsangebote (Ziel 11a) und qualitätsgesicherte Beratungs- und Hilfsangebote (Ziel 11b) vor:

- (...) Bessere Vernetzung und Vereinheitlichung der vorhandenen Angebote für Krebspatienten und ihre Angehörigen unter Nutzung von qualitätsorientierten Versorgungsdaten
- Schaffung niederschwelliger zielgruppengerechter Angebote zur besseren Steuerung/Lotsung des Krebspatienten/der Krebspatientin durch das Gesundheitssystem

(...) Ziel 12b: Stärkung der Patientenkompetenz« (Zentrum für Krebsregisterdaten, 2016, S. 243).

Neben dem positiven Effekt der innerklinischen Qualitätssicherung durch das Zertifizierungssystem der DKG, birgt die Ambulantisierung das Risiko von Versorgungslücken. Durch die bisher starre Abgrenzung zwischen ambulanten und stationären Versorgungsbereichen, kommt es zu Kommunikationsproblemen und mangelnder Transparenz für Patient*innen, wer für sie wann zuständig ist, während des Krankheitsverlaufs. Es kommt dann zu Versorgungslücken, wenn beispielsweise die häusliche Pflege oder der Übergang in die Anschlussheilbehandlung nicht abschließend organisiert sind (Bruns et al. 2019). Patient*innenvertretungen und auch der Spitzenverband der gesetzlichen Krankenkassen (GKV) fordern hier schlüssige Konzepte und besseres Schnittstellenmanagement (Bruns et al. 2019; GKV-Spitzenverband 2018).

Krankheitsbewältigung im häuslichen Umfeld

Wir wissen, dass die Inzidenz der Krebsneuerkrankungen in den letzten Jahren kontinuierlich ansteigt (Robert Koch-Institut 2023). Statistisch lag die Anzahl der Neuerkrankungen bei Männern im Jahr 2013 noch bei 252 600 und im Jahr 2020 bei 374 150 Fällen (Robert Koch-Institut 2016; 2023). Eine ähnliche Tendenz gibt es bei den Fallzahlen zu Krebsneuerkrankungen bei Frauen. Ebenso beschreibt das Robert Koch-Institut, dass jeder achte Pflegefall aus dem Jahr 2013 eine Krebserkrankung als erste pflegebegründende Diagnose hat (Robert Koch-Institut, 2016). Somit ist zu erwarten, dass eine signifikante Zunahme von Krebserkrankungen ebenfalls zum Anstieg der Anzahl von Menschen mit einem Pflegebedarf führt. Seit der Anpassung des Begriffs der Pflegebedürftigkeit im Jahr 2017, werden ebenso die Kommunikation und soziale Teilhabe im § 14 des Sozialgesetzbuch XI berücksichtigt (Bundesministerium der Justiz o.J.; GKV-Spitzenverband o.J.). Für Menschen mit bösartigen Tumorerkrankungen ist dies ein Fortschritt.

Denn eine Krebserkrankung diagnostiziert zu bekommen, geht für Betroffene und deren Angehörige erfahrungsgemäß mit einer langjährigen Zeit, geprägt von Ängsten und Herausforderungen einher, die die individuelle Lebenswelt verändern. Die physische, aber auch psychische Krankheitsbewältigung findet oft im häuslichen Umfeld statt. Je nach Entität, Stadium und Allgemeinzustand der Betroffenen kann die Therapie einer Krebserkrankung medikamentös, operativ oder kombiniert erfolgen. Die systemischen Therapien und Strahlentherapien finden ebenfalls häufig ambulant statt. Dadurch können Patient*innen im gewohnten häuslichen Umfeld bleiben und der stationäre Sektor wird entlastet (Schwenk 2012; Bruns et al. 2019). Nach der Behandlung einer Krebserkrankung wird den Patient*-innen grundsätzlich eine Nachsorge empfohlen. Das bedeutet sich in regelmäßigen Zeitabständen für circa fünf bis zehn Jahre Blutkontrollen und bildgebenden Untersuchungen zu unterziehen, um Rezidive frühzeitig zu erkennen und die Lebensqualität langfristig aufrechtzuerhalten (Krebsforschungszentrum 2022). Diese erfolgen in der Regel ambulant in einer onkologischen oder auch allgemeinmedizinischen Praxis.

Aus den genannten Umständen ergeben sich Spannungsfelder zwischen der langjährigen Behandlung, dem hohen Beratungsbedarf der Betroffenen und Angehörigen und der Frage wer innerhalb des ambulanten und stationären Netzwerks zuständig und ansprechbar ist. Der Anspruch an die Organisation und Vernetzung der Sektorenübergreifenden Versorgung steigt (Bruns et al., 2019).

Sektorenübergreifende Versorgungsansätze im Sinne der erweiterten Pflegekompetenz

Seit dem Jahr 2016 ist es möglich, dass neben der onkologischen Fachpflegekraft auch eine Pflegefachkraft mit einem Master Abschluss (englisch APN) und zwei Jahren Berufserfahrung in der Onkologie, in der Zertifizierung der DKG anerkannt wird (Naegele 2019). Sie verfügen über eine hohe Sozial-, Fach- und Kommunikationskompetenz (Mehler-Klamt et al. 2023). Laut Blanck-Köster et al. (2020) erwerben sie die Fähigkeit, die fachliche Versorgung von Patient*-innen autonom zu lenken und sich aktiv in die direkte klinische Behandlung einzubringen. Durch die ganzheitliche Sicht und den Erwerb von Schnittstellenmanagement- und klinischen Führungskompetenzen, sind sie prädistiniert dazu, den Pflegebedarf ihrer Patient*innen auch Sektoren übergreifend einzuschätzen und bedarfsorientiert (Beratungs-)Interventionen einzuleiten. Bei APNs kommen wissenschaftliche Kompetenzen hinzu, sodass sie pflegerische Intervention mit empirischer Forschung evaluieren können (Blanck-Köster et al. 2020).

Im Folgenden werden zwei Versorgungsansätze beschrieben, in denen eine APN Sektorenübergreifend agiert.

(Psycho-)Onkologische Pflegeberatung

Wie bereits erwähnt, findet die Krankheitsbewältigung primär im häuslichen Umfeld statt. Hier zeigen onkologische Patient*innen durch die Krebserkrankung und die Therapie erfahrungsgemäß einen hohen Beratungsbedarf (▶ Kap. 2.1). Im Durchschnitt befinden sich Krebspatient*innen während ihrer gesamten Behandlungsdauer vier Mal in stationärer Versorgung (Bruns et al. 2019). In der Klinik besteht die Möglichkeit bereits auf ambulante Selbsthilfeangebote oder Beratungsstellen hinzuweisen. APNs können als Wegweiser fungieren, indem sie sich mit regionalen Angeboten vertraut machen und ihre Patient*innen bedarfsorientiert informieren (Bruns et al. 2019).

Die medikamentöse Behandlung von bösartigen Tumorerkrankungen, beispielsweise Chemotherapien, können zu unerwünschten Nebenwirkungen, wie Polyneuropathien, sexuellen Veränderungen oder Körperbildveränderungen, wie Alopezie führen (Deutsche Krebsgesellschaft e.V. et al. 2023). Parallel zu physischen Veränderungen und Beschwerden, kommt die psychische Belastung, die Auswirkungen auf Betroffene und deren Angehörige haben (Deutsche Krebsgesellschaft e.V. et al. 2023). Die Befragung von 132 Angehörigen und 362 Krebspatient*innen einer psychoonkologischen Spezialambulanz hat ergeben, dass 58% der Angehörigen und 61% der Patient*innen eine mäßig bis hohe Ängstlichkeit aufweisen (Rosenberger et al. 2012). Die emotionale Belastung kann innerhalb einer psychoonkologischen Beratung besprochen werden. Ebenfalls ist dies ein Rahmen, um zu geeigneten Interventionen bei unerwünschten Nebenwirkungen zu informieren und je nach Fachkompetenz auch hierzu anzuleiten (Deutsche Krebsgesellschaft e.V. et al. 2023; Rosenberger et al. 2012). Diese Gespräche können sowohl innerklinisch als auch telefonisch erfolgen, wenn die Patient*innen wieder zu Hause sind.

Wie im Nationalen Plan gegen Krebs berücksichtigt, sollte sowohl stationär als auch ambulant psychoonkologische Unterstützung sicher gestellt und die Patient*innen hierzu informiert werden (Bundesministerium für Gesundheit 2023b). Die Fort- und Weiterbildung in Psychoonkologie ist neben Psychotherapeut*innen und Ärzt*innen auch für onkologische Fachpflegekräfte und APNs möglich (Deutsche Krebsgesellschaft e.V. o.J.). Aufgrund der Nähe zu den Patient*innen und der hohen Fach- und Kommunikationskompetenz sind APNs geeignet dafür eine psychoonkologische mit einer pflegefachlichen Beratung im stationären und ambulanten Setting zu kombinieren. Voraussetzung ist hier eine angemessene Weiterbildung in Psychoonkologie und die Begleitung durch Supervision wird empfohlen. Das bedeutet, dass in jeder onkologischen Versorgungseinrichtung jemand für die Datensammlung und Dokumentation zuständig ist.

Pflegerische Nachsorge bei Tumorerkrankungen

Wie bereits erwähnt, wird den Betroffenen nach einer Krebsbehandlung die medizinische Nachsorge empfohlen (▶ Kap. 2.1). Die dort erhobenen Daten, wie Angaben zur adjuvanten Therapie und der aktuelle Vitalstatus der Patient*innen, müssen regelmäßig an das zuständige Krebsregister gemeldet werden (Deutsche Krebsgesellschaft e.V. 2023). Seit dem Jahr 2009 werden systematisch und flächendeckend neuaufgetretene

Krebserkrankungen im sogenannten Krebsregister erfasst (Robert Koch-Institut 2023).

Aufgrund der Tatsache, dass die Häufigkeit von Krebserkrankungen zunimmt und die Überlebenswahrscheinlichkeit sich parallel dazu verbessert, ist davon auszugehen, dass es langfristig mehr Krebsüberlebende gibt (Robert Koch-Institut 2023). Je nach Entität und Behandlung kann es zu Langzeitfolgen kommen, die die Betroffenen in ihrem Lebensalltag einschränken. Aus diesen Gründen gibt es zunehmend innovative Ideen zur Nachsorge, wie beispielsweise »Survivorship-Programme«. Ein ambulantes Angebot bei dem Betroffene auch noch Jahre nach ihrer Erkrankung medizinische und psychosoziale Unterstützung erhalten (Deutsche Krebsgesellschaft e. V. 2018). Ähnlich dem Prinzip einer Sprechstunde wird ein Versorgungsplan erstellt, in dem die Diagnose festgehalten wird sowie die vergangene Therapie mit den jeweiligen Nebenwirkungen und Komplikationen (Deutsche Krebsgesellschaft e. V. 2018). Neben der Erstellung eines leitliniengerechten Nachsorgeplans, pflegen die Survivorship-Programme ein breites Netzwerk, sodass sie Seminare für Patient*innen aber auch Fortbildungen für Ärzt*innen anbieten. Auf der Website der DKG werden diese Einrichtungen auch als »Lotsen« beschrieben, die das Behandler-Netzwerk mit den Patient*innen verbinden (Deutsche Krebsgesellschaft e. V. 2018).

Ein möglicher Versorgungsansatz bietet die Verbindung der eingangs erwähnten Tumordokumentation mit einer Nachsorge, in der nicht nur Verlaufskontrollen stattfinden und Daten erhoben werden, sondern parallel dazu auch pflegerische, medizinische und psychosoziale Unterstützungsangebote gemacht werden können. Es bedarf einer festen Ansprechperson (Lotsen), die in dem Dschungel der Therapie- und Unterstützungsangebote den Durchblick behält. Eine Person, die fachkompetent ist, nah an Patient*innen tätig und damit auf niedrigschwelliger Ebene erreichbar ist und die vor allem primär am Wohlergehen der betroffenen Person orientiert ist (Bruns et al. 2019). Der Einsatz von APNs erscheint hier auf Grund ihrer vielschichtigen Kompetenzen geeignet, um die Nachsorge aktiv mitzugestalten (Blanck-Köster et al. 2020; Stephanow 2019).

Ambulantisierung als Chance für den Einsatz von APNs

Dieser Beitrag zur Ambulantisierung nennt spezifische Herausforderungen, denen wir in der Versorgung von onkologischen Patient*innen begegnen und zeigt zwei Versorgungsansätze auf, in denen APNs eine zentrale Rolle spielen können. Die im Dezember 2023 veröffentlichten Eckpunkte zum geplanten Pflegekompetenzgesetz sind bereits ein Meilenstein, um den gesetzlich geregelten Tätigkeitsbereich von APNs ihren Fähigkeiten anzupassen und innovative Versorgungsansätze zu ermöglichen (Bundesministerium für Gesundheit 2023a).

Literatur zu Kapitel 5.2

Blanck-Köster, K., Roes, M., & Gaidys, U. (2020). Clinical-Leadership-Kompetenzen auf der Grundlage einer erweiterten und vertieften Pflegepraxis (Advanced Nursing Practice): Ein Scoping-Review. Medizinische Klinik – Intensivmedizin und Notfallmedizin, 115(6), Article 6. https://doi.org/10.1007/s00063-020-00716-w

Bruns, J., Arning, A., & Fuhrmann, P. (2019). Stationär gegen ambulant? (360 Grad Onkologie).

Bundesministerium der Justiz. (o. J.). Sozialgesetzbuch (SGB)—Elftes Buch (XI)—Soziale Pflegeversicherung (Artikel 1 des Gesetzes vom 26. Mai 1994, BGBl. I S. 1014) § 14 Begriff der Pflegebedürftigkeit [Gesetz]. Bundesamt für Justiz. Abgerufen 3. Februar 2024, von https://www.gesetze-im-internet.de/sgb_11/__14.html

Bundesministerium für Gesundheit. (2023a). Kurzpapier: Vorläufige Eckpunkte Pflegekompetenzgesetz.

Bundesministerium für Gesundheit. (2023b, August 24). Ziele des Nationalen Krebsplans. Bundesministerium für Gesundheit. https://w

ww.bundesgesundheitsministerium.de/themen/praevention/nationaler-krebsplan/handlungsfelder/ziele-des-nationalen-krebsplans

Deutsche Krebsgesellschaft e.V. (o.J.). Psychoonkologische Fortbildung | DKG. Abgerufen 3. Februar 2024, von https://www.krebsgesellschaft.de/deutsche-krebsgesellschaft/zertifizierung/psychoonkologische-anerkennung.html

Deutsche Krebsgesellschaft e.V. (2018). Langzeitüberleben nach Krebs: Wie lange ist ein Krebspatient ein Krebspatient? https://www.krebsgesellschaft.de/onko-internetportal/basis-informationen-krebs/leben-mit-krebs/alltag-mit-krebs/langzeitueberleben-nach-krebs-wie-lange-ist-ein-k.html

Deutsche Krebsgesellschaft e.V. (2023). Das Zertifizierungsprogramm der Deutschen Krebsgesellschaft | DKG. Krebsgesellschaft. https://www.krebsgesellschaft.de/deutsche-krebsgesellschaft/zertifizierung.html

Deutsche Krebsgesellschaft e.V., Arbeitsgemeinschaft der Wissenschaftlichen Medizinischen Fachgesellschaften e.V., & Stiftung Deutsche Krebshilfe. (2023). Patientenleitlinie Psychoonkologie. https://www.leitlinienprogramm-onkologie.de/fileadmin/user_upload/Downloads/Patientenleitlinien/Patientenleitlinie_Psychoonkologie_175v101.pdf

GKV-Spitzenverband. (o.J.). Pflegebedürftigkeitsbegriff. GKV-Spitzenverband. Abgerufen 3. Februar 2024, von https://www.gkv-spitzenverband.de/pflegeversicherung/pv_grundprinzipien/pflegebeduerftigkeitsbegriff/s_pflegebeduerftigkeitsbegriff.jsp

GKV-Spitzenverband. (2018). Geschäftsbericht 2017.

Krebsforschungszentrum, K., Deutsches. (2022). Nachsorge bei Krebs. https://www.krebsinformationsdienst.de/behandlung/nachsorge.php

Mehler-Klamt, A. C., Naegele, M., & Lippach, K. (2023). Onkologische Pflege: Assessments im Erstgespräch. springerpflege.de. https://www.springerpflege.de/onkologische-pflege-assessments-im-erstgespraech/24037142

Naegele. (2019). Woran erkenne ich eine Advanced Practice Nurse? Onkologische Pflege, 9(1), Article 1. https://doi.org/10.4486/j.op.2019.01.06

Robert Koch-Institut. (2016). Kapitel 2: Epidemiologie von Krebserkrankungen (Bericht zum Krebsgeschehen in Deutschland). Robert Koch-Institut. https://www.krebsdaten.de/Krebs/DE/Content/Publikationen/Krebsgeschehen/Epidemiologie/Kapitel2_Epidemiologie.pdf?__blob=publicationFile

Robert Koch-Institut. (2023). Krebs in Deutschland für 2019/2020. Robert Koch-Institut.

Rosenberger, C., Höcker, A., Cartus, M., Schulz-Kindermann, F., Härter, M., & Mehnert, A. (2012). Angehörige und Patienten in der ambulanten psychoonkologischen Versorgung: Zugangswege, psychische Belastungen und Unterstützungsbedürfnisse. PPmP – Psychotherapie · Psychosomatik · Medizinische Psychologie, 62(5), Article 5. https://doi.org/10.1055/s-0032-1304994

Schaeffer, D., & Ewers, M. (2001). Ambulantisierung-Konsequenzen für die Pflege (Ambulantisierung). Institut für Pflegewissenschaft an der Universität Bielefeld. https://www.wido.de/fileadmin/Dateien/Dokumente/Publikationen_Produkte/GGW/wido_ggw_0101_schaeffer_ewers.pdf

Schwenk, U. (2012). Versorgungslücke in der Pflege sorgt für Handlungsdruck bei den Kommunen. https://www.bertelsmann-stiftung.de/de/presse/pressemitteilungen/pressemitteilung/pid/versorgungsluecke-in-der-pflege-sorgt-fuer-handlungsdruck-bei-den-kommunen?tx_rsmbstpress_pi2%5Bdate_from%5D=05.01.2009&tx_rsmbstpress_pi2%5Bpage%5D=59&tx_rsmbstpress_pi2%5Buidcategory%5D=1&cHash=ab9d0c66c32c261c158a96e2fbeb1687

Stephanow, V. (2019). Implementierung von Pflegeexpert/innen APN1 in deutschen Krankenhäusern: Chancen & Herausforderungen. Pädagogik der Gesundheitsberufe, 3. hpsmedia. https://doi.org/10293.000/30000-1713

Zentrum für Krebsregisterdaten. (2016). Der Nationale Krebsplan. Verfügbar unter: https://www.krebsdaten.de/Krebs/DE/Content/Publikationen/Krebsgeschehen/Nationaler_Krebsplan/Kapitel7_Nationaler_Krebsplan.pdf?__blob=publicationFile

5.3 Versorgungsansätze onkologischer Patient*innen durch APNs in Österreich

5.3.1 Die Rolle der Pflege im Tumorzentrumsboard Oberösterreich – was bringt das Tumorzentrum aus der Sicht der Pflege?

Dieplinger, Weltermann & Pichler

Krebs ist ein einschneidendes Lebensereignis. Unter dem Leitbild »Verstehen. Behandeln. Begleiten« ist es ein Anliegen, nicht nur die Krebserkrankung, sondern den Menschen als Ganzes wahrzunehmen und zu verstehen. Aus dieser Haltung heraus ist es selbstverständlich, eine Behandlung anzubieten, die für die individuelle Situation medizinisch und pflegerisch am besten geeignet ist. Die Expert*innen der Kliniken arbeiten zusammen, um für jede*n Patient*in eine optimale und möglichst wohnortnahe Betreuung nach dem neuesten Stand der Wissenschaft sicherzustellen. Um Patient*innen optimal zu begleiten, werden psychosoziale und weitere unterstützende Maßnahmen in die Behandlungskonzepte integriert. Alle Gesundheitsberufe werden fachspezifisch in dieses Konzept eingebunden. In der interdisziplinären Zusammenarbeit agieren Pflege, Medizin und Therapeut*innen zu jedem onkologischen Krankheitsbild. Gerade in der Onkologie wird einer Pflegenden mit einem Studium APN (Pflegeexpert*innen PEX und Advanced Practice Nurse APN) eine wesentliche Aufgabe zukommen.

Im Sinne des in der Patient*innencharta festgehaltenen gleichen Zugangs zur Gesundheitsversorgung ist das Tumorzentrum Oberösterreich ein regionales Flächenversorgungsmodell, in welchem alle Menschen mit der Diagnose Krebs bei vergleichbarer klinischer Situation das gleiche Angebot zur optimalen Behandlung erhalten. Mit dem Netzwerk der Kliniken werden alle Vorgaben für die medizinische Versorgung von Krebspatient*innen im Rahmen eines europäischen Comprehensive Clinical Cancer Network (CCCN 2021) erfüllt.

Das Tumorzentrum Oberösterreich (TZ OÖ) ist ein Netzwerk aller oberösterreichischen Kliniken (9 Spitäler mit 13 Standorten), die Patient*innen mit Krebserkrankungen betreuen. Initial war 2011 die Initiative zur Abstimmung gemeinsamer, übergreifender Behandlungsempfehlungen einer Gruppe von Hämatoonkolog*innen. Daraus folgten einerseits vertiefende fachliche Abstimmungen weiterer Disziplinen und Berufsgruppen, andererseits der von den Geschäftsführungen der Klinikträger unterstützte Aufbau von formalen Strukturen der übergreifenden Kooperation. Mediziner*innen und Pflege sind regelhaft im Austausch, erkennen Versorgungsthemen und organisieren z.B. Tagungen und Veranstaltungen. Die Rolle der Pflege (PEX und APN) bekommt hier einen besonderen Stellenwert. Ausgewählte Schwerpunkte in der onkologischen Versorgung werden mit Weiterbildungen und Vorträgen oder in einem direkten Diskurs behandelt. Diese Tagung findet jährlich trägerübergreifend statt.

Dem TZ OÖ gehören Fachexpert*innen für Krebserkrankungen ausfolgenden Kliniken an:

- Regionalkliniken der Oberösterreichischen Gesundheitsholding (Salzkammergut Klinikum, Pyhrn-Eisenwurzen Klini-

kum, Klinikum Rohrbach, Klinikum Freistadt, Klinikum Schärding)
- Ordensklinikum Linz Barmherzige Schwestern Elisabethinen
- Krankenhaus der Barmherzigen Schwestern Ried
- Klinikum Wels-Grieskirchen
- Krankenhaus St. Josef Braunau
- Kepler Universitätsklinikum Linz

In diesen Kliniken werden jährlich rund 9.500 Patient*innen mit einer Krebsneudiagnose behandelt. Die Hauptaufgabe und der Nutzen des Tumorzentrums im Flächenversorgungsmodell ist die fortlaufende medizinische Qualitätssicherung in der Onkologie. Grundlage hierfür sind folgende 5 Instrumente:

1. Leitlinienprogramm des Tumorzentrums

Grundlage der Zusammenarbeit im Tumorzentrum OÖ sind »Onkologische Leitlinien«, d.h. medizinische Empfehlungen zur Diagnostik und Therapie von Krebserkrankungen. Diese basieren auf internationalen Empfehlungen und bilden die im Tumorzentrum angebotenen klinischen Studien ab. Die Leitlinien werden von den Fachexpert*innen der Kliniken gemeinsam erarbeitet und mindestens einmal jährlich auf Aktualität überprüft. Aktuell sind 60 medizinische Leitlinien für die verschiedenen Tumorerkrankungen verfügbar. die auf der Website des Tumorzentrum OÖ öffentlich zugänglich sind. (www.tumorzentrum.at).

2. Tumorboards

Die Leitlinien des Tumorzentrums sind Grundlage für individuelle Therapieempfehlungen in den wöchentlichen Tumorkonferenzen (Tumorboards): in den Konferenzen wird für jede*n einzelne*n Patient*in eine individuelle Behandlungsempfehlung erarbeitet und in einem Protokoll festgehalten (Tumorboardprotokoll). Die konkrete Empfehlung wird nicht von einzelnen Ärzt*innen, sondern immer von einem großen und erfahrenen Ärzt*innen-Team aus unterschiedlichen Fachdisziplinen erstellt. Für seltene oder komplexe Erkrankungen wurden klinikübergreifende Tumorkonferenzen eingeführt, in welchen sich die Fachexpert*innen per Videokonferenz beraten. Im gesamten Tumorzentrum sind Breast Care Nurses (BCN) integrativer Teil der Tumorboards für Brustkrebspatient*innen. Durch den spitalsübergreifenden fachlichen Austausch steigt die Qualität in der Empfehlung und damit Versorgung. Ebenso wird die Pflege in der Umsetzung der Empfehlungen miteinbezogen. Pflegeexper*innen/ APNs werden z.B. im Klinikum Vöcklabruck im Leber-/ Pankreaszentrum von Anbeginn der Diagnose bis zur Nachbetreuung eingesetzt.

3. Klinisches Krebsregister

Die Behandlung und das Ansprechen der Patient*innen auf die Therapie werden in einem oberösterreichweit geführten »Klinischen Krebsregister« (Tumordatenbank) dokumentiert. Pro Jahr sind es rund 9.500 Patient*innen mit der Erstdiagnose einer Krebserkrankung. Die Auswertung der vielen Krankheitsverläufe erlaubt eine exakte Messung der Behandlungsqualität und ist Grundlage für die Weiterentwicklung des Versorgungsangebots.

Eine standardisierte Datenerfassung und Validierung der Dateneingabe sind Grundvoraussetzung für hochqualitative Auswertungen. Gerade Pflegende unterstützen mit evidence-based nursing/evidence-based medicine (EBN/EBM) Wissen. Die wissenschaftliche Arbeit zeigt sich in Publikationen und bei fachspezifischen Vorträgen wieder. Das Einbringen einschlägiger Expertise zu Patient*innenvorstellungen in den Tumorboards und deren Nachbereitung im klinischen Setting, sowie Publikationen mit den Daten aus dem klinischen Krebsregister zählen zu den interdisziplinären Aufgaben der Pflegeexpert*innen. Allgemeine und entitätsspezifische Richtlinien zur Tumordokumentation werden durch das Tumorzentrum vorgegeben. Aktueller Standard ist die Dokumentation nach den Vorgaben der Krebsregistermeldung der Statistik Austria sowie Onkozert. Letzterer liefert dazu einen internationalen Benchmark.

4. Strukturierter Behandlungspfad

Die Leitlinien und das Tumorboard ermöglichen, dass alle Patient*innen in Oberösterreich das gleiche medizinische Behandlungsangebot erhalten, und zwar unabhängig von ihrem Wohnort und der Klinik. Wenn neue Behandlungsmethoden in einer Klinik eingeführt werden, kommen diese den Patient*innen aus allen Kliniken des Tumorzentrum OÖ zugute. Die Teilnahme an in OÖ angebotenen klinischen Studien ist damit für alle Patient*innen möglich.

Der Behandlungspfad der Patient*innen im Tumorzentrum OÖ folgt dem Österreichischen Strukturplan Gesundheit (ÖSG 2023) sowie dem Regionalen Strukturplan Gesundheit OÖ (RSG OÖ 2020).

5. Datenauswertungen und Berichtswesen

Die Analyse interdisziplinär definierter Kennzahlen ist elementarer Bestandteil der kontinuierlichen Verbesserung. Auswertungen aus der Tumordatenbank unterliegen den Anforderungen des Datenhaltungs- und -berechtigungskonzeptes (www.tumorzentrum.at). Der Datenschutz für Mitarbeiter*innen und Patient*innen ist gewährleistet. Der Datenzugang für die befugten Personen (Wissenschaftler*innen) erfolgt ausschließlich auf die mittels Einzelgenehmigung freigegebenen Daten. Standardisierte Berichte für die Kliniken, Leitliniengruppen und Qualitätszirkel sind etabliert und dienen zur Reflexion der eigenen Aktivitäten und der Bewertung der medizinischen Behandlungsqualität.

Im Tumorzentrum OÖ arbeiten Mediziner*innen, Therapeut*innen und Pflegende nach EBM/N Leitlinien interdisziplinär zusammen. Die Rolle der Pflegeexpert*in und der APN bekommt in der wissenschaftlichen Zusammenarbeit nochmals einen besonderen Stellenwert. Die ganzheitliche Versorgung wird von der Vorbetreuung bis zu Nachsorgen von den Pflegenden in der Onkologie begleitet. Bei ausgewählten onkologischen Erkrankungen werden Pflegende in der Klinik, aber auch außerhalb der Klinik eingesetzt, z.B. in der Kinderonkologie arbeiten Pflegende mobil und machen Hausbesuche.

Zukünftig, soll die Zusammenarbeit und der fachliche Austausch zwischen Pflegenden und Mediziner*innen in allen Fächern ausgebaut werden, z.B. in der Chirurgie, Gynäkologie, Urologie, Pulmologie, Mund-Gesichts-Kiefer-Chirurgie, HNO und Augen usw. Hierbei ist besonders der praxisbezogene Prozess der onkologischen Behandlung von Bedeutung. Die Pflegenden (APN) sind von der Diagnosestellung, während der Therapie bis zur Nachbehandlung Ansprechpersonen. Gerade bei onkologischen Diagnosen ist ein abgestimmtes Behandlungs- und Betreuungsteam von Bedeutung.

Insgesamt ist der Erfolg des Tumorzentrums durch seine Interdisziplinarität, dem klinikübergreifenden Wirkungsbereich und dem Arbeiten am aktuellen Stand der Wissenschaft gekennzeichnet. Ein Erfolgsmodell, welches gerade für die Pflegenden viele Möglichkeiten bietet und ein Arbeiten in Augenhöhe mit den Mediziner*innen garantiert.

Literatur zu Kapitel 5.3

Europäisches Comprehensive Clinical Cancer Network (CCCN) (2021). Resources (europeancancer.org). Zugriff am 05.02.2024

Tumorzentrum Oberösterreich. (2024). Startseite (tumorzentrum.at). Zugriff am 05. 02. 2023

Österreichische Strukturplan Gesundheit. (2023). Österreichischer Strukturplan Gesundheit (ÖSG) | Gesundheit Österreich GmbH (goeg.at). Zugriff am 05. 02. 2024

Österreichische Regionaler Strukturplan Gesundheit. (2020). Regionale Strukturpläne Gesundheit (RSG) – Monitoring (sozialministerium.at). Zugriff am 05. 02. 2024

Die Autorinnen und Autoren

Bächtold, Rebecca, Pflegeexpertin APN, M. Sc. N., RN, Pflegexpertin APN Kinderonkologie und Pädiatrisches Palliative Care Team, Rebecca.baechtold@insel.ch.

Büller, Daniel, M. Sc., Pflegeexperte APN Onkologie, Klinikum Neumarkt.

Concas, Alessandra, M. Sc, APN Pulmonologie.

Dalla-Rosa, Alexandra, M. Sc,, Pflegeexpertin APN onkologische Gynäkologie, Salzburg.

Dieplinger, Anna M., Priv.-Doz.[in] Mag.[a] Dr.[in] Abteilungsleitung Kompetenzmanagement Gesundheits- und Sozialberufe, Oberösterreichische Gesundheitsholding GmbH, annamaria.dieplinger@ooeg.at.

Ecke, Lea, M. Sc., Pflegexpertin Gynäkologie, Universitätsklinikum Ulm, Lea.Ecke@uniklinik-ulm.de

Eisenberger, Julia, M. Sc. ANP, Pflegeexpertin Lungenkrebs, Universitätsklinikum Regensburg, julia.eisenberger@ukr.de

Fluri, Muriel, M. Sc. N, APN genetische Beratung, Medizinische Onkologie Inselspital Lory, genetikpflegeberatung@insel.ch.

Flury, Maria, Pflegeexpertin APN Onkologie und Pädiatrische Palliative Care, Universitäts- Kinderspital Zürich, Maria.flury@kispi.uzh.ch.

Gnass, Irmela, Univ.-Prof. Dr., M. Sc. N., B. Sc. N., Pflegewissenschaftlerin, Professur für Pflegewissenschaft und Sektorenübergreifende Versorgung, Institut für Pflegewissenschaft und – praxis, Zentrum für Public Health und Versorgungsforschung, Paracelsus Medizinische Privatuniversität, Salzburg, irmela.gnass@pmu.ac.at.

Gottlieb, Timo, M. Sc., Pflegeexperte APN Onkologie, Universitätsklinikum Essen (AöR), Timo.Gottlieb@uk-essen.de.

Haderlein, Sarah, M. Sc., stellv. Pflegerische Leitung Palliativmedizin, Pflegeexpertin APN Palliative Care, Universitätsklinikum Regensburg, sarah.haderlein@ukr.de.

Häfner, Julia, Onkologische Fachkrankenpflegekraft, cand. B. A. Pflegepädagogik.

Haselmayer, Daniela, B. Sc., M. Sc., DGKP, Cancer Nurse, Universitätsklinikum AKH Wien, Daniela.haselmayer@akhwien.at.

Jetzinger, Katharina, B. Sc., M. Sc. N., Pflegequalitätsbeauftragte, DGKP Station Interne 2/1, Krankenhaus der Barmherzigen Schwestern Ried, pflegequalitaet.ried@bhs.at.

Kauffmann, Lea, M. Sc. PH, APN Neurochirurgie, Medizinische Hochschule Hannover, Kauffmann.Lea@mh-hannover.de.

Kienmeyer, Johanna, B. Sc. N., APN, DGKP Hämato-Onkologie 1&3, Onkologische Pflegeexpertin, Ordensklinikum Linz

GmbH, johanna.kienmeyer2@ordensklinikum.at.

Klose, Pamela, Stabsstelle Pflegeexperten, Pflegedirektion Klinikum Neumarkt, Pamela.Klose@klinikum.neumarkt.de.

LeCoultre, Claudia, M. Sc. SI., Wissenschaftliche Entwicklungsassistentin an der DSO, ICLS der prächirurgischen Einheiten des DC, Präsidentin des GIC swiss-ANP, Claudia.Lecoultre@chuv.ch.

Leisch, Carmen, DGKP, Breast Care Nurse Kepleruniversitätsklinikum Linz.

Leppla, Lynn, Dr. sc. med., Pflegeexpertin APN Hämatologie, Onkologie und Stammzelltransplantation & Stabsstellenleiterin Klinische Pflegewissenschaft, Qualität und Entwicklung Uniklinik Freiburg, lynn.leppla@uniklinik-freiburg.de.

Meussling-Sentpali, Annette, Prof. Dr., Professur für Pflegewissenschaft, Fakultät Angewandte Sozial- und Gesundheitswissenschaften, OTH Regensburg Ostbayerische Technische Hochschule Regensburg, annette.meussling-sentpali@oth-regensburg.de.

Mößner, Ulrike, M. Sc. N., Pflegeexpertin Department Innere Medizin Hämatologie, Onkologie und Stammzelltransplantation, Gastroenterologie, Universitätsklinik Freiburg, ulrike.moessner@uniklinik-freiburg.de.

Nestler, Nadja, Univ.-Prof. Dr., Pflegewissenschaftlerin, Professur Nursing Science and Advanced Nursing Practice, Institut für Pflegewissenschaft und – praxis, Zentrum für Public Health und Versorgungsforschung, Paracelsus Medizinische Privatuniversität, nadja.nestler@pmu.ac.at

Pelz, Sabrina, M.Sc., B.Sc., Advanced Practice Nurse, Fachgesundheits- und Krankenpflegerin für Intensivpflege und Anästhesie, Intensivstation, Universitätsklinikum Tübingen. E-Mail: sabrina.pelz@med.uni-tuebingen.de.

Pichler, Thomas, Mag., MLS, Koordinator Tumorzentrum Linz.

Pickan, Lena, M. Sc., Pflegeexpertin APN der Onkologie, Kaiserswerther Diakonie Florence Nightingale-Krankenhaus, pickan@kaiserswerther-diakonie.de.

Pielmeier, Katharina, M. Sc. Versorgungsforschung, Gesundheits- und Krankenpflegerin B. Sc., Mitarbeiterin Stab. Pflegeentwicklung der Pflegedirektion am Universitätsklinikum Regensburg.

Ranft, Fenna Leentje, M. Sc., Advanced Nursing Practice Pflegeexpertin APN Onkologie, Hamburg, Referentin, fennaweller@gmail.com.

Rebafka, Anne, Dr., Pflegeexpertin APN, Universitätsklinikum Freiburg, anne.rebafka@uniklinik-freiburg.de.

Ruttmann, Kirstin, Leitung Stab. Pflegeentwicklung der Pflegedirektion am Universitätsklinikum Regensburg, Magnet4Europe/Magnet4Deutschland-Koordinatorin am UKR Kirstin.Ruttmann@klinik.uni-regensburg.de.

Schmid, Anja, M. Sc. Nursing, Pflegeexpertin APN Hämatologie, Onkologie und Stammzelltransplantation, anja.schmid@uniklinik-freiburg.de.

Schürmann, Maren, M. Sc., Pflegerische Koordinatorin des Onkologischen Zentrums, Universitätsmedizin Göttingen, maren.schuermann@med.uni-goettingen.de.

Simon, Christopher, M.Sc., Pflegeexperte APN Delir, Klinikum Neumarkt.

Spalt, Martina, DGKP (Gesundheitsförderung und Prävention), B. Sc., M. Sc., derzeit im Doktoratsstudium Pflegeberatung für Innere Medizin I, Universitätsklinikum AKH Wien, Martina.Spalt@akhwien.at.

Weiß, Monika, DGKP, Breast Care Nurse, Kepleruniversitätsklinikum Linz.

Weltermann, Ansgar, Univ.-Doz. Dr., Leiter des Tumorzentrums Ordensklinikum Linz.